循证公共卫生

EVIDENCE-BASED PUBLIC HEALTH

第 2 版

主　编　Ross C.Brownson, Elizabeth A.Baker

　　　　Terry L.Leet, Kathleen N.Gillespie

　　　　William R.True

主　译　余小瑛　袁恒乐

人民卫生出版社

Evidence–Based Public Health, 2e was originally published in English in 2011. This Translation is published by arrangement with Oxford University Press.

图书在版编目（CIP）数据

循证公共卫生 /（英）罗斯·布朗森
（Ross C.Brownson）主编；余小瑛，袁恒乐主译.—
北京：人民卫生出版社，2019
 ISBN 978－7－117－28417－2

Ⅰ.①循…　Ⅱ.①罗…②余…③袁…　Ⅲ.①公共卫
生－研究生－教材　Ⅳ.① R126.4

中国版本图书馆 CIP 数据核字（2019）第 072223 号

| 人卫智网 | www.ipmph.com | 医学教育、学术、考试、健康，购书智慧智能综合服务平台 |
| 人卫官网 | www.pmph.com | 人卫官方资讯发布平台 |

版权所有，侵权必究！

图字：01－2015－8460

循证公共卫生

主　　译：余小瑛　袁恒乐
出版发行：人民卫生出版社（中继线 010-59780011）
地　　址：北京市朝阳区潘家园南里 19 号
邮　　编：100021
E - mail：pmph @ pmph.com
购书热线：010-59787592　010-59787584　010-65264830
印　　刷：三河市博文印刷有限公司
经　　销：新华书店
开　　本：710×1000　1/16　印张：17
字　　数：296 千字
版　　次：2019 年 6 月第 1 版　2019 年 6 月第 1 版第 1 次印刷
标准书号：ISBN 978-7-117-28417-2
定　　价：79.00 元
打击盗版举报电话：010-59787491　E-mail：WQ @ pmph.com
（凡属印装质量问题请与本社市场营销中心联系退换）

序

　　循证医学的概念首见于 1992 年的《美国医学会杂志》，随后循证医学的概念铺天盖地，席卷全球，使之成为 21 世纪被广为接受的医学实践模式。原因就在于它强调运用现今最好的科学证据来制定病人的诊疗方案。对于个体病人如此，对于公共卫生政策的制定、群体预防措施的制定又何尝不是如此呢？所以，当我得知余小瑛和袁恒乐要翻译这本 *Evidence-Based Public Health* 时就十分高兴地接受了写序的任务。

　　公共卫生其实就是公众健康，它不仅涉及个体的生物遗传因素和个人的行为习惯养成，还涉及社会的方方面面和国家的医疗卫生服务能力和水平。能否科学、规范、有序地开展预防保健服务，不仅对公众健康的保护和促进至关重要，同时，也是一个国家能否降低医疗费用、减少疾病负担、延长健康寿命的关键所在。《循证公共卫生》就是这样一本全面系统介绍循证公共卫生概念、原理和方法，通过实例对如何制定切实可行的预防指南给予明确帮助的好书。对于公共卫生工作者和卫生政策制定者就如何选择提取关键信息和证据，评价和科学使用这些证据，进而建立科学防治方案，有效实施和开展效果评价，都提供了实用的技术。较之第 1 版，本书第 2 版充实了内容并强调了社区基层界需参与循证公共卫生的评估和实践，以及循证公共卫生在目前和将来会面临的挑战和重要任务。本书作者 Dr.Ross C.Brownson 不仅是一位著名的学者，也有着在政府卫生工作部门工作多年的丰富经验。这也保证了本书的实践性和指导性。

　　本书的译者之一余小瑛女士是我在约翰·霍普金斯大学公共卫生学院的校友，1990—1992 年我们同在那里做博士后。这次人民卫生出版社要出版她的译著我感到由衷的高兴，不仅因为我们的共同经历，更重要的是我们在美华人专家的迅速崛起和他们为祖国卫生事业奉献的执着。当然，还有她的合译伙伴——加州卫生局的袁恒乐先生。是他们的辛勤劳动和付出使我们可以读到这样一本有意义和有价值的好书。特写上面的话作为序。

李立明

北京大学公共卫生学院

2018 年 3 月

中文版序

很高兴听到我的书《循证公共卫生》第 2 版要出版中文译本的消息。我特别要祝贺由人民卫生出版社和美籍华人余小瑛女士及袁恒乐先生所组成的团队承担并完成此次翻译出版的艰巨任务。

循证公共卫生涉及以下过程：

- 根据最好的科学或严格的项目评估证据来做出决定；
- 应用项目规划和质量改进的框架（分析模型）；
- 使社区参与评估与决策；
- 针对特定人群或环境采用和实施循证干预；
- 进行有效的评估，即根据最可能具有的系统性和客观的方式来确定公共卫生行动的相关性、有效性及其影响的过程。

新版中译本应该有助于完成上述重要步骤。因为在中国对于循证决策概念的认识需求日益增长，这本书对于中国读者来说尤为重要和及时。也因为中国是世界上人口最多的国家，这种认识的加强是至关重要的。随着人口的不断增长，中国势必面临着无数的重要的公共卫生问题。中国人的平均期望寿命是 76 岁，还有提高的空间。通过解决重要的公共卫生问题，包括对吸烟、空气污染、艾滋病、非故意伤害和故意伤害及慢性疾病的预防和控制，均能降低可避免的死亡率，并显著改善中国人民的健康和生活质量。

　　我相信，中国读者会发现我们的书对于如何最有效地利用有限的公共
卫生资源是有帮助的。我也期待我们在中国的同行能够与我们分享关于他
们在循证方法应用上所获得的经验和知识。

Ross C.Brownson，博士

圣路易斯华盛顿大学　公共卫生学院 Bernard Becker 荣誉教授

美国密苏里州圣路易斯市

原著前言

循证公共卫生已成为公共卫生工作者和决策者经常使用的术语。然而，它的意义和在公共卫生项目和政策的发展、实施及评估中的正确地位往往被误解。当我们听到"证据"这个词时，我们中的大多数人都会联想到法庭的场景，辩方的律师会出示证据，或者执法人员在犯罪现场搜查证据，以便在司法程序中使用证据。

正如它是我们司法上的核心一样，证据对于公共卫生而言同样居于重要核心地位。这是因为我们在判断时必须有证据来确定我们应该实施什么干预措施，用在什么样的人群，何时以及如何确定这些干预措施的正面和负面影响。我们承诺予以公平的干预，这也要求我们有责任找到有效的方法来减少由于所有的地域政治因素造成的群体之间的健康差距。

在公共卫生方面，有四类人是证据的主要使用者。

第一类人群是负有行政和管理职责的公共卫生工作者和他们的大量公共和私人合作伙伴。他们都想知道可替代的策略的证据是什么，无论是政策、项目或其他活动方面的证据。这些忙碌的公共卫生工作者很少有时间去问一个基本问题："什么是我能做的、能改善公众健康的最重要的事情？"

在寻求答案时，以人群为基础的数据是第一前提，包括整个人群和各个统计区亚群的健康状况、健康危险因素和健康问题。同样重要的是，人们对各种主要健康问题的态度和信念。第二个前提是潜在干预措施的数据。替代干预的范围是什么？对于每项替代干预我们都知道些什么？在改善我们正在服务的人群的健康方面，个别独立实施和联合实施各有什么效果？综合这些信息可以得出一个合理的计划行动的优先次序，使这种计划仅受限于资源的可行性。

更多的时候，公共卫生工作者和他们的合作伙伴仅有一个较窄的选择范围。来自国家、州或地方政府的资金仅限用于特定目的，如性传播疾病的监测和治疗、食品零售机构的检查或对滥用药物者的治疗。尽管如此，公共卫生工作者有机会，甚至有义务，仔细了解各种替代方法的证据，以达到预期的健康目标。在一线工作的人员共同负有责任去寻求最佳效果和最有效率地对不同人群健康差异发挥影响的干预证据。

第二类人群包括地方、区域、州、国家和国际层面的决策者。他们面临着宏观层面的决策，确定如何分配公共资源。他们还有额外的责任，对有争议的公共问题要制定政策。在什么条件下允许私人拥有枪支所有权？应该征收多少香烟税和这些税收该如何使用？为静脉注射毒品者替换针具是否合法？对于滥用酒精或其他药物而犯了非暴力侵害罪的肇事者，治疗是否应成为另一选择？逆转目前流行的肥胖症的最佳策略是什么？优秀的政治家想要知道他们需要考虑或提议的选项的效果的证据基础。

与公共卫生有利益关系的人是第三类要使用证据的人群。这些人包括许多非政府组织的机构成员，其主要关注通过直接或间接改变决定人群健康的关键因素，如社会和物理环境改善人群健康。其他利益相关者还包括公众，特别是选民，因支持或反对某项具体政策而组织的利益团体，这些政策包括如堕胎的合法性、应该在公立学校提供哪些食物或是否为新生儿家庭的探访建立一个常规的健康福利。虽然对这些问题的热情要求可能很高，但证据可以缓和不同意见，或给持反对意见者提供一个可接受的妥协范围。有时也需要选民投票以权衡拟议的政策，如清洁室内空气条例或是否使大麻的种植合法化。

最后一类使用者是人群健康问题的研究人员，他们评估特定政策或项目的影响，寻求和使用证据来探索研究假设。他们中有些人主要是对研究方法感兴趣，因为这些方法可用以确定以研究人群为基础的干预措施的质量和影响。他们经常问"研究设计合理吗？"以及"确定研究方法是否合理的标准是什么？"。还有一部分人主要关注促进或阻碍将证据转化为实践的因素。或在何种情况下应用以证据为基础的干预是有效的。越来越多的研究人员正在研究如何从一般的实践中最好地提取证据。

本书对于以上四类人都会是甜美的乐章。任何人只要赞同为各种公共卫生目的而系统地建立和汇总证据的好处，都会被这本书所吸引。本书阐述了如何逐步收集、分析和评估什么证据是有效的及什么是不适合应用的。根据逻辑顺序，本书还引导读者如何在建立项目或选择政策时使用研究结果作为证据，包括权衡利弊，然后制定行动计划。为了满足科研完整过程的需要，本书还描述了如何评估所采取的行动。使用本书不需要具备广泛的流行病学、生物统计学或行为科学重点学科培训，但即使具备较强的专业技能的人也会从本书中学到很多东西并应用于实践。

如果每个公共卫生工作者都能吸收并应用这本书中的关键内容，公共卫生将给予纳税人以更好的健康回报，公共卫生工作者会更成功地竞争到有限的公共资金，因为他们的证据难以反驳，就容易得到支持。而对于大多数其他证据寥寥的竞争者，就难以有这样的优势。

Jonathan E.Fielding，M.D.，M.P.H.，M.B.A.
加州洛杉矶公共卫生部门主任及卫生局长
加州大学洛杉矶分校卫生服务及儿科学院

目　录

第1章
循证公共卫生的需要

公共卫生工作者……应该靠设计，而不仅仅是靠毅力的提高。

——McKinlay and Marceau

公共卫生研究和实践取得了许多令人瞩目的成就，其中包括在 20 世纪延长了美国人平均预期寿命 30 年[1]。这一延长寿命的成就很大一部分得益于提供安全的饮水和食物、污水的处理、烟草使用的控制、事故伤害的预防，还有通过免疫和其他以人群为基础的干预措施来控制传染病[2]。

尽管取得了这些成绩，仍有许多不利于公众健康的问题有待改善。为了实现各州与美国国家提高人口健康的目标，推荐更广泛地应用循证策略[3-7]。提高对循证公共卫生（EBPH）的重视已经产生众多的直接和间接效益，包括获得更多和更高质量的信息。而获得大量高质量的信息已证明能提高公众的健康，实施更多可能成功的项目和政策，提高更大的劳动力生产率，以及更有效地使用公共和私人资源[4, 8, 9]。

理想的情况下，公共卫生工作人员应该总是结合科学证据选择和实施项目、制定政策和评估进度[10, 11]。当具有最佳健康效果的卫生干预未被实施时，社会为此会付出很大的代价[12]。但在实际工作上，干预的决定往往是基于短期的需求认识，而缺乏系统地规划和综述有效实施的最好证据。早在二十年前，美国医学研究院（IOM）就未来的公卫生研究关注到这些问题[13]，并指出，公共卫生决策往往是由"危机、热点问题、组织利益集团的关注"所定。实施循证公共卫生的障碍包括政治环境（包括缺乏政治意愿）和缺乏相关的和及时的研究、信息系统、资源、领导团队和所需的技能[10, 14~17]。

　　为了加强将以证据为基础的方法贯彻到公共卫生实践中，有几个基本的概念。首先，科学的信息对于项目和政策是必要的，因为项目和政策最有可能有效地促进健康（即，进行评估研究所产生的可靠的证据）[4, 8, 18, 19]。一系列有效的干预措施现在均可以从许多信息来源获得，包括社区预防服务指南[20, 21]、临床预防服务指南[22]、"癌症控制星球"[23]和国家注册的以证据为基础的方案和实践，物质滥用和精神健康服务机构[24]。第二，为了将科学转化为实践，我们需要将专家综述的循证干预的信息与现实的具体环境结合[4, 25, 26]。为此，我们需要更好地完善这一过程引导循证决策。最后，必须在当地各级政府的层面上广泛地传播已证明行之有效的干预[27]。

　　在美国，很难估计循证策划的应用程度。一项对 107 名美国公共卫生工作人员的调查显示，在他们的机构约有 58% 的项目被认为是以证据为基础的（即，项目是根据最新的同行评议的研究的证据）[28]。这一在公共卫生机构中的发现，就反映了在临床护理中应用循证医学方法的状况。对在美国都市生活的成年人的一个随机研究显示，55% 的整体医疗服务是基于医学文献的建议[29]。Thacker 和他的同事们开展了一项关于干预对疾病的影响的研究，发现在 702 人的干预中可预防的疾病只降低了 4.4%（即，观察进行了一个公共卫生干预的人群，可以减少多少可预防疾病的比例[30]。同样，成本效益数据报告表明低比例的人群参与了公共卫生干预[21]。

　　本章由五部分组成。它主要涵盖以下主题：①相关背景知识，其中包括定义，循证医学的概述和其他一些有关循证公共卫生的基本概念；②循证过程的几个关键特征；③加强理解提高使用循证公共卫生的分析工具；④循证公共卫生在公共卫生实践框架的简图；⑤广泛实施循证策划的可能性及一些阻力的总结。这篇引导性章节的主要目的在于促使制定政策的过程成为有效地结合利用科学证据和数据而积极策划决策的过程。

背景

　　有关循证公共卫生的性质和范围的正式论证约始于十年前。一些作者试图定义循证公共卫生。1997 年，Jenicek[31]对循证公共卫生的定义为"认真、明确和明智地使用目前最好的证据来做出关于社区和人群在健康保护、疾病预防、健康维持和改善（健康促进）上的决定"。1999 年，澳大利亚[5]和美国[10]的学者进一步阐述了循证公共卫生概念。Glasziou 和同事提出了一系列的问题来提高循证公共卫生的应用（如"这种干预是否有助于缓解这个问题？"）并确定了 14 个高质量的证据来源[5]。Brownson和同事们研究[4, 10]描述了六个阶段的过程，公共卫生工作者可以采取更多的证据为基础的方法来决策。Kohatsu 和同事们[25]扩大了早期对循证公共卫生的定义包括社区成员的观点，促进一个更以人群为中心的方法。2004 年，Rychetnik 和同事们[32]总结出许多关键概念词汇。似乎有一个共识，即科学证据、价值观、资源和环境背景的组合均应属于决定政策的考虑范围[3, 4, 32, 33]（图 1-1）。Kohatsu[25]提出了一个简明的定义："循证公共卫生是将以科学为基础的干预措施与当地习俗相结合以改善人群健康的过程"。

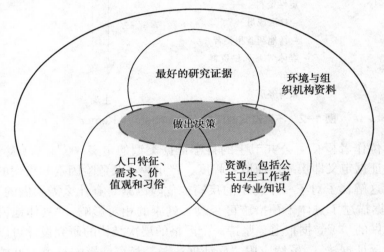

图 1-1　影响循证决策的领域（Satterfeld 等[35]）

证据的定义

在最基本的层面，证据是指"支撑一个意见或建议的真实有效的事实或信息资料群[34]"。这一概念源自西方社会的法律界。在法律上，证据是以事情经过、目击者的描述、警方的证词、专家的意见和法医学形式出现的[35]。公共卫生专业，证据是一些数据形式包括流行病学（定量）数据、项目或政策评价结果，以及使用定性资料做出判断或决定[36]（图 1-2）。公共卫生的证据通常是一个观察、理论和实验复杂循环的结果[37, 38]。然而，证据价值是因人而异的（例如，证据有效性可能会因不同的利益相关者而有所不同）[39]。医学证据不仅包括研究，而且还包括病人的特点、病人是否接受治疗和社会的价值[40]。政策制定者寻求的是分配后果（即谁来付项目的费用、有多少付出和谁得到利益）[41]和在实践中的设置，以及经验数据[42]。证据通常是不完善的，正如 Muir Gray 指出[3]，"缺乏卓越的证据并不能代表人们不可能进行循证决策；循证决策所需要的就是现存在手的最好的证据，而不是潜在可能得到的最好的证据"。

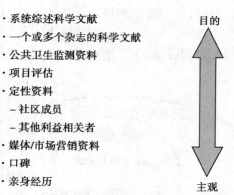

· 系统综述科学文献
· 一个或多个杂志的科学文献
· 公共卫生监测资料
· 项目评估
· 定性资料
  – 社区成员
  – 其他利益相关者
· 媒体/市场营销资料
· 口碑
· 亲身经历

目的

主观

图 1-2　不同形式的证据（Chambers 和 Kerner[38]）

几位作者概括了公共卫生的科学证据类型的定义[4, 10, 32]（表 1-1）。第 1 类证据定义即疾病的原因和幅度、严重程度及危险因素和疾病的可预防性。这解释了对于一个特定的疾病或危险因素"有什么需要做的"。第 2 类证据描述了具体干预措施可否改善健康的相对影响："具体地说，这是应该做的[44]"。据报道，坚持一个严格的层次结构的研究设计可以加强一个"反证据法"，虽然应用"反证据法"是最可能影响整个人群的公共卫生干预（例如，政策的变化），但在强调随机设计的研究中的证据群中，关于对公共卫生政策的干预的研究却是最少评估的[43, 44]。近期的一项研究，Sanson-Fishor 和同事们[45]表明与描述性流行病学研究（第 1 类证据）相比，干预研究（第 2 类证据）相对缺乏。在一个随机抽样发表的有关烟草使用、酒精的使用和缺乏体育运动的研究中，他们的研究小组发现，从 2005 到 2006 年，有 14.9% 的文章研究干预措施，而 78.5% 的文章是描述性或流行病学研究。第 3 类证据的研究可能更少公开发表。第 3 类证据——即在什么样的背景条件下实施的干预措施；干预措施是如何实施的及干预措施是怎样被接受的。而第 3 类证据就提示了"应该如何做"的信息[32]。迄今研究倾向于过分强调内部有效性的设计（例如，在同一人群中设计控制良好的效应试验），但是较少关注研究外部有效性的设计（例如，将科学转化为各种实践情况）[46, 47]。

表 1-1　科学证据类型的比较

特征	第 1 类型	第 2 类型	第 3 类型
典型数据 / 关系	样本的大小和可预防的疾病危险程度的关系（疾病指标测量，病因学研究）	公共卫生干预的相对有效性	关于采取并转化一个有效的干预的信息
常见的背景环境	临床或对照控制社区环境	社会团体或整个社区	社会团体或整个社区
例子	吸烟导致肺癌	价格上涨和有针对性的媒体宣传活动可降低吸烟率	了解价格上涨，或针对特定的听众群体的媒体信息对相关政策的挑战
数量	较多	较少	较少
行动	有些事应该做	这一特殊的干预应该得到实施	如何实施一项干预

　　理解证据的背景　第 3 类证据来源于一个干预的背景资料[32]。虽然许多作者总结了关于循证实践的背景作用[8, 32, 39, 48~52]，然而却没有一致的定义。当从一个临床干预到人群水平和政策的干预，背景环境变得更加不确定和复杂多变[53]。为了在一个特定的环境或人群中实施以证据为基础的干预措施，需要明确的环境和人群的背景资料[32]。第 3 型证据的背景有五个重叠域（表 1-2）。

　　首先，需要了解干预措施针对的目标人群的特点，比如教育水平和健康历史[54]。第二，人与人之间的差异度将提供重要基础。例如，一个有癌症家族病史的人可能更需要进行癌症筛查。第三，应考虑组织机构的变量。例如，一个机构是否能成功地进行以证据为基础的策划必受到其组织机构能力的影响，（例如，一个训练有素的员工队伍，领导团队）[8, 28]。第四，众所周知的社会规范和文化能够塑造许多健康行为习惯。最后，较大的政治和经济压力影响人群和环境背景变化。例如，某一疾病的高发病率可能会影响一个州的政治意愿去用一个有意义的和系统性的方式解决这个问题。特别是对高风险和未被研究的人群，迫切需要关于其背景变量的证据和一个与特定条件和各类人群分组相适应地项目和政策。最近的"现实综述"更充分的强调了这类问题。这是一个系统的综述过程，旨在确定不仅是干预措施是否有效，且要检查干预措施在各种现实条件状况中如何发挥作用的[55]。

表 1-2 干预设计，实施和适应的环境变量

分类	实例
个人	受教育程度
	基本人需求 a
	个人健康史
人与人之间	家庭健康史
	社会同行的支持
	社会资本
组织之间	员工组成
	员工专业知识
	物理基础设施
	组织文化
社会文化	社会规范
	价值观
	文化传统
	历史
政治与经济	政治意愿
	意识形态
	游说和特殊利益
	成本和利益

a. 基本的人类需求包括食物，住所，温暖和安全[55]

与公共卫生证据相关的挑战　对公共卫生的证据的描述是稀少的、分散的和不同的[56, 57]。稀少是因为较少有对公共卫生干预措施（第 2 类证据），如何用于不同社会团体（第 3 类的证据）的效应的完整评估。与临床干预的报道相比，公共卫生决策的信息比较分散。比如，建立环境对健康的影响的证据可能会多见于运输或规划期刊。最后，公共卫生证据是不同的，部分是由于许多干预的科学基础是来自非随机设计或"自然实验"（例如，一般因研究者不能控制观察性研究的形式或维持其对特定区域或社区的干预实施，只是因为实施干预的区域或社区发生了自然或预定的变化[56]）。

三角法的证据　三角法包括收集各种来源的证据的一个积累以得到特定题目的详细信息[59]，常常结合定量和定性资料[4]。一般涉及使用多种收集或分析资料的方法以确定共同点或不同点[60]。三角法往往是有益的，因为信息来自不同的互补性来源。虽然定量资料提供了一个极好的机会，

以确定变量是如何关系到大规模人群，但这些数据很少提供方式来了解为什么存在这些关系。另一方面，定性资料可以提供信息来帮助解释定量资料的发现，或者被称为"照明的意义[60]"。有很多使用定性和定量资料的三角法评估健康项目策划和政策的例子，包括艾滋病预防计划[61]，职业病健康项目、政策[62]及在社区境况的慢性疾病预防[63]。

　　文化与地理差异　循证公共卫生的原则在西方和欧美背景下有很大程度上的发展[64]。这一概念的方法从逻辑实证主义的认识论基础上产生[65]，通过严格的观察和测量发现它的意义，这反映在一个临床医生较常用的研究设计。如随机对照试验。此外，大部分循证公共卫生的研究文献是学术研究，通常有外部资金支持众所周知的研究者。相比之下，在发展中国家和发达国家的贫困地区，如何最好地应用证据基础解决常见的公共健康问题往往是有限的，即使问题涉及的性质可能是严重的。Cavill 和同事们[66]在一些欧洲国家之间比较了循证干预措施的实施，结果显示，在几个领域中大部分证据基础也只是限于一般的观察。甚至在更发达的国家（包括美国），发表在同行评审的期刊或发表在网站和官方机构组织的数据可能也无法充分代表所有人们想了解的人群。

循证公共卫生的听众（或阅读及使用者）

　　Brownson 等发现有四类人群（人群并非完全独立，而是有重叠的）关心并使用循证公共卫生[67]。第一类人群包括公共卫生领域负责行政管理的人员，他们要知道证据的范围和质量以准备替代策略（例如项目、政策）。然而在实践中，公共卫生工作者经常仅有一个相对狭窄的范围可选择。大部分联邦，国家或当地的基金来源常常限定一个特定的目的（例如，监测和治疗性传播疾病，检查食品零售店）。不过，公共卫生工作者仍然有机会，甚至有义务，要仔细查阅综述证据以备其他的替代方法，来达到预期的健康目标。第二类人群由当地县市、区域、州政府、国家和国际的政策制定者组成。他们是管家，面临着负责做出如何分配公共资源的宏观决策。这一类人群对于有争议的公共问题更负有决策责任。第三类人群是与干预措施利益相关的人，他们可能受任何干预的影响。这包括公众，特别是投票的人以及已经为支持或反对某些特定政策而组合的利益集团。这特定政策如流产的合法性，社区供水是否应该含氟，或者是成年人在通过背景调查后是否必须签发手枪许可证。第四类人群是由人口健康问题的研究人员组成，比如评估具体政策或项目的影响的人。他们需要建立并使用证据来回答研究问题。

循证公共卫生与循证医学的异同

循证实践的概念已在众多学科中奠定了良好的基础包括心理学，社会工作学[68, 69, 70]和护理学[71]。最好的循证实践可能是在医学上。循证医学的原则（evidence-based medicine，EBM）正式推出最初是在 1992年[72]。它的起源可以追溯到 Cochrane 的开创性的工作。他指出，很多治疗方法缺乏科学效率[73]。循证医学的基本信念是不再强调零散的临床经验，而是非常重视临床研究的证据。这种方法需要新的技能，如有效的文献搜索和有能力在评估临床文献时明白各种证据[74]。基于对循证医学的理解，循证医学相关文献有了快速增长，导致建立了"EBM"搜索的专业术语。使用搜索术语"循证医学"，在 1990 年共有 254 篇文献，2008 年上升到 7331 次（图 1-3）。虽然循证医学的正式术语是相对较新的概念，早期的努力如加拿大的定期健康检查的工作服务组[75]和临床预防服务的指南已经使用了循证医学这一概念[76]。

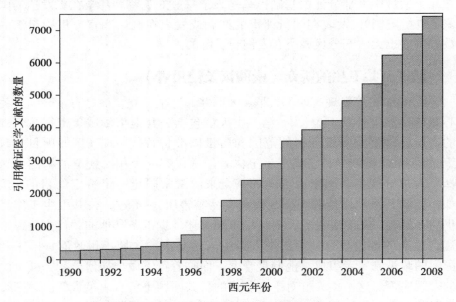

图 1-3　引用循证医学 1990—2008

循证方法在医学和公共卫生的运用上有着重要的区别。第一，证据种类和数量不同。对于药物和诊疗的医学研究往往依赖于参加随机对照试验的个体，是科学性最严谨的流行病学研究。相比之下，公共卫生干预通常有赖于横断面的研究、类实验设计和时间序列分析。这些研究有时会缺乏对照组，因此需要在做研究前仔细考虑并给予更多的说明来解释可能的结果。在过去 50 年间，已开展了约一百万个随机对照的医疗试验[77]。但对于公共卫生的干预措施的有效性的研究远少于临床试验[4, 78]，因为这研究是很难设计的，往往结果是来自于自然实验（例如，一个州采用了一种新的不同于其他州的政策）。循证公共卫生从临床学科借来"干预"概念，暗示它的特异性和离散性。然而，在公共卫生，我们很少有单一的"干预"，而是一套在社区的策划方案，涉及混合几个干预。在大型社区进行随机试验（如临床）更昂贵。基于人群的试验，从干预到结果之间一般需要更长时间。例如，一项研究戒烟对肺癌死亡率的影响将需要几十年的数据收集与分析。反之，某种治疗（例如，一种抗生素对于肺炎的症状）很可能在数天或数周产生影响，即使一个手术治疗对癌死亡率也只是几年内的影响。

公共卫生工作人员的正规训练比医学或其他临床学科所接受的更多样化[79]。不像医学，虽然公共卫生工作依赖于各种学科的合作，却并没有一个单一的专业资格证书来认证一个公共卫生工作人员的资格，尽管正在努力建立这一资格证书体系（通过考察）。美国仅有不到一半的公共卫生工员接受过正规的公共卫生专业如流行病学、卫生教育的训练[80]。这种较高水平的差异性，意味着参与者的多视角考虑问题，由此使决策过程更加复杂化。这也表明，有效的公共卫生实践有赖于对公共卫生工作者的常规的在职培训。

循证决策的关键特征

循证公共卫生实践有几个主要的共同特点是值得考虑的。这些观念在以下其他章节都有更详尽的描述，以下概括循证公共卫生的各个关键特点：

- 基于最好的现存可能的同行评审综述的证据（定量与定性研究）做出决定
- 系统地使用数据和信息系统
- 应用项目规划框架（通常有行为科学理论作为基础）
- 包括社区参与的评估和决策
- 进行系统完整的评估
- 向关键利益相关者和决策者传播实施干预中所学到的经验教训

完成这些循证公共卫生可能需要一个综合的科学技能，加强沟通，了解常识和对政策的敏锐性。

决策应基于可能的最佳证据

评估第 2 型证据时，明白在哪里寻求可能的最佳科学证据是有帮助的。从搜索科学文献和由专家小组制定的指南开始。还有研究人员和公共卫生工作者首次在区域，国家和国际专业会议上所报告的初步发现都是有用的。例如，在知识点 1–1 解决青少年缺乏体育活动问题的决定是基于一个大样品的流行病学研究。该研究显示青少年体育活动的缺乏和许多的健康指标变化有因果关系。这大量的证据导致了有效的干预对策[81]。

知识点 1–1　促进青年体育活动

现在已经证实，定期的体育活动会减少各种状况导致早期死亡和残疾的危险。这些状况包括冠状动脉心脏病，糖尿病，结肠癌，骨关节炎，骨质疏松症。尽管有这些好处，来自全美 2007 年青年危险行为监测系统的报告表明，只有三分之一的高中学生达到了推荐的体育活动水平。为了解决青年体育活动的不足，干预措施使用了修改课程和政策，增加学生体育活动积极性和体育教育课程的时间。这可采取多种方式进行，包括①添加新体育课程、②延长现有的体育课程，或③增强在体育课中对学生进行适度的体育锻炼而不一定要延长上课时间。这些干预措施的证据表明，以学校为基础的体育课有效地提高了体育和健身水平[81]。尽管令人信服的证据提示了干预措施的效果，现实世界限制传播这些有效的措施（即，外部有效性的关键考虑）。例如，学校经常感到压力，担心学生们在标准化的阅读和数学考试能力可能会由于增加体育运动的时间而下降。然而，最近的随访资料表明，增加体育运动有益于学校教学和提高学习成绩[82]。

使用数据和信息系统

一个经久不衰的公共卫生的格言是，"测了该测的指标，公共卫生工作即已完成[83]"。这通常被应用于长期观测的指标（例如，死亡率）和许多公共卫生指标和人群中不容易获得的数据。目前正在开发关于着重监测地区局部区域问题的数据库（例如，SMART BRFSS）。有几个早期致力于建立详尽的公共卫生政策监测系统的项目也在进展中。例如，一组联邦和志愿机构已经制定了政策监测系统，包括烟草和酒精的控制和最近以学校为基础的营养和体育教育的政策监督[84~87]。

使用系统的项目规划方法

当决定一个目标时，可以应用各种规划和行为科学理论。比如，生态模式或体系模式正越来越多地被应用，由此产生的社会环境变化将导致个体的变化，并且人群中个体的支持对实施环境变化是必不可少的[88]。这些模式强调在多层次解决问题的重要性，及各种因素，包括个人、人际关系、社区组织、机构和政府内部及整体相互作用及整合作用的重要性。目标是创造一个健康的社区环境，提供促进健康的信息和社会支持，使人们能有更健康的生活方式[89]。有效干预往往以健康行为理论为基础[38, 90]。

促进社区的参与

以社区为基础的方案，包括社区成员参与的研究和干预规划。这种方案对改善人群健康和解决健康的悬殊差别有明显进展[91, 92]。公共卫生工作人员、学者、和社区成员合作以明确所关注的问题，制定干预策略并评估结果。这种方法依赖于"利益相关者"的投入[93]，建立在现有的资源的基础上，促进各方之间的合作，整合知识和协调行动的基础上，寻求在干预策略实施后能给所有合作团体都带来均等的利益[92, 94]。

遵循健全的评估原则

在公共卫生领域里，在实施项目和政策时往往缺乏对于系统评估的足够的关注和重视。此外，即使项目是无效的，有时因为历史或政治考虑仍然继续下去。评估计划必须在项目开发的早期进行，包括项目的过程和结果的评估。例如，对一个控制损伤的项目就是在评估其有效性后即适当的终止了。这个项目的评估也说明评估须使用定性和定量资料[95]。

传播结果给所有需要知道的人

当一个项目或政策已经实施，或者当已知最终结果时，公共卫生的其他人可以依据结果，提高他们自己在决策时使用证据的能力。对卫生专业人员的传播可通过科学文献，一般市民可通过媒体传播，向决策者传播可通过个人会议，而公共卫生工作人员可通过培训课程。各种各样的条件状况都需有效的干预措施，包括学校，工作场所，卫生保健，以及更广泛的社区环境。

提高采纳循证公共卫生的分析工具和方法

以下是一些分析工具和规划方法，可以帮助公共卫生工作者回答

11

问题：

- 公共健康问题的人群规模是多大？
- 是否有什么有效的干预措施来解决某个难题？
- 什么样的当地背景环境和特定的干预信息有助于决定这一干预措施在类似环境使用的可能性？
- 是否有一个特别值得做的项目或值得拥有的政策，（即，是否有更好的替代方案）将提供一个令人满意的低成本和有益于健康的影响？

公共卫生监测

公共卫生监测是使用循证公共卫生的关键工具。它涉及正在进行的对某特定的健康资料进行系统的收集、分析和解释，并紧密结合及时的传播这些数据到负责预防和控制疾病或损伤的机构[96]。公共卫生监测系统应具有能力去收集和分析数据，向制定公共卫生项目的机构传播数据，并定期评估使用这些所传播的数据的效果[97]。例如，对在美国人群血液中铅（已知毒物）水平升高的资料报告，被用做调整限制或消除油漆和汽油中铅成分的理由，并被用于记录铅的干预控制的有效性的水平[98]。比如，在烟草使用控制方面，关于烟草使用的一个共同的指标协议，使全国各个州能够比较烟草使用的控制状况。最早的发现是在通过 99 号法案之后，与其他 48 个州相比，加利福尼亚州吸烟率呈 2~3 倍的下降率[99]。此后，马萨诸塞州吸烟也有 4 倍速度的下降[100]。

系统性综述和循证指南

系统性综述是基于综合分析所有搜集到的特定信息基础上。读一个好的综述是了解当前公卫议题最先进的研究和实践的有效方法[101~103]。使用综述中明确的和系统的方法（即，决策规则）可限制偏差，减少偶然效应，从而提供更可靠的结果作为决策的基础[104]。最有用的公共卫生干预措施的综述之一，是社区预防服务指南（社区指南）[21, 105]这个指南就一些定义明确的，严格的且有供研究的分析测量单位的方法提供了目前科学文献的综述。社区指南旨在回答 ①已经评估了什么干预措施，有哪些效益？②干预措施的哪些方面可以帮助引导用户在若干有效的干预措施备选项中做出选择？③这一干预费用可能是多少，与可能的健康影响相比，成本效益如何？良好的系统综述可以使公共卫生工作者了解对于成功的实施干预所必备的当地的背景条件[106]。

经济评估

经济评估是循证实践的一个重要组成部分[107]。它提供信息以帮助评估替代性方案对公众卫生策划和政策的相对价值。在成本效益分析中，所有的成本和决策选择的后果都是以货币来评估价值。更常见的是将和干预相关的经济投资和干预对健康的影响相比，如可预防的疾病案例数或延长生命存活的年数。成本有效性分析（cost-effectiveness analysis，CEA）的技术，可以表明替代的干预方案的相对价值（即干预方案的成本所取得的有利健康的影响）[107]。CEA 已成为研究者，公共卫生工作者和政策制定者一个日益重要的工具。然而，并非时常具备这种可用的支持这类分析的相关数据，特别是用于评估旨在改善健康的可能的公共政策的数据[42, 108]。

健康影响的评估

健康影响的评估（health impact assessment，HIA）是一个相对较新的方法，旨在估计在非卫生部门制订的政策或干预可能产生的影响，如农业，交通，和经济的发展对人群健康的影响[109]。一些健康影响评估重点放在确保利益相关者都参与一个特定课题的建立。这后一种方法见于许多大型项目对环境影响的评估。依照法律，这种方法通常需评估这项目对环境的影响。它的基础类似于一些健康影响评估采用的非常规的方法。总的来说，由于越来越多的证据表明人们生存的社会和物理环境是构成人群中的健康并其健康悬殊差距的重要决定因素，这两种形式已作为一种评估社会和物理环境的工具。它现在被用来帮助评估许多政策和项目策划对人群健康状态和指标的潜在影响[110~112]。

参与方法

社区成员积极参与研究和干预项目的方法[91, 92, 113]是社区参与循证公共卫生中的保证[25]。公共卫生工作者、学者，和社区成员需合作来确定所关注的问题，制定干预和评估结果的策略。这种方法取决于"利益相关者"的投入[93]，建立在现有资源，所有各方合作的加强，知识和行动的整合的基础上。目的是使所有合作者从干预或项目实施后的效益中得到公平的收益[92, 94]。利益相关者，或重要的参与者，是关心投资亟待解决问题的个人或机构[114]。例如，在建立卫生政策时，政策制定者是尤其重要的利益相关者[115]。利益相关者应该包括可能会接受、使用并受益于正在考虑的项目或政策的人们。正如第 5 章所述，以下三组的利益相关者在干预或项目实施是彼此相关的：制定项目的人们，受干预影响的人和应用项目评估结果的人。参与方法在坚持循证公共卫生原则上也面临挑战，特别是难在决定什么方法最合适于解决一个特定的健康问题上产生共识并达成协议[116]。

提高在公共卫生实践中使用证据的途径

加强循证公共卫生的技能需要考虑不同的工作教育和培训背景。循证公共卫生对不同的公共卫生工作人员在所需的学科中教导原则的侧重点各有不同。例如，对于流行病学家重点的培训是关于如何找到最新的证据和解释方案，而对一个公共卫生护士这方面的培训很可能少些。又比如，最近得到公共卫生硕士学位的健康教育工作者比持有学士学位的环境卫生专家可能更理解循证公共卫生的重要性。美国公共卫生工作人员可能不到一半的人具有任何公共卫生学科如流行病学和健康教育的正式严格的训练[80]。而这些不到一半的公共卫生专业人员中有正式的公共卫生学校的研究生培训或其他公共卫生项目学习的比例更小。目前，似乎很少公共卫生部门将循证公共卫生列为继续教育的必修课。

而循证公共卫生的正式概念是相对较新的，需要技能去理解循证公共卫生。例如，科学文献证据的综述和项目干预的评估是在公共卫生或其他学术领域研究生课程中经常教授的技能，这些技能是公共卫生实践的基石。循证公共卫生最普遍适用的框架是 Brownson 和同事（图 1-4）采用的七个步骤的过程[4, 28, 117]。使用循证公共卫生过程中应用这七步是非线性步骤，而是需要大量的反馈循环[118]。日益明显的是更有效的公共卫生实践需要很多技能[119~121]。例如，进行循证公共卫生过程，需要循证决策的技能，这包括一套特定的综合能力[122]（表 1-3）。

为了强化这些和类似的技能，已在美国发展的循证公共卫生培训项目旨在培训美国的州立卫生机构[28, 123]，地方（市县）卫生部门和社区组织的公共卫生专业人士[124, 125]。其他国家也有类似的项目[117, 126.127]。有些项目的实施就提示这种培训项目的有效性[28, 125]。最常见的形式采用培训会议，计算机实验室，和由专业教师队伍基于场景练习来教导循证公共卫生。

这些培训计划也可以通过强调一位老师针对一位学员的培训来提高[117]。其他形式的培训，包括使用基于网络的自主学习[124, 128]，光盘[129]，远距离和分布网络式教学，并配有针对性的技术援助。当培训计划的专家们还能分享学员的共同特点和目标时，培训计划可能会带来更大的影响[130]。此外，领导和员工承诺循证公共卫生为终身的学习目标是培训成功必不可少的因素[131]。

实施培训循证公共卫生技能应考虑成人学习原则[131]。最近 Bryan 和同事清楚地表达这些原则为[132]：①知道听众为什么在学习；②挖掘需要解决的问题来了解激发学习的兴趣；③尊重并基于以前的经验进行学习；④设计与不同背景和多样性经验的听众相匹配的学习方法；⑤积极鼓励听众参与学习过程。

在这一节中，简要介绍了七个步骤的顺序流线图，以促进在日常的决策中更好的使用证据[10]（图 1–4）。重要的是要注意这个过程很少是按严格规定顺序的或线性的，而是应该包括许多反馈的"循环"过程。这是在许多项目计划模型中常见的。在随后的章节中，对每一个步骤都有更详细地讨论。

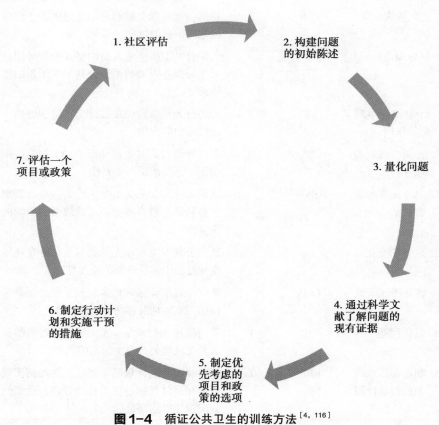

1. 社区评估

2. 构建问题的初始陈述

3. 量化问题

4. 通过科学文献了解问题的现有证据

5. 制定优先考虑的项目和政策的选项

6. 制定行动计划和实施干预的措施

7. 评估一个项目或政策

图 1–4　循证公共卫生的训练方法[4, 116]

表 1-3　循证公共卫生的技能 [a]

内容标题	领域 [b]	水平 [c]	技能
1. 社区投入	C	B	了解在规划和实施循证干预前的社区投入的重要性
2. 病因知识	E	B	了解风险因素和疾病之间的关系
3. 社区评估	C	B	了解如何根据人群／社区的兴趣需求确定健康问题
4. 多层次的合作伙伴关系	P/C	B	了解识别建立合作关系，在循证策略多水平上解决问题的重要性
5. 简洁阐明项目问题	EBP	B	了解简洁阐明问题在发展支持它的重要性
6. 基金写作需要	T/T	B	认识基金写作技能包括所涉及的基金申请过程的步骤的重要性
7. 文献搜索	EBP	B	理解搜索科学文献和总结文献中关于健康问题的信息的过程
8. 领导和证据	L	B	认识公共卫生专业人员的坚强的领导团队对于必要并重要的循证公共卫生干预的重要性
9. 行为和科学理论的作用	TT	B	理解行为科学理论在设计，实施和评估干预措施中的作用
10. 在所有级别的领导	L	B	明白各级公共卫生领导班子对于加强应用循证干预的承诺的重要性
11. 以易理解的语言评估	EV	I	认识以社区，公共卫生工作者，和政策制定者易懂的语言传播项目或政策的影响的重要性
12. 领导和变化	L	I	认识公共卫生专业人员的有效领导在环境变化过程中灵活决策的重要性
13. 转化循证干预	EBP	I	认识由科学证据转化为实践干预必须是独特的与实际情况相吻合的重要性
14. 量化问题	T/T	I	明白描述流行病学（人，地点，时间的概念）在量化公共卫生问题的重要性
15. 制定项目或政策的行动计划	EBP	I	明白制定行动计划的重要性包括如何实现目的和具体目标，要求什么资源，及如何分配责任以达到目标

续表

内容标题	领域 b	水平 c	技能
16. 优先考虑的健康问题	EBP	I	了解如何为优先的方案和政策选项中去选择并实施适当的标准和程序
17. 定性评估	EV	I	认识到定性评估方法的价值包括进行定性评估涉及的步骤
18. 协同合作伙伴关系	P/C	I	明白研究者与公共卫生工作者之间的伙伴合作关系在设计，实施和评估循证策划和政策工作过程中的重要性
19. 非传统的合作伙伴关系	P/C	I	明白传统伙伴以及已经考虑的非传统的伙伴关系的重要性如规划部，交通运输部和其他
20. 系统回顾	T/T	I	理解系统综述有效的干预措施的实用性文件的背景，用途和价值
21. 定量评价	EV	I	认识到定量评估方法的重要性，包括测量有效性和可靠性的概念
22. 基金写作技巧	T/T	I	证明有能力设计完成一个基金申请书包括一个涉及申请过程的步骤的概要
23. 经济评价的作用	T/T	A	认识使用经济数据和战略去评估成本和结果在制定公共卫生决策时的重要性
24. 创建政策简报	P	A	理解写作政策简报对于强调循证干预措施的问题的重要性
25. 设计评估	EV	A	理解项目评估中各种有用的设计，特别是类试验（非随机试验）设计
26. 循证研究	P	A	明白一个创新的传递方式使决策者了解已知的有效的循证干预以激发决策者的兴趣，并获得政策支持和资金的重要性传递给决策者

　a. 改编自 Brownson 等[121]
　b. 领域：C，社区规划；E，病因；P/C，伙伴关系和合作；EBP，以证据为基础的过程；T/T，理论和分析工具；L，领导班子；EV，评估；和 P，政策.
　c. 水平：B，初学者；I，中级；和 A，高级

社区评估

　　社区评估应该通常在发展一个项目或政策之前，其目的是了解在一个特定的社区里的公共卫生问题和优先事项。它也应明确当前相关的资源是

否已经到位，以解决所关注的特定的公共卫生问题。社区评估的资料有时可通过监测系统和国家和当地地区数据报告。其他信息包括文档，或者其中正在发生的健康问题的某些特定的状态条件，包括社会，经济，物理环境因素的评估。社区评估数据可通过定量（例如，问卷）或定性（例如，个人或小组访谈）分析的方法收集。

形成特定问题的初步陈述

公共卫生工作者应该首先完成一个简明的正在考虑的问题的陈述。为了得到任何一个问题相关的组织、决策者或一个资助机构的支持，这个问题必须清楚地表达。这个问题的定义阶段有时类似在战略规划过程中的开始步骤：通常包括描述任务和目标、内部优势和劣势、外部机会与威胁，以及对未来的憧憬。描述一个项目或组织的现状与所期望的目标之间的差距经常是有帮助的。陈述关键组成部分的问题包括正在考虑的健康状况或风险因素、受影响的人群、问题的规模和范围、预防机会和潜在的利益相关者。

量化问题

在完成了所考虑的公共健康问题的工作陈述后，鉴别现有数据的来源往往是很有用的。描述性资料可见于正在进行的重要统计数据（出生/死亡记录，监测系统，特别调查或国家研究）。

描述性研究可以采取以下几种形式。在公共卫生，最常见类型的描述性研究涉及对一个目标人群进行一个科学和有效的抽样调查（横断面调查）。这些横断面的研究目的并不在于改变健康状况（像一个干预所计划的），但这研究是描述在某些情况下，某时间点（或整个时间阶段过程），特定的人群中的行为，特征，暴露风险和疾病的发生频率。这个信息对于了解所关心的某公共卫生问题的范围很有价值。描述性研究通常根据这些属性：个人（例如，年龄，性别，种族），地点（例如，具体居住地）和时间（例如，疾病的季节性变化）提供疾病的发生模式的信息。此外，在某些情况下，横断面数据可以提供设计分析研究的信息（例如，基线数据，以评估公共健康干预的有效性）。

确定科学文献中已知的信息

一旦明确阐述了所考虑的问题，卫生工作者需要了解以前做出的或正在为解决问题所进行的努力。这应该包括用一个系统的方法来识别，检索和评估与所感兴趣的主题有关的科学研究，专家小组，和大型科学会议的相关报告。最常用的开始这项研究的方法是进行一个正式的文献综述。有许多可查的数据库，其中最常见的公共健康目的相关的数据库是 MEDLARS、MEDLINE、PubMed、Psyclnfo、HealthSTAR 和 CancerLit。这些数据库可以由一个机构订阅也可以有选择地在网上找到，有时可以通过公共机构查到（如国家医学图书馆［HTTP：//www.nlm.NIH.gov］，大学和公共图书馆）。许多组织的互联网网站，也可以查到相关的信息，包括许多国家卫生部门，疾病预防控制中心和国家卫生研究院的网站。重要的是要记住，并不是所有的干预（2 型）研究都会在已发表的文献中找到。

建立和确认优化项目的选项

检查各种健康项目或政策的选项在很大程度上是基于前三个步骤。通过各种信息来源可建立一个选项表列。最初的科学文献的综述，可以概括各种干预方案的选项。更常见的是由专家小组提供各种问题的方案或政策建议。系统综述和实践指南对现有证据的总结往往是很有用的。但任何一个选择都会基于需要考虑的几个假定的条件或背景。这些考虑集中在五个主要领域：政治／监管，经济，社会价值观，人群分布特征和技术[133]。

特别要强调的是，在建立卫生政策选项时，评估和监测政治过程的重要性。为此"利益相关者"的投入可能是有用的。政策的利益相关者可能是卫生政策制定者，而联盟为基础的社区干预的利益相关者可能是社区成员。在考虑卫生政策的情况下，起支持作用的决策者经常可以提供有关的建议，包括启用政策措施的时机，确定问题的方法，确定赞助商的策略，并在一般公众之间建立支持的方式。在一个社区干预的情况下，额外的规划资料可能包括关键知情人访谈，焦点小组，或联盟成员的调查[134]。

制定行动计划和实施干预措施

这方面的过程主要是战略规划问题。一旦择取了一个选项，应该制定一套目的和目标计划。目的是改变一个优先的卫生需要的状态的远景。而目标计划是一个又一个短期的，可测量的，具体的行动计划以达到改变优先的卫生需要的状态的长远的目的。这个行动的过程描述了如何实现目的和具体目标计划，需要什么资源，以及如何实现目标的责任分配。

评估项目或政策

简单来说，评估是检查工作是否达到项目或政策的目的和目标的要求和进度。如果遵循任何一个研究设计评估，大多数公共卫生项目和政策往往通过"类实验"设计（即，缺乏随机分配的干预和比较组）。总的来说，目前最强的评估设计承认定量和定性评估的作用。此外，评估项目设计需要包括灵活和敏感的测量以分析干预过程中间的变化，即使是中间的变化在行为方面并不明显。显著的变化是随时间推移而发生的，在太接近干预措施的起始时间点时的行为变化往往是不明显的。

本章对循证公共卫生总结的七步骤的框架类似于 Jenicek 首先描述的八步方法[33]。他的方法是侧重于教别人如何实践循证公共卫生的逻辑步骤[33]。

在决策中更广泛使用证据的障碍

有几个障碍限制了人们更有效地使用数据和分析过程来进行决策[8, 135]（表 1-4）。已有作者讨论了克服这些障碍的可能途径[13, 123, 136]。公共卫生工作者需要在循证决策的必要性和重要性方面加强领导，这种领导作用在培训项目中更明显，如公共卫生工作人员区域领导网络联系[137]，和正在进行的发展和传播循证干预指南方面的努力[21]。

表 1-4 公共卫生中使用循证决策的潜在的障碍及对策

障碍	潜在的解决问题的方法手段
缺乏资源	领导承诺加大经费投入预防和纠正员工短缺
缺乏领导和无法明确确定使用循证方法的议程重点	各级公共卫生领导者承诺加强理解循证公共卫生方法的价值
缺乏使用循证方法激励的机制	重新塑造机构组织文化支持循证公共卫生
缺乏对项目的实施和评估有长期远见	采纳和遵守因果关系框架和形成评价计划
外部压力使公共卫生实践与循证方法脱节	系统沟通与传播策略
缺乏对关键的公共卫生学科的培训	更广泛的传播新成立的培训项目，包括远距离学习技术
缺乏时间收集信息，分析数据并综述文献以获得证据	增强有效的分析和文献综述，计算机检索，和使用系统综述的技能
缺乏对于某人群实施干预措施后的有效性的证据	增加用于公共卫生的研究资助和更好的传播其研究结果
缺乏实施干预措施的信息	加强建立外部有效性的证据基础

总结

在公共卫生实践成功实施循证公共卫生既是科学又是艺术。科学是建立在流行病学，行为和政策研究的基础上，显示公共卫生问题的大小和范围，及什么干预措施可能有效解决此类问题。决策的艺术往往需要知道在正确的时间对于一个特定的利益相关者传播什么信息是重要的。不同于解决数学问题，公共卫生的重大决策必须平衡科学与艺术，因为理性上，循证决策往往涉及在一组理性选项中进行选择。运用本章和书面概述的循证公共卫生概念，决策最终可以改善公共卫生实践。

章节要点

• 为改善人群健康，实现各州和国家的目标，建议更普遍采用循证策略。

• 循证公共卫生和临床学科有几个重要的区别，包括证据的数量，用于研究和实践的研究设计，施加干预的背景或环境，训练和专业证书。

• 循证公共卫生关键的组成部分包括决策基于最可能有的同行专家评审的证据；系统地使用数据和信息系统；应用项目规划框架；促使社区从事决策；进行健全的评估；和传播学到的东西。

• 众多的分析工具和方法，可以提高循证公共卫生使用，包括公共卫生监测，系统综述，经济评估，健康影响评估和参与式方法。

• 为增加循证公共卫生的实施传播，在实践设置中（如，卫生部门）应考虑几个重要障碍：组织文化，领导能力的作用，政治挑战，资金挑战，员工培训的需求。

感谢

本章的一部分经《公共卫生年度综述》30 卷© 2009 年度综述 许可改编：the *Annual Review of Public Health*，Volume 30 © 2009 by Annual Reviews www.annualreviews.org

建议阅读和推荐网站

建议阅读

Brownson, RC, Fielding JE, Maylahn CM. Evidence-based public health: a fundamental concept for public health practice. *Annu Rev Public Health*. 2009;30:175–201.

Fielding JE, Briss PA. Promoting evidence-based public health policy: can we have better evidence and more action? *Health Aff (Millwood)*. 2006;25(4):969–978.

Glasziou P, Longbottom H. Evidence-based public health practice. *Austral NZ J Public Health*. 1999;23(4):436–440.

Green LW, Ottoson JM, Garcia C, Hiatt RA. Diffusion theory and knowledge dissemination, utilization, and integration in public health. *Annu Rev Public Health*. 2009.

Guyatt GH, Rennie D. 2007. *Users' Guides to the Medical Literature: A Manual for Evidence-Based Clinical Practice*. Chicago: American Medical Association.

Muir Gray JA. *Evidence-Based Healthcare: How to Make Health Policy and Management Decisions*. New York and Edinburgh: Churchill Livingstone, 1997.

Sackett DL, Rosenberg WMC, Gray JAM, et al. Evidence based medicine: what it is and what it isn't. *Br Med J.* 1996;312:71–72.

推荐网站

American Public Health Association <http://www.apha.org>. The American Public Health Association (APHA) is the oldest and most diverse organization of public health professionals in the world, representing more than 50,000 members. The Association and its members have been influencing policies and setting priorities in public health since 1872. The APHA site provides links to many other useful websites.

Evidence-based behavioral practice <http://www.ebbp.org/>. The EBBP.org project creates training resources to bridge the gap between behavioral health research and practice. An interactive website offers modules covering topics such as the EBBP process, systematic reviews, searching for evidence, critical appraisal, and randomized controlled trials. This site is ideal for practitioners, researchers and educators.

Canadian Task Force on Preventive Health Care <http://www.ctfphc.org/>. This website is designed to serve as a practical guide to health care providers, planners and consumers for determining the inclusion or exclusion, content, and frequency of a wide variety of preventive health interventions, using the evidence-based recommendations of the Canadian Task Force on Preventive Health Care.

Cancer Control P.L.A.N.E.T. <http://cancercontrolplanet.cancer.gov/index.html>. Cancer Control P.L.A.N.E.T. acts as a portal to provide access to data and resources for designing, implementing and evaluating evidence-based cancer control programs. The site provides five steps (with links) for developing a comprehensive cancer control plan or program.

CDC Community Health Resources <http://www.cdc.gov/community healthresources>. This searchable site provides access to CDC's best resources for planning, implementing, and evaluating community health interventions and programs to address chronic disease and health disparities issues. The site links to hundreds of useful planning guides, evaluation frameworks, communication materials, behavioral and risk factor data, fact sheets, scientific articles, key reports, and state and local program contacts.

The Guide to Community Preventive Services (the *Community Guide*) <http://www.thecommunityguide.org/index.html>. The *Guide* provides guidance in choosing evidence-based programs and policies to improve health and prevent disease at the community level. The Task Force on Community Preventive Services, an independent, nonfederal, volunteer body of public health and prevention experts appointed by the director of the Centers for Disease Control and Prevention, has systematically reviewed more than 200 interventions to produce the recommendations and findings available at this site. The topics covered in the *Guide* currently include adolescent health, alcohol, asthma, birth defects, cancer, diabetes, HIV/AIDS, STIs and pregnancy, mental health, motor vehicle, nutrition, obesity, oral health, physical activity, social environment, tobacco, vaccines, violence, and worksite.

Johns Hopkins Center for Global Health <http://www.hopkinsglobalhealth.org/>. The Johns Hopkins Center for Global Health site maintains an extensive list of links to global health organizations and resources. This site includes health-related statistics by country, including background information on the country and basic health statistics.

National Registry of Evidence-based Programs and Practices (NREPP) <http://www.nrepp.samhsa.gov/>. Developed by the Substance Abuse and Mental Health Services Administration, NREPP is a searchable database of interventions for the prevention and treatment of mental and substance use disorders. The interventions have been reviewed and rated by independent reviewers.

Partnership for Prevention <http://www.prevent.org/>. Working to emphasize disease prevention and health promotion in national policy and practice, Partnership for Prevention is a membership association of businesses, nonprofit organizations, and government agencies. The site includes action guides that translate several of the *Community Guide* recommendations into easy-to-follow implementation guidelines.

U.S. Preventive Services Task Force <http://www.ahrq.gov/CLINIC/uspstfix.htm>. The U.S. Preventive Services Task Force (USPSTF) conducts standardized reviews of scientific evidence for the effectiveness of a broad range of clinical preventive services, including screening, counseling, and preventive medications. Its recommendations are considered the "gold standard" for clinical preventive services in the United States. Available at this site are USPSTF clinical recommendations by topic and a pocket guide to the *Guide to Clinical Preventive Services, 2009.*

UCLA Health Impact Assessment Clearinghouse Learning and Information Center <http://www.ph.ucla.edu/hs/hiaclic/>. This site contains summaries of health impact assessments (HIAs) conducted in the United States, HIA-related news, and information about HIA methods and tools. An online training manual is provided.

WHO Health Impact Assessments <http://www.who.int/hia/en/>. The World Health Organization provides health impact assessment (HIA) guides and examples from several countries. Many links are provided to assist in understanding and conducting HIAs.

参考文献

1. National Center for Health Statistics. *Health, United States, 2000 with Adolescent Health Chartbook*. Hyattsville, MD: Centers for Disease Control and Prevention, National Center for Health Statistics; 2000.
2. Centers for Disease Control and Prevention. *Public Health in the New American Health System. Discussion Paper*. Atlanta, GA: Centers for Disease Control and Prevention; March 1993.
3. Muir Gray JA. *Evidence-Based Healthcare: How to Make Health Policy and Management Decisions*. New York and Edinburgh: Churchill Livingstone; 1997.
4. Brownson RC, Baker EA, Leet TL, et al. *Evidence-Based Public Health*. New York: Oxford University Press; 2003.
5. Glasziou P, Longbottom H. Evidence-based public health practice. *Austral NZ J Public Health*. 1999;23(4):436–440.
6. McMichael C, Waters E, Volmink J. Evidence-based public health: what does it offer developing countries? *J Public Health (Oxf)*. 2005;27(2):215–221.
7. Fielding JE, Briss PA. Promoting evidence-based public health policy: can we have better evidence and more action? *Health Aff (Millwood)*. 2006;25(4):969–978.
8. Kahn EB, Ramsey LT, Brownson RC, et al. The effectiveness of interventions to increase physical activity. A systematic review (1,2). *Am J Prev Med*. 2002;22 (4 Suppl 1):73–107.
9. Kohatsu ND, Melton RJ. A health department perspective on the Guide to Community Preventive Services. *Am J Prev Med*. 2000;18(1 Suppl):3–4.
10. Brownson RC, Gurney JG, Land G. Evidence-based decision making in public health. *J Public Health Manag Pract*. 1999;5:86–97.
11. Carlson SA, Fulton JE, Lee SM, et al. Physical education and academic achievement in elementary school: data from the early childhood longitudinal study. *Am J Public Health*. 2008;98(4):721–727.
12. Fielding JE. Where is the evidence? *Annu Rev Public Health*. 2001;22:v–vi.
13. Institute of Medicine Committee for the Study of the Future of Public Health. *The Future of Public Health*. Washington, DC: National Academies Press; 1988.
14. Anderson J. "Don't confuse me with facts…": evidence-based practice confronts reality. *Med J Aust*. 1999;170(10):465–466.
15. Baker EL, Potter MA, Jones DL, et al. The public health infrastructure and our nation's health. *Annu Rev Public Health*. 2005;26:303–318.
16. Haynes B, Haines A. Barriers and bridges to evidence based clinical practice. *BMJ*. 1998;317(7153):273–276.
17. Catford J. Creating political will: moving from the science to the art of health promotion. *Health Promot Int*. 2006;21(1):1–4.

18. Black BL, Cowens-Alvarado R, Gershman S, et al. Using data to motivate action: the need for high quality, an effective presentation, and an action context for decision-making. *Cancer Causes Control.* 2005;(16 Suppl 1):15–25.
19. Curry S, Byers T, Hewitt M, eds. *Fulfilling the Potential of Cancer Prevention and Early Detection.* Washington, DC: National Academies Press; 2003.
20. Briss PA, Brownson RC, Fielding JE, Zaza S. Developing and using the Guide to Community Preventive Services: lessons learned about evidence-based public health. *Annu Rev Public Health.* 2004;25:281–302.
21. Zaza S, Briss PA, Harris KW, eds. *The Guide to Community Preventive Services: What Works to Promote Health?* New York: Oxford University Press; 2005.
22. Agency for Healthcare Research and Quality. *Guide to Clinical Preventive Services,* 3rd ed. Retrieved October 22, 2005, from http://www.ahrq.gov/clinic/gcpspu.htm
23. Cancer Control PLANET. Cancer Control PLANET. Links resources to comprehensive cancer control. Retrieved May 26, 2008, from http://cancercontrolplanet.cancer.gov/index.html
24. SAMHSA. SAMHSA's National Registry of Evidence-based Programs and Practices. Retrieved August 16, 2008, http://www.nrepp.samhsa.gov/
25. Kohatsu ND, Robinson JG, Torner JC. Evidence-based public health: an evolving concept. *Am J Prev Med.* 2004;27(5):417–421.
26. Green LW. Public health asks of systems science: to advance our evidence-based practice, can you help us get more practice-based evidence? *Am J Public Health.* 2006;96(3):406–409.
27. Kerner J, Rimer B, Emmons K. Introduction to the special section on dissemination: dissemination research and research dissemination: how can we close the gap? *Health Psychol.* 2005;24(5):443–446.
28. Dreisinger M, Leet TL, Baker EA, et al. Improving the public health workforce: evaluation of a training course to enhance evidence-based decision making. *J Public Health Manag Pract.* 2008;14(2):138–143.
29. McGlynn EA, Asch SM, Adams J, et al. The quality of health care delivered to adults in the United States. *N Engl J Med.* 2003;348(26):2635–2645.
30. Thacker SB, Ikeda RM, Gieseker KE, et al. The evidence base for public health informing policy at the Centers for Disease Control and Prevention. *Am J Prev Med.* 2005;29(3):227–233.
31. Jenicek M. Epidemiology, evidence-based medicine, and evidence-based public health. *J Epidemiol Commun Health.* 1997;7:187–197.
32. Rychetnik L, Hawe P, Waters E, et al. A glossary for evidence based public health. *J Epidemiol Commun Health.* 2004;58(7):538–545.
33. Satterfield JM, Spring B, Brownson RC, et al. Toward a transdisciplinary model of evidence-based practice. *Milbank Q.* 2009;87(2):368–390.
34. McKean E, ed. *The New Oxford American Dictionary.* 2nd ed. New York, NY: Oxford University Press; 2005.
35. McQueen DV. Strengthening the evidence base for health promotion. *Health Promot Int.* 2001;16(3):261–268.
36. Chambers D, Kerner J. Closing the gap between discovery and delivery. Dissemination and Implementation Research Workshop: Harnessing Science to Maximize Health, Rockville, MD, 2007.
37. McQueen DV, Anderson LM. What counts as evidence? Issues and debates. In: Rootman, ed. Evaluation in Health Promotion: Principles and Perspectives. Copenhagen, Denmark: World Health Organization; 2001:63–81.

38. Rimer BK, Glanz DK, Rasband G. Searching for evidence about health education and health behavior interventions. *Health Educ Behav.* 2001;28(2):231–248.

39. Kerner JF. Integrating research, practice, and policy: what we see depends on where we stand. *J Public Health Manag Pract.* 2008;14(2):193–198.

40. Mulrow CD, Lohr KN. Proof and policy from medical research evidence. *J Health Polit Policy Law.* 2001;26(2):249–266.

41. Sturm R. Evidence-based health policy versus evidence-based medicine. *Psychiatr Serv.* 2002;53(12):1499.

42. Brownson RC, Royer C, Ewing R, et al. Researchers and policymakers: travelers in parallel universes. *Am J Prev Med.* 2006;30(2):164–172.

43. Nutbeam D. How does evidence influence public health policy? Tackling health inequalities in England. *Health Promot J Aust.* 2003;14:154–158.

44. Ogilvie D, Egan M, Hamilton V, Petticrew M. Systematic reviews of health effects of social interventions: 2. Best available evidence: how low should you go? *J Epidemiol Community Health.* 2005;59(10):886–892.

45. Sanson-Fisher RW, Campbell EM, Htun AT, Bailey LJ, Millar CJ. We are what we do: research outputs of public health. *Am J Prev Med.* 2008;35(4):380–5.

46. Glasgow RE, Green LW, Klesges LM, et al. External validity: we need to do more. *Ann Behav Med.* 2006;31(2):105–108.

47. Green LW, Glasgow RE. Evaluating the relevance, generalization, and applicability of research: issues in external validation and translation methodology. *Eval Health Prof.* 2006;29(1):126–153.

48. Castro FG, Barrera M, Jr., Martinez CR, Jr. The cultural adaptation of prevention interventions: resolving tensions between fidelity and fit. *Prev Sci.* 2004;5(1):41–45.

49. Kerner JF, Guirguis-Blake J, Hennessy KD, et al. Translating research into improved outcomes in comprehensive cancer control. *Cancer Causes Control.* 2005;16 (Suppl 1):27–40.

50. Rychetnik L, Frommer M, Hawe P, et al. Criteria for evaluating evidence on public health interventions. *J Epidemiol Commun Health.* 2002;56(2):119–127.

51. Glasgow RE. What types of evidence are most needed to advance behavioral medicine? *Ann Behav Med.* 2008;35(1):19–25.

52. Kemm J. The limitations of "evidence-based" public health. *J Eval Clin Pract.* 2006;12(3):319–324.

53. Dobrow MJ, Goel V, Upshur RE. Evidence-based health policy: context and utilisation. *Soc Sci Med.* 2004;58(1):207–217.

54. Maslov A. A theory of human motivation. *Psychol Rev.* 1943;50:370–396.

55. Pawson R, Greenhalgh T, Harvey G, et al. Realist review—a new method of systematic review designed for complex policy interventions. *J Health Serv Res Policy.* 2005;10(Suppl 1):21–34.

56. Millward L, Kelly M, Nutbeam D. *Public Health Interventions Research: The Evidence.* London: Health Development Agency; 2003.

57. Petticrew M, Roberts H. Systematic reviews—do they "work" in informing decision-making around health inequalities? *Health Econ Policy Law.* 2008;3(Pt 2): 197–211.

58. Petticrew M, Cummins S, Ferrell C, et al. Natural experiments: an underused tool for public health? *Public Health.* 2005;119(9):751–757.

59. Tones K. Beyond the randomized controlled trial: a case for "judicial review." *Health Educ Res.* 1997;12(2):i–iv.

60. Steckler A, McLeroy KR, Goodman RM, et al. Toward integrating qualitative and quantitative methods: an introduction. *Health Educ Q.* 1992;19(1):1–8.

61. Dorfman LE, Derish PA, Cohen JB. Hey girlfriend: An evaluation of AIDS prevention among women in the sex industry. *Health Educ Q.* 1992;19(1):25–40.

62. Hugentobler M, Israel BA, Schurman SJ. An action research approach to workplace health: Integrating methods. *Health Educ Q.* 1992;19(1):55–76.

63. Goodman RM, Wheeler FC, Lee PR. Evaluation of the Heart to Heart Project: lessons from a community-based chronic disease prevention project. *Am J Health Promot.* 1995;9:443–455.

64. McQueen DV. The evidence debate. *J Epidemiol Commun Health.* 2002;56(2):83–84.

65. Suppe F. *The Structure of Scientific Theories.* 2nd ed. Urbana, IL: University of Illinois Press; 1977.

66. Cavill N, Foster C, Oja P, et al. An evidence-based approach to physical activity promotion and policy development in Europe: contrasting case studies. *Promot Educ.* 2006;13(2):104–111.

67. Fielding JE. Foreword. In: Brownson RC, Baker EA, Leet TL, Gillespie KN, eds. *Evidence-Based Public Health.* New York: Oxford University Press; 2003:v–vii.

68. Presidential Task Force on Evidence-Based Practice. Evidence-based practice in psychology. *Am Psychol.* 2006;61(4):271–285.

69. Gambrill E. Evidence-based practice: Sea change or the emperor's new clothes? *J Soc Work Educ.* 2003;39(1):3–23.

70. Mullen E, Bellamy J, Bledsoe S, et al. Teaching evidence-based practice. *Res Soc Work Pract.* 2007;17(5):574–582.

71. Melnyk BM, Fineout-Overholt E, Stone P, et al. Evidence-based practice: the past, the present, and recommendations for the millennium. *Pediatr Nurs.* 2000;26(1):77–80.

72. Evidence-Based Medicine Working Group. Evidence-based medicine. A new approach to teaching the practice of medicine. *JAMA.* 1992;17:2420–2425.

73. Cochrane A. *Effectiveness and Efficiency: Random Reflections on Health Services.* London: Nuffield Provincial Hospital Trust; 1972.

74. Guyatt G, Cook D, Haynes B. Evidence based medicine has come a long way. *BMJ.* 2004;329(7473):990–991.

75. Canadian Task Force on the Periodic Health Examination. The periodic health examination. Canadian Task Force on the Periodic Health Examination. *Can Med Assoc J.* 1979;121(9):1193–1254.

76. US Preventive Services Task Force. *Guide to Clinical Preventive Services: An Assessment of the Effectiveness of 169 Interventions.* Baltimore: Williams & Wilkins; 1989.

77. Taubes G. Looking for the evidence in medicine. *Science.* 1996;272:22–24.

78. Oldenburg BF, Sallis JF, French ML, et al. Health promotion research and the diffusion and institutionalization of interventions. *Health Educ Res.* 1999;14(1):121–130.

79. Tilson H, Gebbie KM. The public health workforce. *Annu Rev Public Health.* 2004;25:341–356.

80. Turnock BJ. *Public Health: What It Is and How It Works.* 3rd ed. Gaithersburg, MD: Aspen Publishers; 2004.

81. Hausman AJ. Implications of evidence-based practice for community health. *Am J Commun Psychol.* 2002;30(3):453–467.

82. McGinnis JM. Does proof matter? why strong evidence sometimes yields weak action. *Am J Health Promot.* 2001;15(5):391–396.

83. Thacker SB. Public health surveillance and the prevention of injuries in sports: what gets measured gets done. *J Athl Train.* 2007;42(2):171–172.

84. Chriqui JF, Frosh MM, Brownson RC, et al. Measuring policy and legislative change. *Evaluating ASSIST: A Blueprint for Understanding State-Level Tobacco Control.* Bethesda, MD: National Cancer Institute; 2006.

85. Masse LC, Chriqui JF, Igoe JF, et al. Development of a Physical Education-Related State Policy Classification System (PERSPCS). *Am J Prev Med.* 2007;33(4, Suppl 1): S264–S276.

86. Masse LC, Frosh MM, Chriqui JF, et al. Development of a School Nutrition-Environment State Policy Classification System (SNESPCS). *Am J Prev Med.* 2007;33(4, Suppl 1):S277–S291.

87. National Institute on Alcohol and Alcoholism. Alcohol Policy Information System. http://alcoholpolicy.niaaa.nih.gov/.

88. McLeroy KR, Bibeau D, Steckler A, et al. An ecological perspective on health promotion programs. *Health Educ Q.* 1988;15:351–377.

89. Stokols D. Translating social ecological theory into guidelines for community health promotion. *Am J Health Promot.* 1996;10(4):282–298.

90. Glanz K, Bishop DB. The role of behavioral science theory in the development and implementation of public health interventions. *Annu Rev Public Health.* 2010;31:391–418.

91. Cargo M, Mercer SL. The value and challenges of participatory research: Strengthening its practice. *Annu Rev Public Health.* 2008;29:325–350.

92. Israel BA, Schulz AJ, Parker EA, et al. Review of community-based research: assessing partnership approaches to improve public health. *Annu Rev Public Health.* 1998;19:173–202.

93. Green LW, Mercer SL. Can public health researchers and agencies reconcile the push from funding bodies and the pull from communities? *Am J Public Health.* 2001;91(12):1926–1929.

94. Leung MW, Yen IH, Minkler M. Community based participatory research: a promising approach for increasing epidemiology's relevance in the 21st century. *Int J Epidemiol.* 2004;33(3):499–506.

95. Land G, Romeis JC, Gillespie KN, et al. Missouri's Take a Seat, Please! and program evaluation. *J Public Health Manage Pract.* 1997;3(6):51–58.

96. Thacker SB, Berkelman RL. Public health surveillance in the United States. *Epidemiol Rev.* 1988;10:164–190.

97. Thacker SB, Stroup DF. Public health surveillance. In: Brownson RC, Petitti DB, eds. *Applied Epidemiology: Theory to Practice.* 2nd ed. New York, NY: Oxford University Press; 2006:30–67.

98. Annest JL, Pirkle JL, Makuc D, et al. Chronological trend in blood lead levels between 1976 and 1980. *N Engl J Med.* 1983;308:1373–1377.

99. Tobacco Education and Research Oversight Committee for California. Confronting a Relentless Adversary: A Plan for Success: Toward a Tobacco-Free California, 2006–2008. In: Health CDoP, ed. Sacramento, CA; 2006.

100. Biener L, Harris JE, Hamilton W. Impact of the Massachusetts tobacco control programme: population based trend analysis. *BMJ.* 2000;321(7257):351–354.

101. Hutchison BG. Critical appraisal of review articles. *Can Fam Physician.* 1993;39:1097–1102.

102. Milne R, Chambers L. Assessing the scientific quality of review articles. *J Epidemiol Commun Health.* 1993;47(3):169–170.

103. Mulrow CD. The medical review article: state of the science. *Ann Intern Med.* 1987;106(3):485–488.

104. Oxman AD, Guyatt GH. The science of reviewing research. *Ann N Y Acad Sci.* 1993;703:125–133; discussion 133–124.

105. Mullen PD, Ramirez G. The promise and pitfalls of systematic reviews. *Annu Rev Public Health.* 2006;27:81–102.

106. Waters E, Doyle J. Evidence-based public health practice: improving the quality and quantity of the evidence. *J Public Health Med.* 2002;24(3):227–229.

107. Gold MR, Siegel JE, Russell LB, et al. *Cost-Effectiveness in Health and Medicine.* New York: Oxford University Press; 1996.

108. Carande-Kulis VG, Maciosek MV, Briss PA, et al. Methods for systematic reviews of economic evaluations for the Guide to Community Preventive Services. Task Force on Community Preventive Services. *Am J Prev Med.* 2000;18(1 Suppl):75–91.

109. Harris P, Harris-Roxas B, Harris E, et al. *Health Impact Assessment: A Practical Guide.* Sydney: Australia: Centre for Health Equity Training, Research and Evaluation (CHETRE). Part of the UNSW Research Centre for Primary Health Care and Equity, UNSW; August 2007.

110. Cole BL, Wilhelm M, Long PV, et al. Prospects for health impact assessment in the United States: new and improved environmental impact assessment or something different? *J Health Polit Pol Law.* 2004;29(6):1153–1186.

111. Kemm J. Health impact assessment: a tool for healthy public policy. *Health Promot Int.* 2001;16(1):79–85.

112. Mindell J, Sheridan L, Joffe M, et al. Health impact assessment as an agent of policy change: improving the health impacts of the mayor of London's draft transport strategy. *J Epidemiol Commun Health.* 2004;58(3):169–174.

113. Green LW, George MA, Daniel M, et al. *Review and Recommendations for the Development of Participatory Research in Health Promotion in Canada.* Vancouver, British Columbia: The Royal Society of Canada; 1995.

114. Soriano FI. *Conducting Needs Assessments. A Multidisciplinary Approach.* Thousand Oaks, CA: Sage Publications; 1995.

115. Sederburg WA. Perspectives of the legislator: allocating resources. *MMWR Morb Mortal Wkly Rep.* 1992;41(Suppl):37–48.

116. Hallfors D, Cho H, Livert D, et al. Fighting back against substance abuse: are community coalitions winning? *Am J Prev Med.* 2002;23(4):237–245.

117. Brownson RC, Diem G, Grabauskas V, et al. Training practitioners in evidence-based chronic disease prevention for global health. *Promot Educ.* 2007;14(3):159–163.

118. Tugwell P, Bennett KJ, Sackett DL, et al. The measurement iterative loop: a framework for the critical appraisal of need, benefits and costs of health interventions. *J Chronic Dis.* 1985;38(4):339–351.

119. Birkhead GS, Davies J, Miner K, et al. Developing competencies for applied epidemiology: from process to product. *Public Health Rep.* 2008;123(Suppl 1): 67–118.

120. Birkhead GS, Koo D. Professional competencies for applied epidemiologists: a roadmap to a more effective epidemiologic workforce. *J Public Health Manag Pract.* 2006;12(6):501–504.

121. Gebbie K, Merrill J, Hwang I, et al. Identifying individual competency in emerging areas of practice: an applied approach. *Qual Health Res.* 2002;12(7):990–999.

122. Brownson R, Ballew P, Kittur N, et al. Developing competencies for training practitioners in evidence-based cancer control. *J Cancer Educ.* 2009;24(3):186–193.

123. Baker EA, Brownson RC, Dreisinger M, et al. Examining the role of training in evidence-based public health: a qualitative study. *Health Promot Pract.* 2009;10(3):342–348.

124. Maxwell ML, Adily A, Ward JE. Promoting evidence-based practice in population health at the local level: a case study in workforce capacity development. *Aust Health Rev.* 2007;31(3):422–429.

125. Maylahn C, Bohn C, Hammer M, et al. Strengthening epidemiologic competencies among local health professionals in New York: teaching evidence-based public health. *Public Health Rep.* 2008;123(Suppl 1):35–43.

126. Oliver KB, Dalrymple P, Lehmann HP, et al. Bringing evidence to practice: a team approach to teaching skills required for an informationist role in evidence-based clinical and public health practice. *J Med Libr Assoc.* 2008;96(1):50–57.

127. Pappaioanou M, Malison M, Wilkins K, et al. Strengthening capacity in developing countries for evidence-based public health: the data for decision-making project. *Soc Sci Med.* 2003;57(10):1925–1937.

128. Linkov F, LaPorte R, Lovalekar M, et al. Web quality control for lectures: Supercourse and Amazon.com. *Croat Med J.* 2005;46(6):875–878.

129. Brownson RC, Ballew P, Brown KL, et al. The effect of disseminating evidence-based interventions that promote physical activity to health departments. *Am J Public Health.* 2007;97(10):1900–1907.

130. Proctor EK. Leverage points for the implementation of evidence-based practice. *Brief Treatment Crisis Intervent.* 2004;4(3):227–242.

131. Chambers LW. The new public health: do local public health agencies need a booster (or organizational "fix") to combat the diseases of disarray? *Can J Public Health.* 1992;83(5):326–328.

132. Bryan RL, Kreuter MW, Brownson RC. Integrating Adult Learning Principles into Training for Public Health Practice. *Health Promot Pract.* Apr 2 2008.

133. Ginter PM, Duncan WJ, Capper SA. Keeping strategic thinking in strategic planning: macro-environmental analysis in a state health department of public health. *Public Health.* 1992;106:253–269.

134. Florin P, Stevenson J. Identifying training and technical assistance needs in community coalitions: a developmental approach. *Health Educ Res.* 1993;8:417–432.

135. Jacobs J, Dodson E, Baker E, et al. Barriers to evidence-based decision making in public health: a national survey of chronic disease practitioners. *Public Health Rep.* 2010;In press.

136. Institute of Medicine Committee on Public Health. *Healthy Communities: New Partnerships for the Future of Public Health.* Washington, DC: National Academies Press; 1996.

137. Wright K, Rowitz L, Merkle A, et al. Competency development in public health leadership. *Am J Public Health.* 2000;90(8):1202–1207.

第2章
评估公共卫生行动的科学证据

当所获的信息足够使我们考虑采取某种行动时，尽管这信息并不能够满足我们深究，但需依此信息做出决定。

——Immanuel Kant

在大多数的公共卫生和临床实践领域，干预实施方案或政策并不简明。这通常是基于三个基本问题：①是否应采取公共卫生行动解决某个特定的公共卫生问题（第 1 类证据，病原或病因学证据）？②应采取什么行动（第 2 类证据，干预证据）？③如何最有效地评估一个特别的项目或政策在当地设置的实施（第 3 类证据，环境系统证据）？本章主要探讨前两个问题。也就是说，它专注于几个关键的考虑因素来评估某些类型的公共卫生科学证据和确定公共卫生行动的科学基础。它主要涉及的是流行病学研究，寻求识别并解释健康风险因素干预项目和政策，以提高人体健康。这第三个问题在以后的章节中将更详细地探讨（特别是第 8 章和第 9 章）。

公共卫生信息的决策是在科学，收集、分析和解释数据的基础上[1, 2]。公共卫生中的数据一般都来自 2 个重叠来源：研究与公共卫生监测系统。在这里我们专注于来自研究的数据信息，在第 6 章中强调来自公共卫生监测的数据。研究的数据信息主要是在五大领域进行[3]：①了解（病因）行为和健康之间的联系（例如，水果和蔬菜摄入量对冠心病风险的影响）；②发展测量行为的方法（什么是最有效和最可靠的方法来衡量水果和蔬菜的消费？）；③确定影响行为的因素（其中什么人群具有最高风险的病因行为：低摄入量 / 水果和蔬菜的低消费？）；④确定公共卫生干预是否成功地达到其减少风险行为的既定目标（一个媒体传播能有效地增加水果和蔬菜摄入量吗？）；⑤将研究转化为实践（如何使一个已证明能有效促进水果和蔬菜消费的干预实施方案"放大",使它广泛提高人体健康?)。一般来说,与发展、适应、传播有效的干预措施相比,太多的重点放在了病因学知识的发现上[4, 5]。

背景

在这个时代,公众和媒体对健康问题的关注是很热烈的,需要强调的是为什么仅基于一个单独的研究,即使它经过精心设计、成功实施,并正确地分析和解释数据,亦不能作为我们贸然采取公共卫生行动的理由。公共卫生研究是渐进地建立在多年或几十年科学的证据上。因此,虽然个别研究可能有助于公共卫生决策,但一个单一的研究很少构成行动的有力依据基础。在知识点 2-1 关于中毒性休克综合征的例子却是个特例,因为迅速采取行动是基于一个少量但有说服力的科学证据[6, 8]。

从流行病学(和其他)研究的有力证据中显示,在考虑到科学性时采取对照是很有必要的。相反,可能得到的是模棱两可的证据,而据此采取行动为时过早。然而,通常是证据尚没有定论,却必须做出是否需采取公共卫生行动的决定。因此,做决定时,一些问题需要切记在心:

- 这一个公共卫生问题是否发展到严重程度并增长迅速?
- 是否已采取有效的干预措施解决这一问题?

知识点 2-1 美国的中毒性休克综合征

1979 年 10 月,个别医生和五个州卫生部门开始报告美国疾病控制中心(CDC)发现一个被称为中毒性休克综合征的疾病[6]。该病是在病原体的污染物(携带病原体滋生体但没有生命的物体)传播的情况下产生的。中毒性休克综合征开始出现高热、呕吐和大量水腹泻并进展为低血压休克。其中,最开始报告的 55 例中病死率比例为 13%。后发现中毒性休克综合征病例是由金黄色葡萄球菌引起。通过一项全国性的病例对照研究,对 52 病例匹配的对照调查,确定这种细菌是通过妇女使用的高吸水性的卫生棉传播的[7]。流行病学研究的结果导致了公共卫生部门发出对妇女有关安全使用卫生棉的建议,并主动撤销其"Rely"品牌,以及后来的改进降低所有品牌的卫生棉吸水性[8]。这些基于卫生棉的使用和中毒性休克综合征相关性的早期观察发现而制定的公共卫生措施导致中毒性休克综合征的发病率大幅度下降。

- 一个特定的项目或制定的政策有效吗？（即，它是一个较好的选择吗？）它将提供一个令人满意的投资回报率吗？（低成本或好的成本效益以货币或对健康影响来计量）
- 有哪些信息有助于确定已实施的特殊干预在当地的情况下的潜在用途？

如果对前三个问题的回答是"是"，那么采取行动的决定是相对直截了当的。不幸的是，实际上决策却很少这么简单。

检查整体的科学证据

作为公共卫生工作者，研究人员和政策制定者致力于提高人口健康，我们有一个自然趋势将观察的科学文献新发现作为预防或干预项目的基础。事实上，进行研究主要的动机应是促进采取适当的公共卫生措施。增加这个干预的倾向可能是由于研究人员调查发现重要的关键问题所在，媒体解读的调查结果也是立即采取措施的基础，政治压力亦要求采取措施，再加上社会各界的支持以新的或修订措施来应对新的研究结果。在长岛的乳腺癌研究项目（LIBCSP）提示了社区行动在推动公共卫生工作中的重要性。长岛社区工作者关注到乳腺癌的高发病率可能和环境中的化学和辐射性物质相关。纽约州卫生部与来自大学和国家卫生研究所的科学家正在一起进行十多个研究项目。在长岛地区的每一个县，虽然 10 年期间乳腺癌的发病率增加，但乳腺癌的死亡率已下降[9]。该 LIBCSP 虽没有确定导致高乳腺癌的发病率的特定环境因子．但一个参与 LIBCSP 研究的重要例子表明乳腺癌的风险与暴露于多环芳烃和生活居住接近含有机氯的危险废物的堆积站可能相关[10]。在该研究中，病人的参与倡导扮演了重要的角色（参与的方法在第 4 章和第 9 章中更详细地讨论）。

寻找科学证据

第 7 章介绍了系统的方法用来寻求可靠的，可供同行评审的科学证据。现代信息技术的发展使我们能迅速搜索科学文献。也有许多网站总结研究并提供普查数据。然而这些快速获得的信息也可能出现一个悖论，不过，更多的网站信息可以较好程度地综合相反的发现并认识良好的科学建议以区别不可靠的结果。通常，各种工具有助于检查和获得一个完整的证据，而不是仅基于逐个回顾个别研究文献。这些方法的总结将在第 3 章中描述，包括系统的文献评论、以证据为基础的指南、最佳实践的总结、健康影响评估和经济评价。

同行评议和发表偏倚的作用

在评估证据时，重要的是要了解同行评审的作用。同行评审是个审查研究建议，和那些提交给出版期刊的论文，以及提交科学会议的论文摘要的过程。这些同一领域的专家对上述材料进行科学和技术的价值判定。在评论其他科学家的科学和技术优点时，通常要求同行专家对提交的材料所使用的方法的科学性、创新性和实用性进行判断，并对其是否能适用于不同的读者进行评论[11]。虽然对同行审查有许多限制，包括大量的时间承诺、复杂性和费用高，但在确定材料的科学研究创新的优点时，同行评审仍然是个最接近"金标准"的方法。

通过同行评议和科学传播的过程，重要的是要防范并反对出版偏见，尤其杂志编辑偏于发表正面或"新"的研究结果的可能性高于发表负面研究或不产生统计学意义的结果。研究表明，阳性研究结果往往易发表且很快出版[12]。最近的科学和技术[13]工作提供了存在发表偏倚的直接的证据。发表偏倚的原因有很多，包括研究者倾向总结发表阳性而非阴性研究结果，更有可能同行评审员积极推荐阳性发现研究结果的文章出版，和期刊编辑也颇赞成出版阳性结果的研究文章[14]。出版发表偏倚的效应可能使假阳性结果的文献比例过高。

当阅读或进行荟萃分析时要知道潜在的发表偏倚对分析的影响，因荟萃分析仅仅依靠发表的文献并未包括未能够得到发表的研究。当所收集的研究达到足够的数量时，漏斗图可能是一种有效的方法来判断这个特定的证据是否存在发表偏倚[14]。图 2-1 提出假设的数据[15]，显示发表偏倚的影响。右图提示，样品数量较小的研究并且只表现出阳性效果的文章多发表在文献上。因此倒漏斗的左侧缺失（未见阴性或负面结果的文献），这提示可能存在发表偏倚。因此须重视发表偏倚的步骤，包括努力找到所有已发表的和未发表的工作进行系统综述[16]并建立报告指南，强调如何具体控制发表偏倚[17]。

评估病因学研究的因果关系

引起疾病的原因是事件、条件、特征或组合的因素在疾病或健康状况发展中起着重要作用[18]。流行病学研究通常评估这些因素和疾病之间或健康状况的关联程度。干预（项目、政策或其他公共卫生措施）的基础是假设在这些流行病学研究中发现的关联是存在因果关系，而不是因偏见或其他一些虚假的原因[19]。不幸的是，大多数观察性研究中，很难有机会证明一个绝对存在的因果关系。然而，许多体系已经开发出来有助于确定一个特定的危险因素和一个健康状况结果之间是否存在因果关系。这是使专家们对于各种问题能达到科学的共识的原因之一。

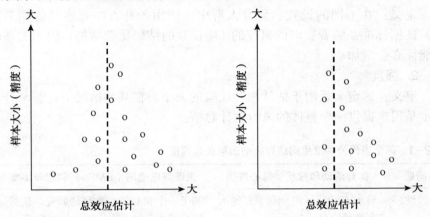

图 2-1 假设漏斗图显示发表偏倚的效应

因果关系评估准则

最早的用于评估感染性疾病发展的因果关系的指导方针是由 Jacob Henle 和 Robert Koch 在 19 世纪建立的。Henle 和 Koch 假设的状态，①某一个成分必须通过纯培养分离并被证明存在于患某一疾病的每一个病人体内；②某一个成分不能在其他疾病的病人体内发现；③一旦分离，该成分必须有能力在实验动物中繁殖复制成某一疾病；④某一个成分必须可以从复制发病的实验动物中发现并提取出来[11, 20]。因为大多数非传染性疾病有长时间发展病程和多因素因果关系，已证明这些假设对于更现代的健康状况，不足以评价其因果关系。

随后，美国卫生、教育和福利部[21]的 Hill[22]、Susser[23]及 Rothman[24]都提供了对因果标准的深度见解，特别是关于慢性疾病，如心脏病、癌症和关节炎等的因果关系。虽然标准有时被列为评估病因的常规普查单，他们亦作为评估疾病因果关系的考虑因素。他们虽有价值，但只是作为一般准则。但有几个标准与特殊情况有关以排除偏倚或推导非流行病学证据。这些标准在其他文献已有详细讨论[19, 25, 26]，最后，相信因果关系的存在是基于某个个人的判断，不同的个人基于相同的可用信息及其个人所具备的对判断的信心可能得出不同的结论。遵循 Hill[22]和 Weed[27]的六个关键问题，每个都有定义和证据标准的描述。这些也在表 2-1 通过检查两个危险因素和疾病的关系进行了说明。

1. 一致性

定义：在不同的设置和研究人群中，使用各种方法观察到的相关关系。证据标准：随着类似的研究的（阳性）的结果比例增加，因果关系的可能性亦会增加。

2. 强度

定义：这定义是用于估计相对风险的大小。在某些情况下，荟萃分析技术是用来提供一个整体的风险估计总结。

表 2-1 两个当代公共卫生问题存在的因果关系程度

问题	体育活动和冠状动脉心脏病	极低频电磁场（EMFs）和童年癌症 [a]
一致性	自 1953 年，>50 例研究；绝大多数研究显示正相关。	基于一个相对较小数目的研究，优势证据有利于一种无因果相关性的判断。
强度	控制其他风险因素后，对于久坐不动的生活方式的人的横断面研究显示中位数相对危险度为 1.9。	早期的研究显示相对危险度 1.5 到 2.5 的范围。具有较大样本的后续研究和更全面的暴露方法研究并未发现相关性。
时间顺序	因果发生时间顺序符合，基于前瞻性队列研究设计。	不符合；由于无处不在的暴露和罕见的疾病很难评估。
剂量效应关系	大多数研究表明体育活动量和冠心病的风险呈反比关系。	由于没有什么生物引导检测暴露何种电磁感应电动势的组成成分可能导致癌症，因此很难可靠地将暴露剂量进行梯度分类。
生物学合理性	生物机制证明，包括动脉粥样硬化、血浆／血脂改变、血压、缺血和血栓形成。	还没有众所周知的直接的癌症机制，因为电磁场产生的能量水平太低，尚不足以造成基因损伤或化学反应。
实验证据	尚未有与冠心病直接相关的临床试验，但已经进行了冠心病血液因素的研究证明了一些相关因素：血压、脂蛋白分类浓度、胰岛素敏感性、和身体肥胖。	已在体外细胞模型进行大量 EMFs 暴露实验研究，评估其对动物致癌作用的间接机制。少数阳性结果至今还没有在其他实验室得到成功地重复验证。

a. 主要是儿童白血病和脑肿瘤

证据标准：总结的相对风险估计增加，因果关系的可能性也增加。所估计的较大的风险影响估计一般不太可能是由测量偏倚或混杂因素而解释。

3. 时间性

定义：这也许是确定因果关系的最重要的标准，有些人认为它是个绝对条件。时间性是指危险因素的发生与疾病或健康状况的发生之间的时间顺序关系。

证据标准：暴露（危险因素）必须先于疾病。

4. 剂量 – 反应关系

定义：暴露剂量与相对风险估计量的大小之间的关系。

证据标准：增加暴露量（在强度和（或）时间），（假设这样做的话）将增加风险。

5. 生物学的合理性

定义：可用生物作用机制的知识进行危险因素和疾病结局的研究。

证据的标准：没有一个标准的经验法则，除非有一个很可能的生物因素能够影响疾病，那么它更可能是因果关系存在的证据。

6. 实验证据

定义：从预防试验随机抽样的个人中发现所考虑的风险性因素的存在。

证据标准：除去了某个风险因素，改善了健康状况，即提供了一个因果关联的证据。

在实践中，因果关系的证据往往是通过排除非致病因素以解释一个观察到的因果关联而确立的。例如，一些研究表明酒精的使用可能会增加患乳腺癌的风险。其他研究还没有找到这样的相关性。需要进行进一步的研究以确定是否有可能因其他因素混淆或其他偏见导致所提示的相关性结果。通过排除其他可能的解释，推测酒精的使用会导致乳腺癌的假设方能变得越来越可信。因此，研究者提出并检测非致病因素对疾病解释的可能性。只有对该相关性作了一系列的推敲，排除了非致病因素的影响，才加强确认所推测的因果关系的存在。

因为大多数相关性涉及未知的混杂因素，关键的问题是在多大程度上可推断因果关系的结论或公共卫生与之相关的建议应该推迟到发现所有，或者几乎所有潜在的混杂因素和（或）得到更好的检测[28]。正如前面提到的，认为在干预前因果关系必须绝对确立的人们可能不理解他们的两个替代干预行动，（有作为和不作为），每一个都有其风险和收益。故在寻找因果关系而制定干预时，研究者一般都选可以改变的，可能适合于某种类型的公共卫生干预的因素。例如，如果研究人员研究了青年并发现了青年开始吸烟的年龄是与青少年的种族和广告相关，那么与广告密切相关的可改变的因素将可能是他们干预实施努力的目标。

干预研究设计和执行：评估内部效应

如第 1 章所述，公共卫生工作人员往往对寻找第 2 类和第 3 类的证据感兴趣（例如，哪些干预是有效的？如何实施干预？）。一个干预研究的主体通常根据内部有效性来判断，了解这种有效性即了解治疗或干预效果对因变量改变的程度。为了使一研究或项目评估是内部有效的，应对研究和对照组进行比较并选择一种方法能够观察到相关因变量的差异是由于所研究的假设的影响所致（除了抽样误差）[11]，换句话说，应比较所观察到的结果是否可以归因于所研究的危险因素或所采取的干预实施。这些概念如图 2-2 所示。

虽然详细讨论这些问题是超出本章的范围，但提供一个进行更多的文献的检索的切入点，对于关键问题的概述（所谓的有效性问题的挑战）是必要的。评估一个特定的研究的内部有效性的基础在于研究的设计和实施。

在公共卫生研究中，各种各样的研究设计是用来评估健康风险因素和测量干预效能。一般来说，这些研究都不是"真正的"将参与者随机分配到干预或对照组中进行的试验研究。这些一般均是类实验或观察设计见第 6 章描述。就层次结构的设计而言，随机试验是一种最严格的研究，然而这样的研究在社区设置往往是不可行的[29, 30]。（表 2-2）。有趣的是，当就同样的主题总结观察性研究和随机对照试验的结果时，两种研究设计成果有显著相似性[31]。

在这项研究中：

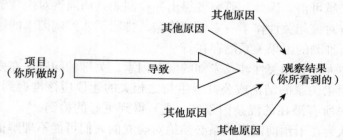

图 2-2　建立因果关系的内部真实性的示意图例

表 2-2　研究设计层次

适应度	实例	特征
最好	随机分组或个体试验；前瞻性队列研究；有对照组时间序列比较的研究	比较匹配的对照和前瞻性测量暴露组的结果
适度	病例对照研究；无对照组的时间序列研究	所有回顾性设计或多种前后试验检测对照但没有匹配的比较组
最差	生态横截面研究，病例序列	前后研究但没有匹配的比较组或测量在同一时间点的某一组内的暴露结果

一项研究的质量可以由许多不同的标准来决定。一般来说内部有效性可能受到各种系统性错误的影响。其错误率受到研究的设计和实施的影响。当一个特定的研究有一种趋势产生与所真实值有系统差异的结果时就会发生系统误差[18]。已经确定有几十个类型的系统误差。其中最重要的有以下几方面[11]：

1. 选择偏置误差—由于参加和不参加研究的对象的特点存在系统差异而产生的误差；

2. 信息误差—在不同的研究组间测量的暴露和效应，其信息质量（准确率）有偏差；

3. 混淆因素的存在造成的偏差—由于某个与暴露方法有别，但和结果有关的因素的存在引起对一个暴露产生的效果估计的偏差。

在美国公共卫生部正在进行的工作中[32]，是根据六项分类来评估研究，其中每一个都可能影响其内部有效性：①研究人群和干预描述；②抽样；③暴露和结果的测量；④数据分析；⑤结果（包括跟踪检查、偏差和混淆因素）的解释；⑥其他相关因素。

加强对外部有效性的关注的必要性

至今大多数公共卫生的研究往往强调内部有效性（例如，较好控制的效率试验），但仅给予外部有效性有限的关注（即，确定在原始的研究人群中哪些研究发现指标进行到何种程度时这一项研究成果或设置就可推广到其他相关人群，及不同的设置和时间）[33]。在 2001 年，Green 简洁地总结了对于外部有效性的关键挑战：

"从哪些领域得到经过仔细地观察和控制的干预试验的有效的证

据，并可以将其概括为最佳实践进而可广泛推荐应用于不同的人群和设置[34]？"

评估外部有效性所需的信息，涉及所谓的第 3 类（或系统性的）证据[35]。这已在第一章中描述。不过，太多的时候，这个证据在同行评审的文献中是不完整的或完全缺失的。例如，Klesges 和同事们[36]回顾了19 个儿童肥胖症的研究，报道了所评估的外部有效性达到的程度。重要的是，Klesges 和同事们的工作表明，一些关键的系统性变量（例如，成本，方案的可持续性）在同行评审预防肥胖症的文献里却完全缺失。这一发现很可能存在于大多数其他的公众健康领域。

为了建立一个更有力的外部有效性的文献基础，需必要的指导方针和较好的可报告的关键变量[37, 38]。基本问题及现场指导方针已在表 2-3 中进行概述（即：设置和人群；项目/政策执行和调整；决策的结果；时间；维持项目和制度化）[39]。只有回答这些问题，公共卫生工作者方能较好地确定一个项目或研究是否与他们特定的设置有关。这通常包括对目标实施对象人群，可用资源，工作人员的能力，和可用的适当的检测等一系列问题的考虑。

对于公共卫生工作人员，这些外部有效性的数据像内部有效性的信息一样对于特定项目或决策很可能是重要的，但期刊文章中经常缺少外部有效性的详细信息。同样，系统的综述很难确定一些因素是否影响外部有效性（例如，人员的培训和参与、组织的特征），而这些因素可以起到重要的调节机制的作用[40]。对于某些公共卫生健康问题，关于如何实施已证明内部有效的项目，已有公文发表。这种指导公文有时被称为实施指南，这可能协助公共卫生工作人员将科学证明有效的干预适时适地的使用。公共卫生的许多领域已经制定了这类实施指南。

在其他情况下，值得努力多寻求外部有效性数据，这一收集的信息涉及"累积"的概念，即一个收集综述和积累干预过程中的最佳经验的步骤，即从以前在行为，环境和（或）政策改变的尝试中累积的最佳经验[41]。从关键知情人访谈来收集这些数据是有用的工具之一[42]。个人采访可能包括在地方层级的利益相关者（例如，方案交付代理机构，实施对象人群）对一个特定的干预过程了如指掌的人[39]，及在一项研究中的领导人或项目经理。进一步的领导方式来收集这信息可能包括电子邮件给同事或介绍具体问题于邮件名列表的工作人员。

表 2-3 质量等级评定标准

1. 设置和人群

　　A. 参与：a. 有潜在的设置参与率分析；b. 交付人员，和 c. 病人或消费者参与吗？

　　B. 实施对象：是否预定了目标实施对象的地点（在预定的设置如工地、医疗机构等）并应用程序（在个体水平）？

　　C. 代表性设置：是否比较了研究中愿意参加的实施对象的项目设置或意向拒绝参加的项目设置的相似性？

　　D. 代表性个体：是否在患者，消费者或其他参加者与拒绝参加者或是想要参加的实施对象之间进行了差异和相似性分析吗？

2. 项目或政策的执行和调整

　　A. 一致的实施：是否报道了实施不同项目的内容，水平和质量的数据？

　　B. 工作人员的专业知识：是否提供了不同类型的员工执行项目和实施质量所需的培训或有经验水平的数据？

　　C. 方案调整：是否在不同的设置程度上报告了信息，修改或调整方案，以适应他们的设置？

　　D. 机制：是否报告了过程或中介变量，或通过该过程或中介变量使该方案或政策取得效果的数据？

3. 决策的结果

　　A. 意义：是否可以将结果报告的方法用于临床指南或公共卫生目标的比较？

　　B. 不良后果：结果报告包括了生活质量或潜在的负面结果吗？

　　C. 调整：是否有任何关于调节作用的分析，包括参与者的不同亚组和干预工作人员的类型，以评估效果的稳定性与特异性？

　　D. 敏感性分析：是否有任何敏感性分析，以评估剂量反应效应，阈值水平，或放弃所消耗的资源的回报（回收）阈值点？

　　E. 成本：是否报告了成本的数据？是用标准的经济法或用于充分考虑成本的会计方法？

4. 时间：维护与制度化

　　A. 长期效应：是否报告了长期影响，是否至少有 12 个月跟踪治疗的数据？

　　B. 制度化：是否报告了项目实施的可持续性数据？至少包括正式评估后的 12 个月的数据？

　　C. 磨损：是否按条件报告了磨损数据？是否对那些中断放弃的代表进行了分析？

考虑到公共卫生行动其他重要问题

　　除了理解科学的因果性和有效性（包括内部和外部），在考虑衡量公众卫生行动上，有几个有关问题是很重要的。

影响公共卫生决策的主要因素

影响公共卫生决策的因素很多[19, 43, 44]（表 2-4）。其中有一些因素尚在公共卫生工作者的控制之下，而其他因素则是几乎不可能修改的。一组专家可以系统地提出有说服力的科学证据，如临床或以社区为基础的干预建议，但即使是在一个理性的和以证据为基础的方式，其过程亦不完善，参与者可能不同意，有时事件可能演化为政治上的指控，如在表 2-5 和知识点 2-2[45~51]。此外，个人可能难于控制一些重大的公共卫生事件的时机（例如，某当权领导被诊断出前列腺癌），然而这事件可能对公众和决策者的意识和行为有很大的影响[52]。因此，要在决策过程中成功，往往需要主动分析和汇编数据，以便当一个政策窗口政治环境或机会出现时有证据的准备[53]。一般公共政策决策的证据应被视为一个确定的连续的统一体（即一系列合理的政策选择的范围），而不是二分法[19]。

表 2-4　公共卫生决策中影响管理者，决策者和公众的因素

类别	影响因素
信息	• 坚实的科学的基础，包括因果关系的知识
	• 来源（例如，专业组织、政府、大众传媒，和朋友等）
明确的内容	• 格式和框架
	• 有效性
	• 相关性
	• 干预成本
	• 实力（即形象）
感知价值，偏好，信仰	• 决策者的作用
	• 经济背景
	• 以前的教育
	• 个人经历或参与
	• 政治派别
	• 乐于接受创新的意愿
	• 愿意接受不确定的意愿
	• 愿意接受风险的意愿
	• 决策的伦理道德问题
背景	• 文化
	• 政见的表达
	• 时机
	• 媒体关注
	• 财政，行政和政策上的限制

表 2-5 40~49 岁女性乳腺癌筛查指南共识建立发展的年鉴表摘选（1997 年）

引用日期	来源	阐述或引证
1/23/1997	NIH 共识工作组（由全国癌症学会要求和共同举办的）	每一个妇女作有关自己的决定时，不仅应该"客观分析科学证据，她个人医疗史，而且衡量每一个潜在的风险和利益，思考各自的价值，及如何处理不确定的问题。"
1/24/1997	美国肿瘤协会	"是否在 40~49 岁的妇女应该定期进行乳房 X 光检查，近期公布的声明也许使人们围绕着这一重要问题更为困惑。"
2/4/1997	美国参议员 Mikulski	"当 NIH 顾问小组决定这个年龄组的妇女可能不需要乳房 X 光检查时，我简直不可思议因这是违背我们所知道的事实。"
2/4/1997	美国参议员 Snowe	"妇女和她们的医生期待国家权威肿瘤研究机构，国家肿瘤研究所发行明确的指导意见和建议……因取消了以前的指导意见，产生了妇女和医生广泛的混淆并关注究竟何时是适当的年龄进行乳房 X 光检查。"
2/4/1997	美国参议院决议第四十七号决议	"……我们说够了。我们应该抽出时间，回到我们的科学，回到我们的研究，回到国立卫生研究院并要求他们给一个我们需要的建议。"
3/27/1997	国家肿瘤研究所（NCI）	"NCI 建议女性年龄 40~49 岁的人，乳腺癌的风险为人群平均水平，每一到两年都应进行一次乳房 X 光检查。"

估计人口卫生健康的严重负荷和预防成分

如前所述，许多因素与公共卫生干预的决策有关，包括因果关系、有效性、相关性、经济、政治气候（表 2-4）。检测人口卫生健康负荷的严重程度也会大大有助于奠定科学为基础的决策。像传染病的负荷的严重程度，如麻疹，主要通过发病率，以病例数或率来测量评估。对于慢性或非传染性疾病如癌症，负荷的严重程度可以通过发病率，死亡率和残疾率来测量。检测的选择应该取决于被检查状况的特性。例如，死亡率对于报告一个致命的情况如肺癌的报告数据是有用的。然而对于一个常见的，普通关节炎等非致命性的健康状况，测量残疾状况会更有用（例如，日常生活活动的限制率。可能的话，测量人群健康负荷的现状是非常有用的（例如，修正后的生命年数总和 QALYs）。

知识点 2-2　乳腺癌筛查指南的演变

　　对于 40~49 岁的女性的乳腺癌筛查指南曾有相当大的争议。乳腺癌是最常见的美国女性癌症类型之一，每年新发病例 184 450 例，死亡病例 40 930 例[46]。据统计正确应用乳腺钼靶摄影普查可以降低乳腺癌的死亡率高达 30%。1977 年美国政府官方专家首次发布美国国家癌症研究所（NCI）推荐的 50 岁及以上女性每年乳房摄影筛检但不鼓励年轻女性筛查[47]。在 1980 年，美国癌症协会不同意这个指导，推荐筛选的女性应该在 35 岁作第一次乳腺钼靶摄影普查，当她们到四十多岁时，每年一次或两次钼靶摄影普查[48]。NCI 和其他专业组织对筛选的女人在四十多岁之间的建议分歧持续到整个 20 世纪 80 年代末和 90 年代。国家卫生研究院主任呼吁协商解决这分歧。协商会议在 1997 年 1 月。基于随机对照试验的证据，共识小组得出结论，报告的数据不支持女性在 40 岁推荐一个乳腺钼靶摄影。小组发布了一份声明草案，行乳腺癌筛查的选择应该取决于女性的决定[49]（表 2-5）。这草案导致了广泛的媒体关注与争议。在 1 周内，美国参议院通过了一项决议以 98- 对 -0 的投票结果呼吁 NCI 表达明确支持筛查指南应到四十多岁的女性。在 60 天之内，NCI 发布了一个新的乳腺癌筛查推荐指南。

　　关于乳腺癌筛查的再次争议出现在 2009 年。美国首次公布来自 1984 年由公共卫生服务组织提供的预防服务工作队。自成立以来，它已被公认为是决定临床预防服务的有效性的权威机构，其方法已被改编为系列指南全球采用。在 2009 年 12 月，工作队修订了乳腺癌钼靶摄影筛查推荐的对 40~49 岁常规筛查的一部分指导方针[50]，对早期乳腺癌筛查的指南的修改是基于风险收益的计算包括假阳性测试结果的可能性，额外的 X 光片，不必要的活检，以及由此产生明显的焦虑。这项建议引起了前所未有的媒体关注和一些团体（如美国放射学院）的收费指导方针的变化，以响应奥巴马政府号召的节省医疗消费[51]。美国卫生人事部的服务，促进了兽医的工作队的更新推荐。这个例子说明当评估公共卫生干预的证据时，科学、政治、时机和健康沟通的相互作用。

　　在评估公共卫生计划或政策的科学基础时，对预防疾病的定量思考可以帮助我们做出理性的选择。这可以认为是"可预防的负荷"。当有一系列潜在的致病因素，我们需要通过减少或消除每一个危害的因素来评估我们可能有多少收益。例如，我们可以预测，在社区进行一个或多个干预可能会产生哪几方面的好处？

　　流行病学检测，如相关的风险估计，表明暴露和疾病的相关的大小程度，但它们并不说明通过改善暴露可以直接得到好处。更大的潜在价值还是使人们综合了解暴露致病因素是如何普通常见的。虽然有一些风险因素的暴露对个人的健康发挥强大程度的影响（即一个相对风险度大），然而风险因素的暴露是如此罕见，故他们的公共卫生影响效应最小。相反，一些风险因素的暴露对人体仅有中度的影响，但它们如此广泛地存在，故它们的消除对人体健康就可能有很大的好处。要回答"在总人群中多大比例的疾病是暴露于某个致病因子的结果？"这个问题，需使用人群归因危险度（标准）。按如下公式计算：

$$\frac{P_e（相对危险度-1）}{1+P_e（相对危险度-1）}$$

　　P_e 代表人群中暴露的比例。假设吸烟导致肺癌的相对危险度是 15（即吸烟者患肺癌的有 15 倍于非吸烟者得肺癌的概率），30% 的人群是烟民，人群归因危险度是 0.81% 或 81%。这说明人群中 81% 的肺癌是由吸烟引起的，如果吸烟暴露是可以消除的，就可以降低人群中 81% 的吸烟者得肺癌的概率。表 2-6 介绍了冠状动脉粥样硬化心脏病[54]。这个列表的各种风险因素表明，尽管这些风险因素的相对风险度值在中度或弱范围，但冠心病的人群致病概率（PAR）将明显受到控制胆固醇的升高和增强身体活动的影响[54]，一个复合相关的指标是预防分数（PF）。对"暴露"于干预中的项目或政策可以防止疾病，PF 是一个人群中由于风险的因素得到控制（保护性因素）或公共卫生的干预实施，疾病可发生逆转的比例[55]。PF 计算如下：

$$P_e（1-相对危险度）$$

　　P_e 代表保护性因素的暴露率。相对危险度是一种保护效果评价的方法（即某种危险因素可预防并可测的，所以可保护人群以免患上一个特定的健康问题或疾病）。这个公式是类似一个用于计算疫苗的功效，并已被用来估计疾病筛查方案的益处[56]。Thacker 和同事们[57]检查了 702 人的干预并发现 PF 只有 31（4.4%），这意味着需要加强循证预防。

表 2-6 冠心病的危险因素，美国©美国公共卫生协会

等级幅度	风险因子	人口归因危险度最优估计（%）（范围）
强（相对危险 >4）	没有	—
中（相对危险 2 ~ 4）	高血压（140/90mmHg）	25（20 ~ 29）
	吸烟	22（17 ~ 25）
	胆固醇升高（>200mg/L）	43（39 ~ 47）
	糖尿病（空腹血糖 140mg/dl）	8（1 ~ 15）
弱（相对危险＜2）	肥胖症 [a]	17（7~32）
	缺乏运动	35（23 ~ 46）
	环境烟草烟雾暴露	18（8 ~ 23）
	血浆 C 反应蛋白升高（>3mg/L）	19（11 ~ 25）
	纤维蛋白原升高（>3.74g/L）	21（17 ~ 25）
	高血浆同型半胱氨酸（>15μmol/L）	5（2 ~ 9）
可能性	心理因素	
	酒精的使用 [b]	
	传染媒介	

来源：引自 Newschaffer 等 .[54]
[a.] 根据身体质量指数大于 $30kg/m^2$
[b.] 中度至大量饮酒可能会增加风险，而轻度饮酒会降低冠心病的风险

评估时间趋势

衡量公共卫生行动需求时，有许多其他因素需考虑。时间趋势是需考虑的重要因素之一。随着时间的推移，公共卫生监测系统可以提供一个危险因素或所关注的疾病信息变化的数据。通过使用这些数据，可以确定某种关注的健康状况是否增加，减少或保持不变。也可以检查某病的患病率或流行率与其他所关注的状况的关系。例如，如果一个公众卫生机构在进行全国控制癌症的工作，来绘制同一癌症的患病率和死亡率，各种癌症的发病时间地点这将是有益的[58]（图 2-3）。通过检查患病率与死亡率，研究者可能会得出影响和改变各种癌症的幅度的不同的

结论。但是若局限当地，特别注意样本大小，这将是重要的。因许多健康状况的样本可能太小，计算流行率不稳定且随时间有相当大的波动。此外，正式时间序列分析需要大量的数据点（最复杂的统计方法每个时间点约 50 个样品量）。一个简单的而且经常有用的时间序列分析可用普通最小二乘法进行回归分析，经典的时间序列分析需考虑的数据点略少。

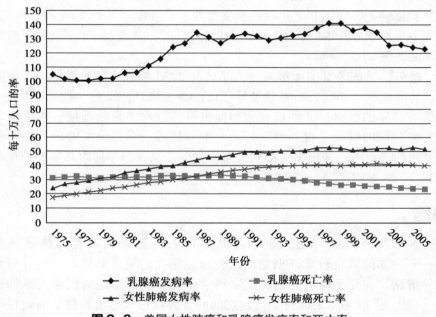

图 2-3 美国女性肺癌和乳腺癌发病率和死亡率
在 1975—2006 年间的变化趋势

通过国家健康目标设定优先权

确定公共卫生和卫生保健在有限资源环境下的干预优先顺序是一项艰巨的任务。在某些情况下，来自专家和政府机构优先级设置可以帮助重点领域的公共卫生措施。这些优先顺序方面的投入在评估第 1 类证据（即必须确立一个特殊健康问题的病因时）是特别有用的。但往往在第 2 类证据（即应在一个特定局部地区内进行具体干预时）是不太有用的。

公共卫生领导开始制定具体的公共卫生目标作为行动的基础是在二战后的时代。这是一个从早期的（情况）的努力明显的转变为重点放在可量化的目标和明确的时间限定上[59]。几个关键的例子说明了利用公共数据的设定和测量进展以达到健康目标。一篇美国医学研究所（IOM）的论文[60]引发美国启动了公共卫生目标的设定[59]。这些由医学研究所 IOM 的初步行动导致了 1979 年的 "健康人民——美国卫生服务军官团团长对健康促进和疾病的预防报告"，特定了五个国家的目标为婴儿、儿童、青少年和年轻人、成年和老年每一个主要的生命阶段[61]。大约在同一时期，世界卫生组织在 1984 年公布 "欧洲健康目标"，并通过了所有 38 项健康目标的政策[62]。

最近，美国公共卫生服务建立了四类 2020 年总体健康目标：①消除可预防的疾病、伤残、伤害和过早死亡；②达到卫生公平，消除差距，改善所有群体的健康；③创造社会和促进身体健康的自然环境；④促进每一生命阶段的健康发育和健康行为。本书最后一章讨论了解决社会和身体健康的决定因素并提出了不同类型的证据，及我们如何跟踪进展的重要问题。

总结

本章所涉及的问题突出了公共卫生工作者和决策者的持续挑战之一——如何确定科学证据是足以充分促使我们须采取公共卫生健康行动的措施。在几乎所有的情况下，科学研究不能证明绝对因果关系的存在[22, 64]。采取和不采取行动措施之间的分界线很少是清晰的。需要仔细考虑科学证据以及评估各种选择的价值、偏好、成本和收益。A.B.Hill 雄辩地总结了确定科学证据的难度[22]：

"所有的科学工作都是不完整的，无论是观察还是实验。所有科学的工作很容易被新知识的推进而否定或修正或修改。这不能赋予我们一个自由去忽视我们已经拥有的知识，或将推迟我们在即定时间内根据需求须采取的行动措施"。

因为政策不能等待完美的信息，你必须考虑行动，在其中获益大于风险。正如 Szklo 总结的[65]："如果我们是对的，我们能获得多少？"和"如果我们错了，我们有多大的损失？"

在许多情况下，等待绝对的科学确认肯定意味着会推迟重要的公共卫生措施。例如，第一例获得性免疫缺陷综合征（艾滋病）在 1981 年报道，尚未有分离出病原体（一种反转录病毒）直到 1983 年确定描述[66]。而这是在流行病学和预防研究方面的研究已经拓展以后才对艾滋病传播的分子生物学获得了一个充分了解。

因此，就循证公共卫生的成功而言，在理解因果关系并解释不断扩大的证据奠定公共卫生措施的基础方面，先进的技巧是至关重要的。

章节要点

• 在考虑公共卫生检测时，考虑采取行动措施或不采取行动措施的后果是有帮助的。

• 在公共卫生研究方面的进展通常是渐进的，这意味着对干预需要一种文献积累。

• 在评价文献和确定一个行动措施的过程中，无论是内部和外部有效性都需考虑。

• 在评估因果相关关系的过程中，一组标准化的指标是有用的。

• 在科学以外的许多因素，如资源约束、信息来源、时间和政治，都影响公共卫生的决策。

建议阅读和推荐网站

建议阅读

Green LW, Glasgow RE. Evaluating the relevance, generalization, and applicability of research: issues in external validation and translation methodology. *Eval Health Prof*. 2006;29(1):126–153.

Rothman KJ. Causes. *Am J Epidemiol*. 1976;104:587–592.

Remington PL, Brownson RC, Savitz DA. Methods in chronic disease epidemiology. In: Remington PL, Brownson RC, Wegner M, eds. *Chronic Disease Epidemiology and Control*. 3rd ed. Washington, DC: American Public Health Association; 2010.

Weed DL. On the use of causal criteria. *Int J Epidemiol*. 1997;26(6):1137–1141.

Zaza S, Briss PA, Harris KW, eds. *The Guide to Community Preventive Services: What Works to Promote Health?* New York: Oxford University Press; 2005.

推荐网站

Disease Control Priorities Project <http://www.dcp2.org>. The Disease Control Priorities Project (DCPP) is an ongoing effort to assess disease control priorities and produce evidence-based analysis and resource materials to inform health policy making in developing countries. DCPP has produced three volumes providing technical resources that can assist developing countries in improving their health systems and, ultimately, the health of their people.

Health Evidence Network (WHO Regional Office for Europe) <http://www.euro.who.int/HEN>. The Health Evidence Network (HEN) is an information service primarily for public health and health care policy makers in the European Region. HEN synthesizes the huge quantity of information and evidence available in the fields of public health and health care that are dispersed among numerous databases and other sources. HEN provides summarized information from a wide range of existing sources: websites, databases, documents, and national and international organizations and institutions. It also produces its own reports on topical issues.

Healthy People <http://www.healthypeople.gov/>. Healthy People provides science-based, 10-year national objectives for promoting health and preventing disease in the United States. Since 1979, Healthy People has set and monitored national health objectives to meet a broad range of health needs, encourage collaborations across sectors, guide individuals toward making informed health decisions, and measure the impact of prevention activity.

Office of the Surgeon General <http://www.surgeongeneral.gov/>. The U.S. Surgeon General serves as America's chief health educator by providing Americans the best scientific information available on how to improve their health and reduce the risk of illness and injury. The U.S. Surgeon General's public health priorities, reports, and publications are available on this site.

Partners in Information Access for the Public Health Workforce <http://phpartners.org/>. Partners in Information Access for the Public Health Workforce represent a collaboration of U.S. government agencies, public health organizations, and health sciences libraries that provides timely, convenient access to selected public health resources on the Internet.

The Research Methods Knowledge Base <http://www.socialresearchmethods.net/kb/>. The Research Methods Knowledge Base is a comprehensive web-based textbook that covers the entire research process, including formulating research questions; sampling; measurement (surveys, scaling, qualitative, unobtrusive); research design (experimental and quasi-experimental); data analysis; and writing the research paper. It uses an informal, conversational style to engage both the newcomer and the more experienced student of research.

UCSF School of Medicine: Virtual Library in Epidemiology <http://www.epibiostat.ucsf.edu/epidem/epidem.html>. The University of California, San Francisco maintains an extensive listing of websites in epidemiology and related fields. Among the categories are government agencies and international organizations, data sources, and university sites.

World Health Organization <http://www.who.int/en/>. The World Health Organization (WHO) is the directing and coordinating authority for health within the United Nations system. It is responsible for providing leadership on global health matters, shaping the health research agenda, setting norms and standards, articulating evidence-based policy options, providing technical support to countries, and monitoring and assessing health trends. From this site, one can access *The World Health Report*, WHO's leading publication that provides an expert assessment on global health with a focus on a specific subject each year.

参考文献

1. Brownson RC, Fielding JE, Maylahn CM. Evidence-based public health: a fundamental concept for public health practice. *Annu Rev Public Health*. 2009;30:175–201.
2. Fielding JE, Briss PA. Promoting evidence-based public health policy: can we have better evidence and more action? *Health Aff (Millwood)*. 2006;25(4):969–978.
3. Sallis JF, Owen N, Fotheringham MJ. Behavioral epidemiology: a systematic framework to classify phases of research on health promotion and disease prevention. *Ann Behav Med*. 2000;22(4):294–298.
4. Brownson RC, Kreuter MW, Arrington BA, True WR. Translating scientific discoveries into public health action: how can schools of public health move us forward? *Public Health Rep*. 2006;121(1):97–103.
5. Oldenburg BF, Sallis JF, French ML, Owen N. Health promotion research and the diffusion and institutionalization of interventions. *Health Educ Res*.1999;14(1): 121–130.
6. Centers for Disease Control. Toxic-shock syndrome—United States. *MMWR*. 1980;29:229–230.
7. Shands KN, Schmid GP, Dan BB, et al. Toxic-shock syndrome in menstruating women: association with tampon use and Staphylococcus aureus and clinical features in 52 cases. *N Engl J Med*. 1980;303:1436–1442.
8. Schuchat A, Broome CV. Toxic shock syndrome and tampons. *Epidemiol Rev*. 1991;13:99–112.
9. US Department of Health and Human Services. *Interim Report of the Long Island Breast Cancer Study Project*. Bethesda, MD: National Institutes of Health; 2000.
10. Winn DM. Science and society: the Long Island Breast Cancer Study Project. *Nat Rev Cancer*. 2005;5(12):986–994.
11. Porta M, ed. *A Dictionary of Epidemiology*. 5th ed. New York: Oxford University Press; 2008.
12. Olson CM, Rennie D, Cook D, et al. Publication bias in editorial decision making. *JAMA*. 2002;287(21):2825–2828.
13. Dwan K, Altman DG, Arnaiz JA, et al. Systematic review of the empirical evidence of study publication bias and outcome reporting bias. *PLoS One*. 2008;3(8):e3081.
14. Guyatt G, Rennie D, eds. *Users' Guides to the Medical Literature. A Manual for Evidence-Based Clinical Practice*. Chicago, IL: American Medical Association Press; 2002.
15. Petitti DB. *Meta-analysis, Decision Analysis, and Cost-Effectiveness Analysis: Methods for Quantitative Synthesis in Medicine*. 2nd ed. New York: Oxford University Press; 2000.

16. Sterne JA, Egger M, Smith GD. Systematic reviews in health care: investigating and dealing with publication and other biases in meta-analysis. *BMJ*. 2001;323(7304): 101–105.

17. Moher D, Simera I, Schulz KF, et al. Helping editors, peer reviewers and authors improve the clarity, completeness and transparency of reporting health research. *BMC Med*. 2008;6:13.

18. Bonita R, Beaglehole R, Kjellstrom T. *Basic Epidemiology*. 2nd ed. Geneva, Switzerland: World Health Organization; 2006.

19. Savitz DA. *Interpreting Epidemiologic Evidence. Strategies for Study Design and Analysis*. New York, NY: Oxford University Press; 2003.

20. Rivers TM. Viruses and Koch's postulates. *J Bacteriol*. 1937;33:1–12.

21. US Dept of Health, Education, and Welfare. *Smoking and Health. Report of the Advisory Committee to the Surgeon General of the Public Health Service*. Publication (PHS) 1103. Washington, DC: Centers for Disease Control; 1964.

22. Hill AB. The environment and disease: association or causation? *Proc R Soc Med*. 1965;58:295–300.

23. Susser M. *Causal Thinking in the Health Sciences: Concepts and Strategies in Epidemiology*. New York: Oxford University Press; 1973.

24. Rothman KJ. Causes. *Am J Epidemiol*. 1976;104:587–592.

25. Kelsey JL, Whittemore A, Evans A, Thompson W. *Methods in Observational Epidemiology*. 2nd ed. New York: Oxford University Press; 1996.

26. Rothman K, Greenland S, Lash T. *Modern Epidemiology*. Philadelphia, PA: Lippincott Williams & Wilkins; 2008.

27. Weed DL. Epidemiologic evidence and causal inference. *Hematol/Oncol Clin N Am*. 2000;14(4):797–807.

28. Weed DL. On the use of causal criteria. *Int J Epidemiol*. 1997;26(6):1137–1141.

29. Briss PA, Zaza S, Pappaioanou M, et al. Developing an evidence-based Guide to Community Preventive Services—methods. The Task Force on Community Preventive Services. *Am J Prev Med*. 2000;18(1 Suppl):35–43.

30. Briss PA, Brownson RC, Fielding JE, Zaza S. Developing and using the Guide to Community Preventive Services: lessons learned about evidence-based public health. *Annu Rev Public Health*. 2004;25:281–302.

31. Concato J, Shah N, Horwitz RI. Randomized, controlled trials, observational studies, and the hierachy of research designs. *N Engl J Med*. 2000;342:1887–1892.

32. Zaza S, Briss PA, Harris KW, eds. *The Guide to Community Preventive Services: What Works to Promote Health?* New York: Oxford University Press; 2005.

33. Green LW, Ottoson JM, Garcia C, Hiatt RA. Diffusion theory, and knowledge dissemination, utilization, and integration in public health. *Annu Rev Public Health*. 2009;30:151–174.

34. Green LW. From research to "best practices" in other settings and populations. *Am J Health Behav*. 2001;25(3):165–178.

35. Rychetnik L, Hawe P, Waters E, et al. A glossary for evidence based public health. *J Epidemiol Commun Health*. 2004;58(7):538–545.

36. Klesges LM, Dzewaltowski DA, Glasgow RE. Review of external validity reporting in childhood obesity prevention research. *Am J Prev Med*. 2008;34(3):216–223.

37. Glasgow RE. What types of evidence are most needed to advance behavioral medicine? *Ann Behav Med*. 2008;35(1):19–25.

38. Glasgow RE, Green LW, Klesges LM, et al. External validity: we need to do more. *Ann Behav Med*. 2006;31(2):105–108.

39. Green LW, Glasgow RE. Evaluating the relevance, generalization, and applicability of research: issues in external validation and translation methodology. *Eval Health Prof*. 2006;29(1):126–153.

40. Green LW, Glasgow RE, Atkins D, Stange K. Making evidence from research more relevant, useful, and actionable in policy, program planning, and practice slips "twixt cup and lip." *Am J Prev Med*. 2009;37(6 Suppl 1):S187–191.

41. Green LW, Kreuter MW. *Health Promotion Planning: An Educational and Ecological Approach*. 4th ed. New York, NY: McGraw-Hill; 2005.

42. Yin RK. Case Study Research: Design and Methods. 3rd ed. Thousand Oaks, CA: Sage Publications; 2003.

43. Bero LA, Jadad AR. How consumers and policy makers can use systematic reviews for decision making. In: Mulrow C, Cook D, eds. *Systematic Reviews. Synthesis of Best Evidence for Health Care Decisions*. Philadelphia, PA: American College of Physicians; 1998:45–54.

44. Anderson LM, Brownson RC, Fullilove MT, et al. Evidence-based public health policy and practice: promises and limits. *Am J Prev Med*. 2005;28(5 Suppl): 226–230.

45. Ernster VL. Mammography screening for women aged 40 through 49—a guidelines saga and a clarion call for informed decision making. *Am J Public Health*. 1997;87(7):1103–1106.

46. American Cancer Society. *Cancer Facts and Figures 2008*. Atlanta, GA: American Cancer Society; 2008.

47. Breslow L, et al. Final Report of NCI Ad Hoc Working Groups on Mammography in Screening for Breast Cancer. *J Natl Cancer Inst*. 1977;59(2):469–541.

48. American Cancer Society. Report on the Cancer-Related Health Checkup. *CA: A Cancer J Clin*. 1980;30:193–196.

49. National Institutes of Health Consensus Development Panel. National Institutes of Health Consensus Development Conference Statement: Breast Cancer Screening for Women Ages 40–49, January 21–23, 1997. *J Natl Cancer Inst*. 1997;89: 1015–1026.

50. Screening for breast cancer: U.S. Preventive Services Task Force recommendation statement. *Ann Intern Med*. 2009;151(10):716–726, W-236.

51. Kolata G. Mammogram Debate Took Group by Surprise. *The New York Times*. November 20, 2009.

52. Oliver TR. The politics of public health policy. *Annu Rev Public Health*. 2006;27:195–233.

53. Brownson RC, Chriqui JF, Stamatakis KA. Understanding evidence-based public health policy. *Am J Public Health*. 2009;99(9):1576–1583.

54. Newschaffer CJ, Liu L, Sim A. Cardiovascular disease. In: Remington PL, Brownson RC, Wegner M, eds. *Chronic Disease Epidemiology and Control*. 3rd ed. Washington, DC: American Public Health Association; 2010: 383–428.

55. Gargiullo PM, Rothenberg RB, Wilson HG. Confidence intervals, hypothesis tests, and sample sizes for the prevented fraction in cross-sectional studies. *Stat Med*. 1995;14(1):51–72.

56. Straatman H, Verbeek AL, Peeters PH. Etiologic and prevented fraction in case-control studies of screening. *J Clin Epidemiol*. 1988;41(8):807–811.

57. Thacker SB, Ikeda RM, Gieseker KE, et al. The evidence base for public health informing policy at the Centers for Disease Control and Prevention. *Am J Prev Med*. 2005;29(3):227–233.

58. Horner M, Ries L, Krapcho M, et al. *SEER Cancer Statistics Review*, 1975–2006. Bethesda, MD: National Cancer Institute; 2009.

59. Breslow L. The future of public health: prospects in the United States for the 1990s. *Annu Rev Public Health*. 1990;11:1–28.

60. Nightingale EO, Cureton M, Kamar V, Trudeau MB. *Perspectives on Health Promotion and Disease Prevention in the United States* [staff paper]. Washington, DC: Institute of Medicine, National Academy of Sciences; 1978.

61. US Dept of Health, Education, and Welfare,. *Healthy People. The Surgeon General's Report on Health Promotion and Disease Prevention*. Washington, DC: US Dept of Health, Education, and Welfare; 1979. Publication 79–55071.

62. Irvine L, Elliott L, Wallace H, Crombie IK. A review of major influences on current public health policy in developed countries in the second half of the 20th century. *J R Soc Promot Health*. 2006;126(2):73–78.

63. Fielding J, Kumanyika S. Recommendations for the concepts and form of Healthy People 2020. *Am J Prev Med*. 2009;37(3):255–257.

64. Susser M. Judgement and causal inference: criteria in epidemiologic studies. *Am J Epidemiol*. 1977;105:1–15.

65. Szklo M. Translating epi data into public policy is subject of Hopkins symposium. Focus is on lessons learned from experience. Epidemiol Monitor. 1998(August/September).

66. Wainberg MA, Jeang KT. 25 Years of HIV-1 research: progress and perspectives. *BMC Med*. 2008;6:31.

第3章
理解和应用分析工具

事实上有两种描述：科学和个人感性看法。科学产生知识，后者带来无知。

——Hippocrates

前面的章节已经强调了使用证据形成公共卫生决策的必要性。第1章是循证公共卫生实践的概述和定义。第2章阐述了当决定是否需要采取某类公共卫生行动时所需考虑的科学因素。本章将介绍几个对循证公共卫生实践有用的工具，如系统综述和经济评估，有助于公共卫生工作者回答如"这个项目或政策值得做吗？"这样的问题。

第3章主要有五个部分。首先，我们描述了一些建立系统综述与经济评估的背景和过程。然后，我们讨论了几种检测干预的影响和效能的分析工具（例如，系统综述、荟萃分析）。第三部分介绍经济评估，这是一套比较利益和成本的方法。尤其对某种特定类型的经济评估，成本效用分析有更详细的描述。在第四部分，对使用这些分析工具时的一些挑战和机会进行了讨论。本章最后简要讨论了将证据转化为公共卫生行动（例如，专家小组会议、实践指南）的过程。本章的主要目标是为了帮助读者理解这些以证据为基础的方法和欣赏它们的用处。我们寻求协助公共卫生工作者了解并应用各种决策时所需的分析工具。本章并未就各种类型分析的机制作详细说明，读者可参考几个据认为是与这些因素相关的良好信息来源[1-9]。

背景

一个综述可理解为就某专题较全面的现代的类似百科全书的文章。传统上，一个百科全书的文章是由一个在某个学科领域有真知灼见的人写的，也通常是负责查阅文献并就特定主题的当前最新动态撰写总结性评估的人。

　　一个系统的综述是指使用一个标准的方法来综合现有的知识基础，试图找到所有相关的文献来强调和探索所感兴趣的关键问题。它还系统地评估鉴定论文的质量。系统的综述可用于研究任何问题，最近已被用于广告、天文、犯罪学、生态学、昆虫学和诡异心理学[10]。本章的重点是关于提高健康水平的干预措施的效能的综述。系统性综述的目的是对一个特定的主题进行非偏倚地分析，如对提高疫苗接种率或降低吸烟率的干预。一个系统的综述可总结出大量的信息，确定干预措施的利弊，并指出科学文献中有待探索的未知数[8, 11]。系统的综述可以由很多方式进行，如个体负责、研究小组的合作或更大型的专家会议。有时也规定了这样的综述应包括数据的定量分析（即荟萃分析）。然而，在这一章中，系统性综述过程的结果被定义为对文献的一个描述性（定性）评估、实践指南或对结果的综合定量统计分析如荟萃分析[12]。

　　经济评估的目的是改善稀缺资源的配置。鉴于我们不能做所有的事情，我们该如何在项目中选择？经济评估确认衡量竞争的替代项目的相对成本和收益，由此鉴别和选择最少的代价得到既定利益的项目，或用有限的既定成本获得最大效益的项目。正如系统的综述，经济评估可以使用现有的文献预测拟议的项目或政策的影响。此外，经济评估也可以使用前瞻数据，以确定一个新项目的成本效益。

　　因此，越来越多的经济评估随着实施干预一起进行[13, 14]。两者之间的本质区别是他们的目标。系统的综述评估可以覆盖一种广泛的话题，如特定疾病或健康状态的流行病学，某个干预的效能，特定治疗的经济成本。而经济评估覆盖面较窄，主要是处理成本和效益问题：即用何种成本将获得什么好处？

评估干预的影响和有效性的工具

　　一些分析工具可以评估暴露于一个特定的因素（例如，吸烟、缺乏乳腺 X 线筛查）的风险。而另一些工具较少用于病因学分析，但多集中于检测特殊的公共卫生干预措施的有效性研究。为了提供对几个有用的分析工具的概述，我们将描述系统综述、荟萃分析、总体汇集分析、风险评估和健康影响的评估。

系统综述

　　如前所述，系统综述是综合所收集的关于某一特定主题的全部信息。读一个好的综述是熟悉许多特定公共健康主题的先进研究和实践的最有效方法之一，也是了解健康政策的一种方法[15~17]。

使用明确的、有系统的方法进行综述，可限制偏差，并降低随机的影响，从而提供更可靠的结果作为决策的基础[8]。已有几个方法在建立系统综述中使用。所有系统综述都有重要的共同思路但也有重要的差异，但本章主要介绍相似的共同点。用于系统综述的一般方法及几种类型的评论和他们的实际应用将在以后描述。有关这些方法更详细的介绍可见其他章节[15, 18, 20]。几位作者提供了要点核查表有助于评估一个系统综述的方法学质量[19, 21~23]（表3-1）。

表3-1 评估一个系统综述方法学质量的"要点检查表"ª

方法怎么样？
• 系统综述是否明确、透明和清晰地描述了决策规则？
• 方法学考虑到研究设计吗？
• 研究实施的可行性考虑了吗？
结果是否有效可信？
• 不同研究的结果相似吗？
• 结果的精确度如何？
• 总体综合的结果可检验亚组的差异吗？
• 综述明确强调了一个有针对性的并可解答的问题了吗？
• 在检索过程中，是否有可能忽略了重要的，相关的研究？
• 主要原始的研究采用了高质量的方法吗？
• 对研究的评估可重复吗？
• 从现有的数据中可推断出因果关系吗？
我如何将结果应用于人群健康和（或）病人医疗？
• 我怎样才能最好地解释这一结果将它们应用于我所服务的公共卫生机构所辖区域人群中或在我所治疗的病人？
• 所有的临床结果和公共健康的重要性都考虑了吗？
• 是有值得付出成本和担负潜在风险的利益吗？
• 作者对外部真实效应性提供了明确的考虑吗？

进行系统评估的方法 这一节的目的不是教读者如何进行系统综述，而是要使读者对进行系统综述的六个共同步骤有一个基本的认识。在此每一个步骤都有简要总结并对一些所选定的方法之间的差异进行了讨论。

鉴别确定问题 系统综述的第一步是确定问题。回顾文献、考虑实际问题的不同方面，并与某领域的专家交谈，目的都是开始建立一个问题的简明准确的陈述方法（见第5章）。专注在有效性的系统综述总是从阐述一个需要强调的问题开始。这通常包括对所研究的干预的描述、将要研究的人群、所考虑预期的结果和相关的比较。例如，要确定的问题是与常规医疗比较而言的，对成年的非洲裔美国男性2型糖尿病进行筛查是否能更有效地减少糖尿病的微血管和微血管并发症的发生。一般还需注意：问题的确立还应包括系统综述的描述是从哪里获得的信息（例如，信息将来自在过去10年里检索的文献）。

文献检索 有许多电子数据库可用于文献检索，通常应该对一个或多个电子数据库进行系统检索。其中有几个电子数据库也是检索出版物的极好来源。有关这些数据库和文献检索方法的细节请参见第7章。然而，由于各种原因，检索电子数据库也受到限制并有以下缺憾：

• 大部分系统综述将已发表的文献作为其数据的来源。然而，数据库可能不包括技术或最终报告。如果认为其对于所考虑的干预是相对重要的，应该确认和检索这些文件的来源。

• 发表的研究可能会受到出版偏倚的影响，即投稿并发表研究统计上显著结果的趋势大于研究统计上不显著或阴性的结果[7]。为减少发表偏倚的可能性，一些综述者花相当长的时间去寻找未发表的研究（见第2章，发表偏倚部分）。

• 即使是最好的数据库搜索，通常只有发现结果的一半到三分之二的文献可用。查阅参考文献列表并与专家探讨对于寻找其他来源是非常有帮助的。通常，某领域的专家、国家组织和政府公共卫生机构的建议可能是非常有益的。

综述中采纳和排除研究文献的标准 第三步是建立综述中选择采纳和排除研究文献的标准。这一步往往会导致修订和进一步规范所陈述的问题。通常这标准包括研究设计、分析的水平和类型，以及研究检索的来源和时间范围。采纳和排除标准应选择好，使得与系统综述的目的最相关的研究文献得以积累保存。例如，如果系统综述的目的是评估干预措施对于提高学龄儿童参与体育活动率的效能，那么研究针对其他人群（例如成人）的干预措施就将被排除。理想的情况下，作为确立应用的采纳和排除标准，至少其他综述者使用时也可检索到同一部分的数据，并且结果可进行比较。如果发现差异，可能是这些采纳和排除的标准不够具体或明确。他们应根据需要进行审查和修改。

研究设计 首先要考虑的问题是研究的类型。应仅仅包括随机对照试验吗？有些人会回答"是"，因为据说随机对照试验可提供最可靠的数据，并特别适合于支持因果关系推理。而其他人会认为，随机对照试验也有其局限性，例如混合因素或不确定的外部真实有效性，而这些亦包括更广泛的设计使整体证据的内部和外部真实有效性问题难以分割。另有一个公共卫生系统综述仅限制于随机试验的问题，即在许多公共卫生领域有些随机试验研究是不可能的（因为不合道德规范或不可行）。观察性和类实验研究对于许多干预主题都是适当的设计。也可能有必要采纳一个研究特点，例如基础线的测定和随访评估在结合干预和（或）对照组的使用。

分析水平　分析的纳入和排除标准应和系统评估的目的匹配。公共卫生最突出的特点是确定研究是在个人还是社区水平。特别是如果一个评估是以社区为基础的干预措施，一个潜在的令人困惑的问题是，要包括社区和个人两者的干预措施的分析，应怎么进行"混合"研究。在这种情况下，一个良好的策略是在数据搜索时包括所有相关的研究，然后使用数据提取表（后文将描述），以确定该研究是否应该纳入所综述的数据集内。

分析类型　评估干预措施可以使用几种方法。有一些为定性，如使用重点小组；其他更多是定量，如回归模型。通常，问题的特性将使一些类型的研究与其相关，另一些则与其无关。有些问题可以用多种方式来解决，如果这是真的，广泛的采纳会有更完整的答案。不过，这也就包括更多不同的方法，更难综合结果并使其一致。一种定性的方法来综述往往是采纳更多的文献，可在所有分析类型收集信息。而荟萃分析，因为它用统计方法来综合结果，需要定量分析。

数据源和时间框架　最后需标明所检索的研究文献源自何处及所覆盖的时间段。干预的自然史应该有助于确定时间框架。例如，实施干预中的一个主要改变，使得它难以比较实施新方法前后的结果。在这种情况下，可能会限制时间在"实施以后"的时间段。另外影响时间框架的因素可能是对结果的应用。有时，随着时间的推移可能周围情况发生明显变化。例如，20世纪80年代的研究结果可能与现今状况的相关性就有疑问。在这种情况下，使综述范围局限于最近的数据。另外影响时间框架选择的因素是电子数据库可否提供选用的时间段的资料。

提取数据摘要　一旦确定了文献的纳入和排除标准，下一步是要找到适合该框架的研究，然后从其中提取一组共同的信息。在一般情况下，应使用数据摘要表。这种表应该指导系统性的提取研究的关键信息，使他们可以综合和评估。典型的摘要表包括参与者的数量、研究的类型、干预和研究的结果的精确描述。如果数据摘要表是精心设计的，数据整合和评估的表可以继续使用。摘要表的具体形式和内容取决于干预和系统综述中所使用的分析类型。一个优秀而全面的摘要表的实例是由"社区预防服务工作组"提供的[9]。

　　整合确认证据　系统评估的下一步是评估是否各种研究的数据可以结合统一（结果常常无法统一，例如，所有可用的研究都有严重的缺陷或如果各项研究的干预或结果明显不一致）。如果数据可以被整合达到一个总体结论，就可以进行定性或定量分析。

　　评估与结论　一旦证据得到整合，最后一步是评估并得出结论。例如，假设正在综述的干预是开展大规模媒体宣传活动以促进成年人的体育活动参与率。此外，假设这一主题的荟萃分析表明，大多数的研究发现以社区为基础的干预措施能提高体育活动参与率，然而效果不显著。综述的结论是什么？

　　综述应考虑证据的强度和权重，以及实际效果的重要性的影响。这一评估可以由评审员使用他或她自己的内部标准或使用在综述之前实行的明确的标准。后一种标准是由"美国预防服务工作组"使用的方法（USPSTF）[24]。USPSTF 看重证据质量和权重（标准有：好，中，差）以及净效益，或预防性服务影响的大小（预防性服务影响标准有：显著，中等，小，零/负）。他们的综合评估和建议反映了这 2 个因素。例如，如果系统综述发现一个预防性服务的证据"中等"和预防性服务影响达到"显著"的效果，USPSTF 给它一个评估："乙"，或建议临床医生为符合条件的患者提供常规的该项服务。

　　如果没有预先确定的标准程序来综合大量的证据和权重服务效果的重要性，或系统综述产生相矛盾的结果，那么寻求帮助来评估证据并得出结论是有用的。分析师可以请某领域的专家审查证据，并得出结论或做出推荐。

　　完成了系统综述后，最后一步是写报告和传播推广调查结果。该报告应包括所有刚刚讨论的步骤的描述。理想情况下，系统综述的建议应传送到那些潜在会用这一建议的人。这个传播的方式应该是针对不同的人群因人施宜。更多见的是把报告放在互联网上，这样人们就可以自由地选择浏览或把建议放在社区广告栏。然而，将综述发表在同行评审期刊上也很重要。这提供了一个最终的质量检查。传播系统综述的结果的各种方法在本章后面还会进行说明。

荟萃综合分析

在过去的三十年中，荟萃分析已被越来越多地用于综合多项研究结果。荟萃分析最初是在 20 世纪 70 年代在社会科学领域发展的。那时相同的主题有数以百计的研究报告[7]。荟萃分析的主要贡献已提供了一个系统的、可复制的、客观的整合不同的个人研究结果的方法[25]。荟萃分析采用定量的方法总结证据，汇集各个单独的研究中得出的结果，得到一个加权平均的总结的结果[7]。荟萃分析的使用具有吸引力，因为它有可能汇集一组较小的研究来增强统计能力。它也可以让研究人员检测亚组（例如，通过性别或年龄组）的影响效应，而这有时在一个单一的，较小的研究中是难以评估的。假设有几项研究检查运动对胆固醇水平的影响，每一个研究都报告胆固醇水平的平均变化，以及这种研究变化的标准差和参与者的数量。这些平均变化可以通过样本大小加权分析，由此获得的血胆固醇水平的平均变化的平均值。如果这些平均值变化表明锻炼者胆固醇水平显著下降，然后荟萃分析会得出结论：研究证据支持运动是一种降低胆固醇水平的方法。知识点 3-1 描述了最近一项对酒精消耗和乳腺癌之间的关系的荟萃分析[26]。

类似于上面描述的进行系统综述的方法，Petitti[7] 提出进行一项荟萃分析的四个基本步骤：①确定相关研究；②决定正考虑的研究的纳入和排除标准；③数据摘要；④进行统计分析，包括异质性的探索。

荟萃分析包括几种不同的统计方法，用于汇总多种研究的结果。所选择的方法取决于在所纳入的原始研究中使用的分析的类型，而这后者又与分析的数据类型有关。例如，连续性的数据，如胆固醇水平，可以通过比较不同组的方法进行分析。连续性数据也可以用多元线性回归进行分析。非连续的数据往往是用相对风险或比值比进行分析，虽然也存在一系列的其他选择。

荟萃分析的一个重要的问题是所整合的研究的相似性。使用各种统计检验评估这种相似性或同质化，如果研究的差别太大（高异质性），就难于结合它们的结果。一种方法是只结合相似（同质）亚群的研究。虽然有统计上的吸引力，这在一定程度上违背了系统综述的目的，是因为未能对证据作完整系统的总结评估。另一种方法是使用荟萃分析方法，允许加入控制变量来分析研究之间的差异。例如，研究可能因试验设计类型的差异存在而不同。如果是的话，那么可以创建一个新的变量并对不同的研究设计类型编码，如观察性或随机对照试验。

知识点 3-1　　酒精消费量对乳腺癌危险性的影响的荟萃分析

多年来在众多研究中，包括一个对酒精消耗和乳腺癌之间的关系的研究。从这些研究中我们可以总结什么呢？饮酒会增加患乳腺癌的风险吗？一项荟萃分析发现这个问题的答案是一个温和的"是"：酒精的使用增加了乳腺癌的风险，但只有一个微小的影响[26]。

为确认这个答案，作者检索了 MEDLINE、电子数据库，包括1966—1999 年的酒精消费和乳腺癌之间的关系的研究。他们看了这些文章中引用的文献，然后进一步寻得了更多的文章。这种方法确定了 74 个出版物。而后他们回顾了出版物，看看他们是否符合他们的纳入和排除标准。纳入标准包括要求所报告摄入酒精的方式可以转换为每天的酒精摄入量的克量（g）的数目，以及数据来自一个原始队列或病例对照研究。排除标准包括项目，如报告即发给编辑的信件或可信度低的结果的摘要和研究。应用纳入和排除标准后，仅保留有 42 份报告。

然后仔细回顾和总结概括这 42 份报告。提取数据参加人数、饮酒摄入量、乳腺癌的发病率，并从各研究中排除该组存在的几种混杂因素。作者结合不同的研究，采用回归分析并估计饮酒与乳腺癌风险之间的剂量 - 反应关系。作者使用回归分析还可以控制和检验各种干扰因素的影响，如学习网站（医院或其他）和酒精饮料的类型。与不饮酒者相比，妇女平均每天摄入 6g 酒精（大约半杯酒精饮料）患乳腺癌的风险增加了 4.9%（95% 可信区间 CI=1.03%~1.07%）。妇女每天饮酒1 杯（12g 酒精）或 2 杯（24g 酒精）分别增加了 10%（95% 可信区间，CI=1.14%~1.06%）和 21%（95% 可信区间 CI=1.13%~1.30%）患乳腺癌的风险。

相似性研究的统计问题与选择的纳入和排除的标准相关。这些标准被选中以确定所综述的一组研究很类似。如果该荟萃分析发现研究并没有统计学相似性，应研究差别的原因。这一荟萃分析应重新考虑纳入和排除标准[27]。仔细搜索异质性的来源，并考虑其异质性的重要性可以提高整个系统综述的质量。

荟萃分析产生了不少争议，特别是当它被用来结合不同观察性研究的结果[7、28]。但荟萃分析的质量已有改进，也许是与分析指南的采用和传播有关[29、30]。需要像阅读原始研究文章一样，以相同的批判方式阅读荟萃分析的期刊文章。尽管有其局限性，一个适当的荟萃分析可提供一个严谨的方式来整合数个研究结果，因为它遵循一组指定的指导方针，与通常的定性综述（比较权重并基于结合专家意见和研究）相比，它可能具有较少主观性。

汇集分析

汇集分析与在研究水平上汇总数据的荟萃分析不同，汇集分析是在个体参与层次上分析多个研究所获得的数据。汇集分析的目标与荟萃分析是相同的（即，获得对效果的定量估计）。这一类的系统综述比那些在本章中所描述的其他分析较少使用；在文献中报道的研究也有限。尽管如此，它已经有效地证明了特定的环境风险对于各种慢性病的病因可能是剂量－反应关系的特征。例如，汇集分析发表的关于辐射危险与核工人的分析[31]，酒精消费、吸烟与头颈部癌之间的关系[32]，以及维生素 D 是否可能防止骨折[33]。

风险评估

定量风险评估是一个广泛使用的术语，是系统的方法来概括环境污染物和其他潜在的恶性有害暴露对个人和人群构成的风险[34]。在美国定量风险评估的使用方面，有一定数量的联邦法规是明显要求或间接要求使用定量风险评估的，它在世界范围内的应用日益增加。风险评估已成为一个规范过程，通过它，专家科学的评估已提供给规范风险评估环境或职业暴露的机构[35]。四个风险评估的关键步骤是：危险识别、风险特征概述、暴露评估、风险估计。风险评估的一个重要方面是，它经常导致考虑暴露不确定因素与疾病相关的分类。例如，美国环境保护局制定了并证明了致癌剂五级分类方案，包括以下内容：①对人类致癌；②可能对人类有致癌作用；③有潜在致癌性的证据；④尚不充分的信息评估有潜在的致癌作用；⑤不可能对人有致癌作用[36]。

健康影响评估

一个相对较新的评估工具是健康影响评估（HIA），即检测非健康直接相关的干预措施对于社区健康的影响[37~39]。社区需要增加人行道的划分区域改变，这样可以提高人们参与体育活动率，从而增进社区的健康。现有发表的健康影响评估的数量偏小但增长迅速，并对应用健康影响评估方法有更多的需求[40]。在美国这种方法可以看作是对环境影响阐释的一个延伸，评估环境的新发展所带来的预期和非预期的结果需要一些项目。

Dannenberg 和同事[40]回顾了 27 项在美国从 1999 年到 2007 年完成的健康影响评估。研究的主题范围从政策，生活工资和课后的计划到电力计划和公共交通项目。在这一组 27 个健康影响评估中，一个优秀的案例是对一个洛杉矶生活工资条例的分析[41]。研究人员应用评估健康保险和收入对死亡率的影响，来估计并比较由洛杉矶市生活工资条例所带来的工资增长和健康保险的变化对降低潜在死亡率的影响[41]。工人状况的估计表明该条例中的健康保险条款比工资的增加有更大的健康福利，从而提供有价值的信息给政策制定者使其在其他司法管辖区可以考虑采用或修改现有的生活工资条例。

健康影响评估有五个步骤：筛选，规范所辖区域的步骤，评估，报告，监测[39]。第一，筛选步骤是用来确定是否所建议的项目或干预将对健康有明显的影响，并需要一个健康影响评估。第二，规范所辖域的步骤，需确定相关的社区和与建议的项目相关的健康影响。第三是评估，在此步骤需进行预测和测量对社区的健康影响。这一评估步骤可用一个比较快的方式或可以用更详细的全面方法来完成如计算机建模或系统审查。第四步骤是报告，对所建议方案的正和负面健康的影响都需报告，并包括如何最好地减轻负面效果，增强积极的健康的影响。最后，如果建议方案实施后，其实际的健康影响应监测和报告以补充现有证据基础。

比较选择和权衡利益与成本的工具

在比较各种干预时，决策分析和经济评估可能特别有用。

决策分析

决策分析是运筹学和博弈论的一个衍生工具，涉及每一个可见的一系列决策，识别所有可用的选择和潜在的结果[42]。随着在一个"决策树"中的每一项选择，在决策节点上都出现所估计的"概率的结果"。一个决策树如图 3-1 所示。这树是基于一个在具有高并发症的流感患者群体中用奥司他韦（Tamiflu）治疗的研究[43]。该研究估计，如果在荷兰一个高风险的并发症流感患者群体用奥司他韦治疗或是未处理会有什么后果。为估计奥司他韦治疗的效果，作者必须确定所有与流感有关的结果（树的分支），并使用文献寻找在 1 年中这些事件的发生率（在树的分支的概率）。这研究可以帮助预防流感大流行。

决策分析在历史上一直被用来帮助在不确定的条件下形成复杂的决

定。它已被临床医生广泛使用于对个别患者作出的决定，越来越多的决策分析通过寻找最有价值的"最佳"结果用来制定管理患者群体的政策，并经常是经济评估的基本组成部分[2]。在后一种情况下，决策分析包括每个分支的成本和收益以及概率构成决策分析树。

决策分析有五个步骤[44]：

1. 问题的识别和界定。
2. 结构问题。
3. 收集信息来填充决策树。
4. 分析决策树。
5. 进行敏感性分析处理不确定性。

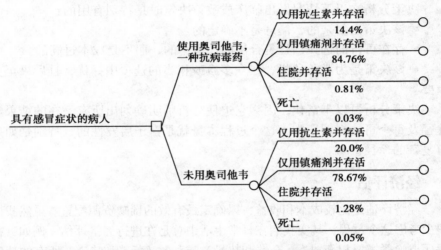

图3-1　对于奥司他韦治疗高风险并发症的流感人群的样本决策树（基于 Postma 等人的研究数据[43]）

前两个步骤帮助绘制一个决策树。步骤3，可以通过使用新的数据或通过收集文献来收集信息。作为一个标准决策树，到达每一个分支的概率和进入决策树的人的数量是最重要的基本信息。对于经济评估，决策树还必须包括成本费用和各分公司的利益。

决策树从树的起始根部开始配备了一些人并进行分析。这个人口数可以来自人口数据或假设的队列。基于每个分支点的概率，有一定数量的人去不同分支。当所有的人都到达了一个分支的右手边远端的时候，即代表最后的结果，这个过程就停止了。例如，假设在荷兰有 10 000 个人处在一个流感高风险并发症的状况。如果规定用奥司他韦治疗所有这些人，3

人将死于流感（10 000 × 0.0003）。或者，如果这些人不接受奥司他韦，5 人将死于流感（10 000 × 0.0005）。然后比较最后结果的人数，和得出的结论。用图 3–1 通过比较采用奥司他韦治疗流感相关的死亡人数，可以得出结论，奥司他韦可减少 40% 的死亡人数[43]。

第五步是进行敏感性分析。医学中的决策分析的建立部分原因是为了反映和分析治疗结果的不确定度。每个分支的概率是那个特定结果的平均可能性。在实践中，实际概率可能是较高或较低。敏感性分析因决策树分支的概率估计和重新分析而有所不同。随着不同的概率改变，结果的变化呈现越小，结果越确定。有几种方法可进行敏感性分析，这种技术在本章后面阐述经济评估时会进一步讨论。

决策分析在以下情况做出临床或政策决定时是特别有用的：

- 该决策是复杂的，信息是不确定的。
- 存在可行的选择，且是合法的，道德的，而不是成本过高的。
- 该决策是为避免危机，在众多旗鼓相当的选项中择优，且后果至关重要。

决策分析可以丰富化，因为它迫使分析师明确列出所有潜在的结果和途径及每个可能性。通常，这个过程本身就是富于启发性的，特别是如果有复杂的途径参与。

经济评估

经济评估是比较成本和收益，以确定最有效的稀缺资源配置。虽然我们很少考虑这个过程，其实我们在日常生活中总是在进行经济评估。例如，在餐厅点晚餐需要权衡成本（金钱和热量）与利益（营养和味道）所有的选项相比。然后，我们选择一个主菜，是"最好"的利用我们的资源 – 最经济合算的价值。这个隐含的成本和收益的权衡是自动的，虽然我们可能都会遇到一个菜单，在一个或另一个时间内给我们提供了太多的选项。但是，在大多数公共卫生应用情况下，权衡成本和收益却不会这样的自动地发生。

需要一个正式的经济评估的公共健康的区别特征是什么？让我们考虑三个特色餐厅的例子。首先，成本和收益都是由一个人承担的晚餐，这人有理由将成本与收益进行比较，做出明智的选择。其次，所需要的信息的选择是相当容易获得的。主菜菜单上的描述列出了价格，而食客都知道他或她自己的口味偏好。最后，利害关系相当低。一个错误的决定，可以通过退菜或下一次避免这道菜或避免来此餐厅用餐而弥补。

从大多数公共卫生决定来说，所有这三个特点都是不存在的。首先，就公共卫生项目的特性而言，其目的是提高一个社区的健康，所以好处将普及给大量的人。成本也通常分散在一个大的群体，经常通过征税体现。其次，关于成本和收益的信息可能并不容易获得。利益和成本必须在许多人中衡量。通常，福利包括难以测定的项目，如改善健康状况。第三，利害关系往往比较高。计划可能是昂贵和资源是稀缺的，因此只有少数的大范围的干预措施可以得到资助。一个坏的选择不易纠正或弥补。

经济评估类型　有四个类型：成本效益的经济评估分析（CBA）、成本 - 效能分析（CEA）、成本效用分析（CUA）和成本最小化分析（CMA）。这一章更详细地解释了成本效用分析 CUA，然后简单地将其他方法与它比较。CUA 被挑出来，因其为美国公共健康服务专家在成本效益分析方面推荐的方法，也是今天最常用的方法。

这四种方法不同主要是在于他们衡量效益的方式。成本效益的经济评估分析测定的效益是以货币为单位（如美元、欧元），而成本 - 效能分析是测定适当的健康效益指标（例如，挽救生命）。成本效用分析 CUA 是 CEA 的一个类型，它的效益（例如，保留生命的年数）再加上生活质量和量化的健康检测修正后的指标（通常是修正后的有质量的生命年数，QALYs）。成本最小化分析 CMA 只在两种干预措施的利益一致时使用，所以衡量效益的单位不是问题。因为成本效益分析 CBA 采用最"通用"结果衡量（很多事情可以用货币来衡量，包括交通项目和教育干预的价值），它使大部分项目都可比较。当我们由成本 - 效能分析 CEA 开始，然后进入成本效用分析 CUA，最后进行成本最小化分析 CMA，可比较的项目范围就狭窄了。

经济评估的结果　图 3-2 显示了一个可能的经济评估的结果[2]。从象限图上看，改善健康的项目并节省金钱（第四象限）显然是值得的，并应进行。相似地，恶化健康和增加成本（第二象限）的方案是不可取的，是不应该启动或继续。剩下的两象限（第一和第三）是困境所在，经济评估可以提供有关的信息。

从历史上看，作为公共卫生系统和国家的发展，干预措施和方案开始于第四象限，这些项目既节省成本又提高健康水平。许多早期公共卫生干预措施，如卫生系统设备，恰在第四象限，一旦这些干预措施被利用和实施，注意力转向第一象限，花一些成本但提高健康的项目。最后，由于预算压力增加，也许考虑第三象限程序：降低成本，但损失一些健康效益。对于第一和第三象限，问题是，什么是在公众的基金投资下的收益（或投资）？经济评估会提供一种方法来回答这个问题，即最大回报的项目可以被选择进行投资。

经济评估的概念框架　在以上论及的流感的例子，有几个经济评估的关键概念要素须识别。在考虑进行经济评估之前，确定所有经济评估的一般要素和方法可能是有用的。

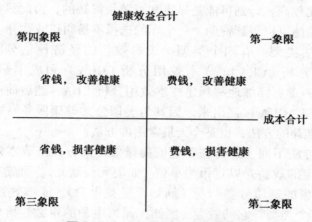

图 3-2　一项经济评估的可能结果

第一要素是经济评估视角的选择。任何干预可以从多个角度来考虑，往往概括为从狭义延伸到广泛的角度。从最狭义的角度来看是机构或组织直接参与提供建议的干预。略广的角度可能是从保险公司的角度，或付款人的角度，特别是在健康方面，消费者和付款人往往是 2 个独立的群体。这个最广泛的角度是从社会整体来考虑经济评估。关于成本效能分析，美国公共卫生服务专家推荐从广阔的视野角度做所有的经济评估，其他几个国家的国家卫生系统也视其为必要的。以社会角度的观点是最适合于公共卫生，因为干预是为了造福公众而设计的，并是纳税人的资金成本。

第二要素是所有成本的识别和测量，包括对一个项目、备案或干预所增加的成本。增加的成本是指与之相关的项目的附加费用。如果这样的成本是集中在一小群人，这一步将是比较容易。随着成本的分散，可能会变得更加难以识别所有潜在的成本。确定成本的测量也因测量单位（例如，货币工资与付出的劳动时间相比）和时间的问题（例如，5 年以上的项目时间所产生的费用）可能同样是复杂的。

第三个概念要素是对所有利益的认同和衡量。同理，感兴趣的是所增加的利益：这个项目与一些特定的替代方案相比，能提供什么额外的好处？这一步往往比成本的识别与测量更复杂。在公共卫生，福利可以包括改善健康状态（病例预防）和改进的死亡率（避免死亡）。显然，这些利益将难以衡量，且一部分将是项目的目的。

　　第四个要素是成本与效益的比较。人们可以把成本放在一个平衡天平的一边，而利益放在天平的另一边。天平向哪一方倾斜？如果成本和收益都用同样的测量单位（如欧元），那么这个问题容易回答。如果，通常情况下，成本是用货币单位，而利益是用一些健康结果来衡量，那么很难看到天平是向成本或是向利益方向倾斜。因此最好的评估不是把成本和利益放在天平的两边，而是将它的成本乘以每一个健康效益所费的货币单位。这是通过形成一个比率，成本作为分子和福利作为分母：

$$经济评估比 = \frac{成本增量}{效益增量}$$

　　最后的元素是对结果的解释。例如，如果发现了一个项目，每一个生命得救的成本是 27 000 元，这个项目值得吗？有很多方法去解答这个问题，涉及道德，实际的考虑，政治现实，和经济学。很清楚，若一个生命的价值是 27 000 美元，这个项目是值得的。然而，如果有另一个项目，每一个生命得救的成本是 15 000 美元，预算只允许一个方案可得资金，争论可以说，后者比前者的项目更值得。

　　确定成本　经济评估的第一步是鉴别和确定所有的干预成本。这些将总结构成分子部分（成本效用、成本效益或成本效益比）表 3-2 显示成本及其常见的测量类型。成本的名目和定义因学科和不同类型的教材而有所不同。不管他们的名目标签如何，成本部分的分析的重要目标是识别和确定所有的成本。

　　第一类的成本是直接的，或项目的成本。人们要注意说明这些费用并应该鉴别提供项目的真实的经济成本。这是项目的资源成本，也被称为机会成本。如果进行这个项目，有什么其他项目我们会放弃吗？为了资助这一项目，我们必须放弃什么机会吗？就卫生领域而言，通常有一个收费和成本之间的区别。例如，一个糖尿病的筛查试验可以用 200 美元来结算收费，但是，提供测试的费用是 150 美元。所以应该使用 150 美元的数字。

　　直接成本包括人工成本，通常由全职员工的数量及他们的工资和福利来衡量。如果将使用志愿者，他们的工作时间的价值应该基于社区内的类似技术工作的工资率或平均工资率计数。其他直接成本是供应和开销（图 9-3 提供了确定的直接费用的详细计算表）。

　　间接成本是成本的其他主要组成部分。这些可以被细分为五类。其中三项（时间和旅行费用，治疗方面的成本效果，及在获得预期寿命期间的治疗的成本）是增加的成本量应添加到成本内，即分子内。另外两项（避免了治疗费用和避免了生产率损失）是节省了成本（即获得了利益），因为他们直接影响公共卫生预算节省了成本，即应从分子内减去这所省的成本。

上述间接成本中三项内的第一项成本是参与者的时间和旅行费用。从社会观点，这些费用应该归于项目。通常，必须对项目的参与者进行普查以计算这些成本。此外，如果其他家庭成员或朋友是参与者的照顾者，或项目参与者，应该包括他们的时间和旅行费用。间接成本的第二项是治疗副作用的成本。如果干预会导致任何副作用，治疗费用应作为干预所化的费用。

间接成本的第三项组成部分是在预期寿命期间的治疗费用。如果一个人的生命是由于干预而延长，他或她会在这些额外的生命年数内消耗更多的健康服务资源。那么，这些成本应该被添加到成本效用比的分子中吗？支持者认为，这些费用是健康的一部分预算，并将影响其未来规模。反对者指出，这些人也将纳税，从而有助于支持他们的额外消费的医疗保健。为什么将他们未来支出的一部分搁置一旁呢？在成本效能分析方面，美国公共卫生服务委员会并未就这个问题提出有关的建议。

第四项间接成本费用是避免治疗费用。这些都是未来的治疗费用作为干预的结果将被保存。例如，筛查糖尿病可能早期发现病例，限制或预防一些并发症和早期死亡。一些并发症（如果预防）也许不需要治疗，（如果延迟）这些并发症或将不需要昂贵治疗的费用。必须估计若没有或若有了这一干预程序，糖尿病的发病及并发症的发生率，然后乘以治疗的成本以获得避免治疗的成本费用。

间接成本的第五项是避免生产力损失。这些代表了社会的储蓄避免失去工作时间。理想情况下，这些都是直接测量参与者的工资和福利待遇。通常情况下，这些信息是不存在的，要么是不收集或不存在，因为参与者不是在劳动力情况下。在这种情况下，类似的人的平均工资，或一般人的福利，可以用来估计这花费的成本。这个成本是用在成本效益分析 CBA 和成本效能分析 CEA，而不是用在成本效用分析 CUA。在卫生方面，分析 CUA 的效用，这反过来又取决于一个人的工作和获得收入的能力。因此，对于避免生产力损失所花费的成本应纳入 CUA 的利益测量分析。

确定利益　分析的下一步是识别和测量利益。在这里，选择相关的时间段是很重要的，特别是对公共卫生。一个项目或干预的目的是改善健康，所以测量的结果是改善的健康状况。这是一个最后的结果，可能需要很多年达到。通常，一个项目只能在短时间内跟踪参与者，任何评估都必须测量中间结果，如确定的病例数。在这种情况下，文献往往可以用来推断中间结果对健康的影响。例如，假设一个正在评估的项目旨在增加体力活动水平。其他研究表明，增加体力活动减少心脏病的发病风险。这些研究可以用来估计预期的干预的最终结果。

表 3-2　经济评估中的成本费用类型

成本类别	成本的一般措施和例子的类别
直接或项目成本	
劳工	工资和福利
供应	为干预提供用品，包括办公用品，筛选试验和材料
办公	办公室地点、租金和公用事业的费用分配
间接成本	
需计算的间接成本；待加入成本计算	
时间和旅行费用	参与者的时间成本，包括损失的工资，交通和儿童保健在内的时间和旅行费用
	其他预算团体与项目相关的任何费用
治疗效果费用	治疗费用；采用实际成本或费用或输入数据，使用本地、地区或全国平均水平
在获得预期生命年数内的治疗费用	全国平均每年的治疗费用，乘以延长的预期寿命
需扣除的间接成本（收益）；从成本中减去	
避免治疗成本	治疗费用的加权总和，包括可供的选项与并发症。权重反映了预计将有替代治疗或并发症的人的比例。数据可以从入院登记数据库，如索赔数据，或以局部区域或全国平均成本或费用估算
避免生产力损失	参与者的工资和福利待遇；对参与人不是劳动力者，可按类似老年人平均工资或地方，区域，或国家平均工资计算

　　一个项目或干预的好处是健康的改善，不管经济评估的类型，概念上的相同是确定的。然而，不同类型的评估，所测量的单位和特定的元素是不同的。成本效益分析 CBA 的所测量的单位是货币。因此，健康的改善必须转换为货币金额。如果所测量的单位是被拯救生命所多存活的年数，这些年数必须确定货币单位。有几个建议的转换方法。但所有的方法都有

激烈的争论[3]。

对于一些不满用货币单位来衡量健康利益，特别是使用不同的方法所发现的在货币价值方面的较大差值的观点，一些分析师认为衡量一个自然存在的健康指标单位有好处，比如说被拯救生命所多活的年数。这导致成本效能分析 CEA 的发展，它使用一个单一的健康测量（生命拯救所多存活的年数，所避免的病例数）来衡量利益。它的优点是不需要用不同的结果而是用一个单一的测量指标，但一个单一的健康测量不能捕捉到大多数的干预措施达到的所有的利益。大多数项目达到发病率和死亡率的改善。被迫选择一个健康指标的测量，只有发病率或死亡率可用来确定该项目的成本效益。这低估了项目的成本效益，因为总成本除以只有一部分的收益。此外，只有项目在相同的单位测量的结果可以比较，例如，拯救的生命数量。

对于 CEA 的缺点，一些分析师认为，为发展健康效用计量指标，这种措施用一个单一的综合指标结合发病率和死亡率的影响，是基于项目带给人的健康效益，或健康状态的满足。个体的自我报告他们的健康效益，或健康状态的满足成为这种单一的综合指标评估健康测量的基础。

现已制定了一些符合这些标准的措施。它们包括质量修正生命年（QALY）、残疾 - 修正的生命年（disability adjusted life year）和健康等价年（healthy year equivalent）。其中最广泛使用的是质量修正生命年，即评估完美的健康与有疾病或残疾的状况下生存时间为等同价值时的健康生存时间。例如，考虑患者有终末期肾脏疾病需要透析一年的评估。从概念上讲，质量修正生命年对处于这个状况一年的评估像评估在完美的健康的状况下的一年一样，如此即指透析一年占生存年数时间的比例，因此，质量修正生命年的范围从 0 至 1，0 定义为死亡，1 为健康的一年。因此质量修正生命年会因个人健康状况不同而异，因有些人认为健康情况比其他人差。如果很多人正在调查中，可获到相似情况下的平均质量修正生命年。

有几种方法可对许多个体的质量修正生命年进行权重。这些包括按视觉分度量表，时间权衡方法和标准的博弈法。但对于理论上认为适当的方法与实际操作由不同方法得到的结果是否有一致性方面有争论。调查参与者的健康状况列表包括视觉评定量表。每一个条件的描述旁边，有一个视觉范围或线，范围从 0 到 1。参与者被要求在那线上表明他们每人对质量修正生命年的评估健康状况进行标记。一个参与者，例如，患有终期肾脏病一年的患者可能标志 "0.6"。

为了在成本 - 效益分析中测量效益，分析师必须确认干预对所有的发病率和死亡率的影响。然后通过适当的质量修正生命年值加权。在实践中，有三个方面对不同的条件进行质量修正生命年的权重。首先如前面所述，是在参与者中直接获得质量修正生命年的数值。二是使用多属性效用功能，如欧洲 5 维度（EQ-5D）或卫生公用事业指数（HUI）[46, 47]。这是一个简洁的普查工具，要求一个人自我评估不同的属性的健康。例如，欧洲 5 维度就健康五个方面（发病率、自我保健、日常活动、疼痛 / 不适，焦虑 / 抑郁）评估范围从 1 到 3。然后给一个质量修正生命年的得分价值。从普查的一般人口可获得分的权重。获得质量修正的生命年的数值第三种方式是通过检索文献或使用互联网。用此方法，可以发现许多疾病和状况的质量修正的生命年的数值。一些研究只有报告一个或几个疾病或状况（例如，终末期肾脏病）质量修正生命年的权重，而另一些报道了大量健康状况的质量修正生命年的年值，包括总结表[48~51]。

知识点 3-2 筛查 2 型糖尿病的成本

2 型糖尿病是一种慢性疾病，通常发生在成年期，可以有多种并发症，包括失明、下肢截肢、肾衰竭和心脏问题。假如这疾病得到好的管理，控制好血糖水平和筛查发生的并发症，这些并发症的发生可以被延迟，最小化或完全避免。因为这些疾病发展缓慢，可能甚至数年，故它往往被称为"无声杀手"：人们可能患有糖尿病生活数年而未得知，直至疾病晚期，明确诊断时通常并发症发生率较高。因此，2 型糖尿病的筛查是一个重要的预防问题。

在 20 世纪 90 年代时，美国疾病控制和预防中心形成了糖尿病的成本—效能研究小组。作为他们工作的一部分，研究小组查考了 2 型糖尿病的随机筛查并评估了其成本—效能[52]。对 25 岁及以上所有的成年人在定期医生访问的筛查进行了成本和效益的评估。

他们使用国家平均医生访问的费用，筛选测试的费用，和各种并发症的治疗费用来估计成本。遵循一个假设的队列研究的 10 000 名成年人从筛查时的年龄直到死亡，使用计算机模型，估计这些可能发生的费用。首先，假定队列为没有得到常规筛查。二是队列被假定为在第二次定期医生访问时进行筛查。双队列然后进行发病率和死亡率的比较。因为在第二队列有较早人群糖尿病的检测和治疗，这些人的糖尿病相关死亡率稍有降低，并发症发生率也较低，且并发症发病也延迟。

但是，筛查的好处是有代价的。整个美国成年人筛查的成本是，每拯救一年的生命将花费 236 449 美元，或每一个质量修正生命年的费用是 56 649 美元。这些成本较其他筛查计划及其他报销干预比率相对较高。研究组还考虑了亚组成年人作为候选人的筛查并发现黑人和年轻的成年人的队列普查有更经济的成本效益。估计筛查 25 到 34 岁的人群，每拯救一年的生命成本是 35 768 美元，每一个质量修正生命年是 13 376 美元。对年龄在 25 至 34 岁的美国黑人来说，每一个质量修正生命年的成本费用是 2219 美元和每一个质量修正生命年是 822 美元。

因为美国糖尿病协会推荐的 45 岁及以上人，基于存在的风险因素，每年做三次普查[53]，因为经济评估受到一些关键假设的影响，研究组没有明确建议来更改筛查指南。然而，亚组分析强烈提示年轻成人将因参加了队列筛查而早得益并预期有较长的寿命。而少数族裔有更高的糖尿病发病率，参加筛查亦可更多受益。

2004 年因糖尿病的患病率增加而日益引起人们的关注，公布了一个新的糖尿病筛查成本效益[55]。分析遵循了 1998 年研究中的方法，对美国成年人口利用计算机模型来估算筛查的成本和效益。然而，作者引入了新证据即高血压是糖尿病的一个强有力的危险因素。将成人每 10 岁分组进行筛查人群高血压并亚组分析。对于所有年龄段，高血压人群比整个人口成本效用比更为有利。例如，筛查 55 岁时患有高血压的人每质量修正生命年的成本费用是 34 375 美元，而筛选所有 55 岁的人所需的每质量修正生命年的成本是 360 966 美元。对高血压病年龄筛查人群在 55~75 岁时的成本效益较低，因每质量修正生命年的成本费用的比率低于 50 000 美元。

在 2008 年 6 月，美国预防服务工作组发布了更新指南，B（推荐）级推荐了筛查人群的标准：无症状成年人但血压持续升高（超过 135/80mmHg；处理或未经处理的）应进行筛查[54]。在这更新指南中，美国预防服务工作组注意到有证据表明，早期发现和治疗糖尿病可以延缓或预防大血管和微血管并发症发生，特别是高血压的人。

例如，假设一项在 1000 人中进行的干预，产生了挽救了 50 年生命的结果。然而，这些年来的生活是处于残疾的状态。文献回顾显示这个残疾的质量修正生命年的权重是 0.7。那么挽救了 50 年的生命所带来的好处将估算为 50×0.7，或 35 质量修正生命年的年值。同样，假设此项干预也同时预防了 500 名参与者在一年中发病, 如果所预防的某病状况的质量修正生命年的权重为 0.9, 那么 (1–0.9), 或 0.1 是使每人免于发病的质量修正生命年的权重, 那拯救 500 个人免于患病 (0.1 × 500), 即 50 的质量修正生命年的年值好处。如此, 这个干预项目总收益是 35 +50, 或 85 个修正生命年的年值。这一总结评估综合了干预对发病率和死亡率的影响。插图 3–2 显示使用质量修正生命年来测量对糖尿病筛查的影响[52~55]。

比较成本效益 一旦干预的成本和效益确定, 下一步是建立经济评估比。对于成本 – 效益分析, 这比例将可以表述如下:

$$\frac{成本}{每个质量修正生命年} = \frac{(直接成本 + 间接成本)}{总质量修正生命年值}$$

使用表 3–2, 并将间接成本的类别代入方程, 方程式的分子表达如下:

成本 =(直接成本)+(时间和旅行费用成本)+(治疗副作用的费用成本)–(可避免的治疗费用成本)

注意在预期延长寿命期间的治疗费用成本不包括在内。此外, 可避免的生产力损失并未从成本中减去, 因为在确定质量修正生命年的权重时已考虑了这些因素。因此, 成本 – 效用分析 CUA 的结果是计算出获得每一个质量修正生命年所需花费的美元。

在成本 – 效益分析中, 所有的成本和收益是以美元计算, 所以比率成为一个单一的数字反映成本与效益之比。例如, 一个比率值 1.6 意味着每节省 1 美元, 它将花费 1.60 美元。在公共卫生的成本 – 效益分析中, 效益是以一种自然存在的健康单位来衡量的, 所以该比率值将用作该健康单位来表示。例如, 一个项目为拯救一个生命可能耗资 25 000 美元。

在进行经济评估时, 还应考虑两个问题: 贴现 (打折) 与敏感性分析。贴现 (打折) 是指将不同时期收到的金额 (通常是美元货币) 换算成在当前时期收到的金额。例如, 假设某个人在连续 5 年的时间里, 每年的今天收到 100 美元。虽然钱的数量是一样的, 大多数人喜欢收到的是最近的付款超过将来收到付款。今天收到的付款将是最有价值的, 因为它今天就可以用。人们可能是愿意今天接受一个哪怕是稍微打折, 少一些的付款而不是等到 1 年或 2 年后收到未打折的全部付款。贴现 (打折) 是一种以确定目前的付款与将来的付款将是平等的价值的正式的方式。

在经济评估中, 未来的成本应该换算为目前的价值。这使得支付未来的需要与目前所需的消费可在同一基点上比较。利率应该反映经济增长的实际速度, 大约 3%。美国公共卫生服务专家小组对成本 – 效益分析建议使用的利息率在 0%~8% 之间[3], 而许多研究使用 0% 到 10% 的利息率。

那么效益还应该打折吗？美国公共卫生服务专家小组的成本－效能分析[3]建议，他们应该像对钱的打折，趋向于考虑最近的健康状态而不是未来的健康状况。换句话说，拯救今天一个人的生命比拯救 30 年后的一个人的生命更迫切，因此，更有价值。

最后一个问题要考虑的是敏感性分析。许多假设是在构建成本效用比率时形成的。例如，如综述或荟萃分析报告的干预的平均效能已可能在成本效用评估中使用了。干预的成本和收益取决于效能，且因随着效能高于或低于预期的结果而将有所不同。敏感性分析提供了一种方法来估计经济评估中所使用的关键假设及其变化的效果。

有几种方法来进行敏感性分析。但所有方法的开始都是要通过识别确认经济评估中所使用的关键假设和变量参数。有一种方法是构建一个最好的情况和最坏的情况下来进行干预措施，即系统性地改变所有的假设，使条件有利于干预，然后变为偏于反对干预措施的情况下的敏感性分析。由此成本效用比率是将最好情况和最坏情况进行干预的重新计算，然后与（未有系统性地改变所有的假设状况）原始比率一起报告。另一种方法是在某个时间仅改变其中一个关键假设，然后重新计算每次改变某一个关键假设后的成本效用比率。通常用表或图的报告改变不同的假设后所计算的成本效用比率。而第三种方法是使用统计技术，根据拟定的分布的关键参数，然后从这些分布中随机抽样进行多种模拟分析。这将产生一个成本效益比和相应的一个所估计的可置信区间。不管所使用的是哪种方法，敏感性分析是经济评估的一个重要组成部分。因为改变主要假设所得的成本效用比率的变化越少，干预措施的效果越可靠。

解释和使用结果　一旦成本效用（或成本效能或成本效益）比率已经确定，就需给予解释。例如，一个项目，每一个质量修正生命年要花费成本 15 000 美元值得实施吗？有两种主要的方法来解释和使用成本效用比率。首先比较了内部其他竞争方案的成本效用比率；再引用比较一个外部既定的成本效用比率阈值。一般认为干预方案的成本效用比率低于该阈值是值得的。

如果在某组织内，已进行了几个竞争方案的经济评估，或如果可以得到几个干预措施的成本效用的信息，那么内部比较是必要的。可将所有方案按最低到最高的成本效用比率排名。通常最低成本效用比率的项目应首选考虑给予资助。此外，其他因素也在考虑范围之内。例如，项目经理和政策决定者也需要考虑建立和维持一个项目所需的资源数量，各种方法的伦理学和所处地的社会政治环境。

对类似项目的比较，有助于公共卫生实施者决定是否提出的方案是比较有效的。如果现有的筛查糖尿病的每一个质量修正生命年的成本是25 000美元，而建议的筛查项目的每一个质量修正生命年成本估计为15 000美元，那么该建议的筛查项目是一种更有效的筛查方法。

另一种方法来决定是否用一个既定的成本效用比率来调整某项目是比较该成本效用比率与外部成本效用比率的阈值。如何确定阈值？主要有两种方法。一种是比较已经资助的项目，因社会必然对这些项目有评估。对已经获得资助的项目的比较有助于决策者说服保险公司或公共机构进一步资助。例如，医疗保险计划为65岁及以上的女性提供钼靶摄影。这个保险计划的部分原因是基于对乳腺癌筛查的经济评估，估计成本－效用比率对每一个质量修正生命年的成本是在12 000美元和20 000美元之间。而在2009年，这些比率在22 662美元至37 770美元之间。这种钼靶摄影方法在美国最近的延用是基于考虑所有的医疗支出，无论联邦政府是否资助，和改善健康状况相比，确定了一个每一个质量修正生命年的阈值范围为184 000美元至264 000美元[57]。

还有一个方法是看工人的平均工资和他们对关于健康和幸福的要求。在美国，Garber和Phelps用这种方法确定了每一个质量修正生命年的阈值是50 000美元，这是基于美国工人的平均工资和其他政府资助的项目背景[58]。在他们当时的研究中，50 000美元大约是美国工人的平均年工资的两倍。而按目前美元的价值观，每一个质量修正生命年的阈值50 000美元将约等于100 000美元。另一些人则主张将平均工资的二至三倍作为正发展中国家的每一个质量修正生命年的阈值[59~60]。英国的国家健康和临床卓越的研究所使用的阈值范围是20 000至30 000英磅[61]。不管用什么方法，有关适当的阈值引起了相当大的争议，尤其是在美国[62~64]。

在成本－效用分析中，重要的最后步骤是结果的报告，特别是在文献中的成本效用比。目前在文献中和在互联网上有几个成本效用比率的目录，其中很多都在列出的互联网上，请参见本章的结尾。通常，公共健康实施者可以参考这些来源来确定已知的公共卫生干预的成本效益。

使用系统综述和经济评估的挑战和机会

分析工具，如系统综述和经济评估，对理解大量的文献或评估干预的成本效益是非常有价值的。然而，当阅读文献综述或进行经济评估时，务必切记以下注意事项。

确保质量的一致性

虽然目前的评估显示对推荐的方法的遵从性已越来越高[29, 30]，系统综述的质量仍受到质疑[65, 66]。因此，所有的系统综述需要关键的评估，以检定其正确性和确立他们能否并如何在实践中使用[67]。同样，对经济评估的文献综述也发现，标记为经济评估的研究往往是成本的研究，只局限于描述性的，或不恰当的使用了方法[68, 70]。

解决方法学问题

在系统的综述和经济评估上，如何以适当的方式来进行这些评估仍然存在分歧争论。分析者可能使用不恰当地建立的方法或使用仍有争议并有待完善的方法。这些集中表现在三个焦点问题：不恰当地组合研究、估算成本及测量利益。

第一个问题，不恰当地组合研究与系统综述有关。组合的方法适于对大样品和随机设计研究。当小样品且可能有大量潜在的影响结果的混杂因素时，进行含有高质量的各组成部分的设计和执行是这类研究必不可少的。

而与经济评估有关的争议，是在许多具体的公共卫生条件下，难以准确测量或估计成本[69]。有时成本是基于国家或区域的数据集估计，因而其局部适用性可能是值得商榷的。此外，一些项目具有较高的固定成本，如设备或人员，使其难以实现成本效能。

在成本效用分析中，最常用的效果测量指标是质量修正生命年，而它一直是受到批评的众多原因之一。第一，测量的精确度和一致性的问题。任何指标都有不完善的一面，包括一定程度的误差。当将干预措施排名时，用于特定条件下的质量修正生命年的分数有助于确定成本效用比率。不同的质量修正生命年值可以改变干预的相对成本效益。有几个质量修正生命年评分设置如 EQ-5D 和越来越多的与质量修正生命年权重有关的目录可供参考。遗憾的是，相同的条件和干预，并不总是能得到相同的报告值[71]。此外，现有的设置和目录有时也不能灵敏地测到干预对质量修正生命年的微小变化的影响[72]。

第二个对质量修正生命年的批评涉及伦理问题，包括担心他们可能会喜欢年轻的甚于年老的[73]，男性甚于女性[74]，有劳动力甚于残疾人[75-76]，富有的甚于贫穷的[77]。就设计而言，质量修正生命年反映社会的偏好且本质上是主观的。然而，系统的偏差和测量误差应最大限度地减少。此外，质量修正生命年的使用也已经因为他们依靠功利主义的伦理框架为基础而受到批评[78]。就功利主义而言，社会的假设目标是寻求大多数人的极大福利，而非福利的分布的情形。加权方案已提出把其他的分配框架和目标相结合，例如一个倾向是拯救生命甚于避免疾病[79~80]。不过，尽管有这些批评，质量修正生命年指标已经被广泛接受并使用，并提供了一个有益于讨论适当的分配稀缺卫生资源的起点。

确保有效实施

系统综述和经济评估在指导实践和制定公共卫生政策中是有用的。然而，在传播这些类型的研究结果并使用结果可能会遇到一些困难。

第一，对决策的影响不清楚。在临床护理中，有一系列的证据提示，推出新的指南可以对患者的护理有积极的影响[81]。但在以人群为基础的公共卫生，却鲜有文献发表有关系统综述对于决策者和消费者们作出其决定的影响[11, 16, 17, 82]。加拿大公共卫生部门的研究表明，组织特点是在决策中使用系统综述的重要因素[83]。经济评估虽已广泛应用于其他国家，特别是国家健康计划，而在美国却有一个曲折的历史[67, 84, 85]。

另一个问题是如何应用国家或州立标准满足当地需要。系统综述和经济评估通常是以国家社会的视角为出发点。若要引用这些研究的结果，实施者必须考虑是否有特殊的州或当地状态特征会影响执行那些来自国家数据中的结果。比如，假设某位决策者已经发现了一个系统的综述，支持使用大众媒体促进民众参与体育活动。但如果这个城市或县的决策者禁止广告牌广告，那么基于这个限制，应用这个系统综述的结果时就需进行调整。

最后是如何培训和获得信息的问题。对于许多在公共卫生领域的人，关键问题可能是"如何了解或适当地使用这些工具"？为了更好地应用系统综述，需要通过研究生期间教育和在社区工作的公共卫生专业人员在职的继续教育来加强培训。

将证据转化为建议和公共卫生行动措施

为了将循证临床和社区环境综述中的所发现的结果转化为行动的建议，最近已采用了几个机制和方法，其中包括有专家讨论会，实践指南和最佳实践。

专家讨论会和协商会议

系统综述和经济评估经常通过专家讨论会提出，并完善提炼和传播。这些专家会审查研究及其相关的健康条件，诊断和治疗程序，规划和卫生政策，及社区干预措施。专家讨论会通常由许多政府机构组织，包括行政和立法部门，以及由自愿（专业）的健康组织，如美国癌症协会。理想情况下，专家讨论会的目标是提供同行公认的科学专家来评审科学的质量，并对健康建议，法规和政策决定的基础给予科学的解释。当专家讨论会进行顺利时，同行专家评审可以为决策过程提供一套重要的检验和制衡。

协商共识会议是常用的审查科学证据的相关机制。自 1977 年，美国国家卫生研究院（NIH）使用协商共识会议解决医学和公共卫生中的重要和有争议的问题。最近，举行了一个协商会议，以评估预防、停止和控制烟草的使用[86]。RAND 公司已检查了 NIH 的协商共识的方法在九个国家的应用，从而提出了改善的建议[87]。

专家审查 / 共识的发展过程可以分四个程序阶段来描述[87]：

背景 背景包括参会者的情况，所考虑的主题，以及如何选择主题。解决的问题是局限于可用的证据。在大多数国家，由一个负责对技术评估的常设委员会选定主题供专家组考虑选择。

会前准备 会前准备包括选择主席、专家成员和演讲者。在这个阶段中，需准备背景信息。虽然口头报告是一个讨论会议的重要组成部分，准备过程中文献综述是常见的。提供给与会成员的文献综述，范围可以包括从一个有关文献的综合，到一个全面的关于主题的文集。普遍存在于各国的局限性是会前准备阶段缺乏对现有文献进行系统的综述。对于有些讨论会，特定的问题是在会前交流以便定下小组会议的范围和方向。Delphi 法也有助于会前准备（见第 8 章）。

与会人员的组成 典型的与会专家范围大约 9~18 名成员。根据审议的主题，专家们来自各种学科，如行为科学、统计学、经济学，流行病学、卫生政策或医学等。通常由 RAND 公司在所有的国家组织的研究小组均由科学家和外行人组成。成员不应与所评审的金融或专业有利益冲突。

就许多公共健康问题，社区参与专家评审过程是很重要的。社区可以从地理、人口统计学（例如，40 岁及以上的妇女），或疾病状态（例如，癌症的幸存者）来定义。社区参与专家讨论会或协议会可由一个或多个社区成员的参与来实现。或者，社区投入亦可通过进行面谈或焦点小组访谈，并将信息整理成为资料供专家考虑。

讨论会议 这个阶段包括在会议上实际进行的和会后的后续工作。这些细节包括公共和私人的论坛和群体互动过程以形成建议和结论。部分原因是因为在不同的国家许多共识会议已经在非正式的情况下进行的，McGlynn 和他的同事[87]建议，重要的是要规范和记录专家的决定形成的讨论过程。政府专家讨论的结果草案通常是在形成最后建议之前提前发表使公众阅读和评论。由此产生的结论或建议将会广泛传播，以便影响指导公共卫生实践和研究。当他们发布专家的建议时，同时一起发表专家讨论的建议的理由和证据相关的基础，这样专家建议的效果最好。

　　所有的专家讨论会从开始组织就有所不同。如美国预防服务工作队（USPSTF）和社区预防服务专案组是很明确将建议与证据相连的。一般来说，我们会认为这种"链接"是明显优于传统的仅使用"专家意见"或"全球主观判断"观点，因为"一个明确的推荐某些干预措施的理由分析，将提高……实施者从他们自己的观点需求评估建议是否是有效的和谨慎的……适用于在他们的本地环境中，并将实现他们的重要的目标[21]"。因此以证据为基础的建议应给予更大的重视。

实践指南

　　指南是"一个关于任务或功能的正式陈述"[42]。在北美，指南是建议的同名词，而在欧洲的一些地区，建议比指南更为有力。在一般情况下，实践指南是提供建议给临床医生，公共卫生从业人员，医疗管理机构，以及公众将如何提高临床和公共卫生干预的有效性和影响力。指南是将研究与实践证明有效的项目转化为易懂并方便使用的信息指导公共卫生实践。为了影响社区和临床的干预，许多政府和非政府机构发布了一系列指南。例如，自 1972 年，国家高血压教育项目已定期公布对高血压筛查的指南[88]。应用循证的过程和协商方法，这些指南为临床医生提供建议。此外，还提供了其他关于应用循证建议的临床和社区预防服务的例子。

　　临床设置干预指南　在过去的十年中，为了使用更多的循证方法来建立临床实践的指南，进行了数次尝试。目前在许多国家有众多组织机构致力于建立一个在预防领域的循证临床实践指南，其中包括美国、加拿大、英国、澳大利亚和欧洲的一些国家[89]。特别值得提及的两项努力是来自美国预防工作服务队 USPSTF 和加拿大预防保健工作队（CTF）。USPSTF 和 CTF 在提高循证临床防治的合作已有几十年。对于合作，主要任务是评审和综合证据并提出针对初级保健医生的指南。

　　USPSTF 正在建立其第 3 版针对临床预防服务的指南，这是一个很好的循证临床预防服务过程的例子。在这过程遵循明确的分析框架，采用系统的方法进行数据的检索和提取，根据研究设计和质量评估证据，然后检查干预的好处和危害[24]。USPSTF 试图将每一项预防服务进行广泛考虑，综述多项研究，包括随机对照试验和观察研究。建议部分是基于研究设计的层次结构，随机对照试验所得的最高分[24]（表 3-3）。当对特定的临床干预做出一个推荐时，将证据的质量和干预的收益放在一个综合因素表内考虑。结果分为几个级别。"A"（强烈推荐），"B"（推荐），"C"（不推荐），"D"（反对），或"I"（推荐的证据不足）。

表 3-3　美国预防服务队所使用的研究设计层次结构

分类	设计
Ⅰ	证据来自至少有一个正确的随机对照试验
Ⅱ-1	证据来自设计良好的对照试验，但不是随机对照
Ⅱ-2	证据来自设计良好的队列或病例对照分析研究，最好是来自多个中心或研究组
Ⅱ-3	证据来自多个时间序列具备或不具备干预的研究，在不受控制的实验中得到戏剧性的结果（在 20 世纪 40 年代的青霉素治疗）也可以被视为这种类型的证据
Ⅲ	受人尊敬的权威机构的意见，根据临床经验、描述性的研究和病例个案报告或专家讨论报告

另一个重要的资源是 Cochrane 协作网，一个开始于 1993 年的国际组织，其目的在于收集整理和传播健康卫生的干预的系统综述[90]。Cochrane 协作网发表的综述是基于完全随机对照试验，每季度更新一次，可在网络中获得电子版。Cochrane 系统综述重点放在治疗干预，如抗抑郁药对由躯体疾病致抑郁的患者的影响。Cochrane 数据库目录的综述包括其协作网内的成员及协作网外的成员发表的综述。数据库也包含注册了的但未发表的和正在进行的临床试验，可作为数据源供荟萃分析和其他系统综述[90]。此外，Cochrane 协作网也包括有效干预的经济评估的综述。

社区环境的干预指南　在 2000 年，一个由美国疾病防御中心支持的专家小组（美国公共卫生社区预防服务工作队）开始出版了社区预防服务指南：系统综述和循证推荐（社区指南）[9]制定社区指南的根本原因如下：①公共卫生工作人员和决策者重视科学知识作为决策的依据；②关于一个特定主题的科学文献往往是数量巨大，质量不一，对于繁忙的公共卫生工作人员来说是难以查阅；③一个有经验的专长于某领域的专家小组，鲜少有可能就广泛的项目课题提供建议给社区公共健康官员和公共卫生工作人员[91]。社区指南是在努力评估与社区相关的证据，或评估"以人群为基础"的干预措施，旨在为"临床预防服务指南"作一种补充。它总结了什么是已知的有效性和以人群为基础的干预措施的成本效益，目的是促进健康，预防疾病，伤害，残疾，过早死亡，减少对环境危害的暴露。

为了指导与广泛的健康课题相关的干预措施，一系列系统综述和推荐已在各部门机构中组织进行。他们包括行为（烟草产品的使用预防）、环境（社会文化环境），或特定的疾病、伤害或损害（疫苗可预防的疾病）。一个系统的过程包括形成一个评审团队，围绕一个分析框架，建立概念性的方法，选择所要评估的干预措施，以搜索和收集证据，从每一个相关研究中提取信息，并评估有效性的证据的质量。然后将关于每一个干预的信息综合成为是推荐或反对此项干预措施或结论为证据不足。对于证据尚不足以标明干预措施是有效性，"社区指南"为进一步预防研究提供了指导。此外，社区指南也包括一个系统的方法来进行经济评估，为使这些计划和政策更有效寻求成本效益信息[1]（证据分级请参见第 2 章中所示的社区指南的层次结构）。

至目前为止，证据综述和推荐已用于 18 个不同的公共健康主题，包括减少风险因素（烟草控制）、促进早期发现（癌症筛选）、解决的社会文化因素（住房）、促进健康的环境（工作单位）。基于在社区指南早期中的证据综述的传播[92]，卫生政策对国家与州级水平已经产生了积极正面的影响[93]（知识点 3-3）。

知识点 3-3　使用指南支持美国卫生政策改变以减少酒精相关的交通事故死亡人数

关于州立法的有效证据的系统综述表明，州立法律降低所允许的摩托机动车驾驶员血液酒精浓度从 0.1% 降到 0.08% 后发现，这些法律减少了 7% 的与酒精驾驶相关的死亡。综述还发现了一项研究，如果所有州制定法规限定"摩托机动车驾驶员血液酒精浓度 0.08%"（BAC 法），估计每年全美将拯救约 500 人的生命。基于这一证据，社区预防服务工作队发出强烈建议，各州法决策者考虑制定这类法规[93]。

应美国众议院交通委员会成员的关于"0.08% BAC 法律信息有效性"的要求由美国国家安全委员会综合的本综述和推荐并于 2000 年底提交给小组委员会。基于此信息的一部分，小组委员会投票表决在交通拨款提案（包括语言）要求各州制定 0.08% BAC 法律，否则可能失去联邦公路建设资金。美国众议院和参议院批准了交通拨款提案，包括要求，该提案是由克林顿总统签署成为法律。在传播综述结果之前，只有 19 个州已经通过了 0.08% BAC 法。到 2004 年 6 月 30 日，所有 50 个州已经制定了这些法律。

这种使用系统综述的证据的案例研究发表于 2010 年[93]。其中有几条经验教训：①令人信服的政策干预和健康结果之间的关系的性质；②使用综合整体的证据；③使用一个公认的和可信的综合过程；④关键合作伙伴在整个过程中的所有阶段的参与；⑤使用个性化渠道和引人注目的形式传播证据；⑥使多个利益攸关方参与，鼓励其接受并遵守系统综述的证据所推荐的能力；⑦易懂易教并方便掌握；⑧努力解决可持续发展。

Zaza S 美国疾病控制和预防中心，2001 年 12 月，和 Mercer 等提供[93]。

"最佳实践" 的公共卫生

除了上述讨论的分析方法，各种 "最佳实践" 的综述近年来已有总结并进行了传播。这些综述的范围和质量大有差别，因而 "最佳实践" 是一个不精确的术语。为人所知的 "最佳实践" 有时来自于一个实施者非正式的说明，如某个干预措施的活动较另一个好[94]。一些研究人员包括循证临床和社区环境的综述，及其最佳实践的标题下的报道[95]。最好的实践也涉及决策过程中当地居民参与的基层预防伤害和交通安全做法[96]。其他最佳实践方法也有来自于循证医学的过程与专家意见结合推荐的有效的方法。这里有一个最好的例子是由美国疾病预防中心制定的综合烟草控制计划的做法[97]。这个文件是针对美国该决定如何分配烟草公司支付的巨额诉讼赔偿的需求而建立的[95]。也是很大程度上是基于美国成功地建立了全面有效的烟草控制计划，特别是加利福尼亚州、马萨诸塞州、亚利桑那州和俄勒冈州[98]。

鉴于上述的这些最佳实践的差别，读者应仔细查阅建立的过程，特别是当指南没有出现在同行评审文献中。

总结

这一章提出了一些建立和实践循证公共卫生的工具，包括系统综述和经济评估。两者都是确定比较整理和综合关于一个主题的已知信息。系统综述给出了一个特殊干预的最新信息及干预效果的评估（"它有效吗？"）。经济评估是对干预的成本和利益提供一个有效性的量化的评估（"它是以合理的成本，获得可能的利益吗？"）。实践指南将研究转化为公共健康实践的信息（"专家小组发表了什么建议，以解决感兴趣的健康状况问题？"）。

这些技术中的每一个都比较复杂，一般都是由专业培训的人来完成的（例如，经济学家将进行成本有效性分析）。本章的目的是向公共卫生工作人员解释这些技术，使他们可以便于使用这些方法。

章节要点

• 系统综述和经济评估总结了大量的信息和可为公共卫生专业人员和决策者提供可靠的决策工具。

• 这些技术都比较复杂，但它们的基本逻辑和结构是可以理解的。

• 系统综述过程的结果可以是一种叙述（定性）的文献评估或定量荟萃分析，并可用于建立指南。

• 临床和社区环境的实践指南变得越来越普遍和有用的。

• 经济评估是比较成本和收益，以确定最有效的配置稀缺资源。

• 在考虑使用系统综述和经济评估时，若干挑战（即不一致的质量、方法论问题、实施的困难）应牢记在心。

这些方法将被越来越多地使用，特别是在有限的公共卫生资源的时代，实施者必须能够理解他们，这样他们就可以确定适当的公共卫生优先事项。

建议阅读和推荐网站

建议阅读

Briss PA, Brownson RC, Fielding JE, Zaza S. Developing and using the Guide to Community Preventive Services: lessons learned about evidence-based public health. *Annu Rev Public Health.* 2004;25:281–302.

Drummond MF, Sculpher MJ, Torrance GW, et al. *Methods for the Economic Evaluation of Health Care Programmes.* 3rd ed. New York, NY: Oxford University Press, 2005.

Gold MR, Siegel JE, Russell LB, Weinstein MC. *Cost-Effectiveness in Health and Medicine.* New York, NY: Oxford University Press, 1996.

Haddix AC, Teutsch SM, Corso PS. *Prevention Effectiveness. A Guide to Decision Analysis and Economic Evaluation.* 2nd ed. New York, NY: Oxford University Press; 2002.

Higgins JPT, Green S. *Cochrane Handbook for Systematic Reviews of Interventions.* New York, NY: John Wiley and Sons, 2008.

Kemm J, Parry J, Palmer S, eds. *Health Impact Assessment: Concepts, Theory, Techniques and Applications.* New York, NY: Oxford University Press, 2004.

Muennig P. *Cost-Effectiveness Analysis in Health: A Practical Approach.* San Francisco, CA: Jossey-Bass, 2007.

Petitti DB. *Meta-analysis, Decision Analysis, and Cost-Effectiveness Analysis: Methods for Quantitative Synthesis in Medicine.* 2nd ed. New York, NY: Oxford University Press, 2000.

Petticrew M, Roberts H. *Systematic Reviews in the Social Sciences: A Practical Guide.* Oxford, UK: Blackwell Publishing, 2006.

推荐网站

Association of Public Health Observatories, The HIA Gateway <http://www.apho. org.uk/default.aspx?QN=P_HIA>. This U.K.-based website provides resources for health impact assessments, including sample causal diagrams and a searchable catalog of HIAs.

Canadian Task Force on Preventive Health Care <http://www.ctfphc.org/>. This website is designed to serve as a practical guide to health care providers, planners, and consumers for determining the inclusion or exclusion, content, and frequency of a wide variety of preventive health interventions, using the evidence-based recommendations of the Canadian Task Force on Preventive Health Care.

The CEA Registry: Center for the Evaluation of Value and Risk in Health, Institute for Clinical Research and Health Policy Studies, Tufts Medical Center <https://research.tufts-nemc.org/cear/default.aspx>. This website includes a detailed database of cost-utility analyses. Originally based on the articles by Tengs et al.,[51,99] the site is continually updated and expanded and now also includes a catalog of QALY weights.

The Cochrane Collaboration <http://www.cochrane.org>. The Cochrane Collaboration is an international organization that aims to help people make well-informed decisions about health care by preparing, maintaining, and promoting the accessibility of systematic reviews of the effects of health care interventions. The Collaboration conducts its own systematic reviews, abstracts the systematic reviews of others, and provides links to complementary databases.

The Guide to Clinical Preventive Services, Third Edition <http://www.ahrq.gov/ clinic/uspstfix.htm>. The U.S. Preventive Services Task Force developed and updates this guide, intended for primary care clinicians, other allied health professionals, and students. It provides recommendations for clinical preventive interventions—screening tests, counseling interventions, immunizations, and chemoprophylactic regimens—for more than 80 target conditions. Systematic reviews form the basis for the recommendations. The Guide is provided through the website of the Agency for Healthcare Research and Quality.

The Guide to Community Preventive Services <http://www.thecommunityguide. org>. Under the auspices of the U.S. Public Health Service, the Task Force on Community Preventive Services developed *The Guide to Community Preventive Services*. The *Community Guide* uses systematic reviews to summarize what is known about the effectiveness of population-based interventions for prevention and control in 18 topical areas. Interventions that are rated effective are then evaluated for cost-effectiveness.

Health Impact Assessment, Centers for Disease Control and Prevention Health Places<http://www.cdc.gov/healthyplaces/hia.htm>. This website provides definitions, examples, and links to other catalogs and archives of HIAs.

National Health Service Centre for Reviews and Dissemination <http://www.york.ac.uk/inst/crd>. Maintained by the University of York, this website distributes information and has searchable databases on intervention effectiveness and intervention cost-effectiveness. The NHS Centre for Reviews and Dissemination is devoted to promoting the use of research-based knowledge in health care. Within the website, one can find the NHS Economic Evaluation Database, which contains 24,000 abstracts of health economics papers including over 7000 quality-assessed economic evaluations. The database aims to assist decision makers by systematically identifying and describing economic evaluations, appraising their quality and highlighting their relative strengths and weaknesses.

The UCLA Health Impact Assessment Clearinghouse Learning Information Center <http://www.ph.ucla.edu/hs/hiaclic>. This site contains a catalogue of HIAs conducted in the United States and information about HIA methods and tools. An online training manual is provided.

World Health Organization Health Impact Assessment <http://www.who.int/hia/en/>. The World Health Organization provides resources, examples, toolkits, and a catalog of worldwide HIAs.

参考文献

1. Carande-Kulis VG, Maciosek MV, Briss PA, et al. Methods for systematic reviews of economic evaluations for the Guide to Community Preventive Services. Task Force on Community Preventive Services. *Am J Prev Med*. 2000;18(1 Suppl):75–91.
2. Drummond M, Sculpher M, Torrance G, et al. *Methods for the Economic Evaluation of Health Care Programmes*. 3rd ed. New York, NY: Oxford University Press; 2005.
3. Gold MR, Siegel JE, Russell LB, Weinstein MC. *Cost-Effectiveness in Health and Medicine*. New York, NY: Oxford University Press; 1996.
4. Haddix AC, Teutsch SM, Corso PS. *Prevention Effectiveness. A Guide to Decision Analysis and Economic Evaluation*. 2nd ed. New York, NY: Oxford University Press; 2002.
5. Kemm J, Parry J, Palmer S, eds. *Health Impact Assessment: Concepts, Theory, Techniques and Applications*. New York, NY: Oxford University Press; 2004.
6. Muennig P. *Cost-Effectiveness Analysis in Health: A Practical Approach*. San Francisco, CA: Jossey-Bass; 2007.
7. Petitti DB. *Meta-analysis, Decision Analysis, and Cost-Effectiveness Analysis: Methods for Quantitative Synthesis in Medicine*. 2nd ed. New York, NY: Oxford University Press; 2000.

8. Petticrew M, Roberts H. *Systematic Reviews in the Social Sciences: A Practical Guide*. Oxford, UK: Blackwell Publishing; 2006.

9. Zaza S, Briss PA, Harris KW, eds. *The Guide to Community Preventive Services: What Works to Promote Health?* New York, NY: Oxford University Press; 2005.

10. Petticrew M. Systematic reviews from astronomy to zoology: myths and misconceptions. *BMJ*. 2001;322(7278):98–101.

11. Bero LA, Jadad AR. How consumers and policy makers can use systematic reviews for decision making. In: Mulrow C, Cook D, eds. *Systematic Reviews. Synthesis of Best Evidence for Health Care Decisions*. Philadelphia, PA: American College of Physicians; 1998:45–54.

12. Jackson N, Waters E. Criteria for the systematic review of health promotion and public health interventions. *Health Promot Int*. 2005;20(4):367–374.

13. Marshall DA, Hux M. Design and analysis issues for economic analysis alongside clinical trials. *Med Care*. 2009;47(7 Suppl 1):S14–20.

14. Ramsey S, Willke R, Briggs A, et al. Good research practices for cost-effectiveness analysis alongside clinical trials: the ISPOR RCT-CEA Task Force report. *Value Health*. 2005;8(5):521–533.

15. Bambra C. Real world reviews: A beginner's guide to undertaking systematic reviews of public health policy interventions. *J Epidemiol Commun Health*. Sep 18 2009.

16. Lavis JN. How can we support the use of systematic reviews in policymaking? *PLoS Med*. 2009;6(11):e1000141.

17. Waters E, Doyle J, Jackson N. Evidence-based public health: improving the relevance of Cochrane Collaboration systematic reviews to global public health priorities. *J Public Health Med*. 2003;25(3):263–266.

18. Galsziou P, Irwig L, Bain C, Colditz G. *Systematic Reviews in Health Care: A Practical Guide*. New York, NY: Cambridge University Press; 2001.

19. Guyatt G, Rennie D, eds. *Users' Guides to the Medical Literature. A Manual for Evidence-Based Clinical Practice*. Chicago, IL: American Medical Association Press; 2002.

20. Higgins J, Green S. *Cochrane Handbook for Systematic Reviews of Interventions*. New York, NY: John Wiley and Sons; 2008.

21. Briss PA, Zaza S, Pappaioanou M, et al. Developing an evidence-based Guide to Community Preventive Services—methods. The Task Force on Community Preventive Services. *Am J Prev Med*. 2000;18(1 Suppl):35–43.

22. Kelsey JL, Petitti DB, King AC. Key methodologic concepts and issues. In: Brownson RC, Petitti DB, eds. *Applied Epidemiology: Theory to Practice*. New York, NY: Oxford University Press; 1998:35–69.

23. Liberati A, Altman DG, Tetzlaff J, et al. The PRISMA statement for reporting systematic reviews and meta-analyses of studies that evaluate health care interventions: explanation and elaboration. *J Clin Epidemiol*. 2009;62(10):e1–34.

24. Harris RP, Helfand M, Woolf SH, et al. Current methods of the U.S. Preventive Services Task Force. A review of the process. *Am J Prev Med*. 2001;20(3 Suppl):21–35.

25. Glass GV. Primary, secondary and meta-analysis of research. *Educ Res*. 1976;5:3–8.

26. Ellison RC, Zhang Y, McLennan CE, Rothman KJ. Exploring the relation of alcohol consumption to risk of breast cancer. *Am J Epidemiol*. 2001;154(8):740–747.

27. Weed DL. Interpreting epidemiological evidence: how meta-analysis and causal inference methods are related. *Int J Epidemiol*. 2000;29(3):387–390.

28. Greenland S. Can meta-analysis be salvaged? *Am J Epidemiol.* 1994;140(9):783–787.

29. Gerber S, Tallon D, Trelle S, et al. Bibliographic study showed improving methodology of meta-analyses published in leading journals 1993–2002. *J Clin Epidemiol.* 2007;60(8):773–780.

30. Wen J, Ren Y, Wang L, et al. The reporting quality of meta-analyses improves: a random sampling study. *J Clin Epidemiol.* 2008;61(8):770–775.

31. Cardis E, Vrijheid M, Blettner M, et al. The 15-Country Collaborative Study of Cancer Risk among Radiation Workers in the Nuclear Industry: estimates of radiation-related cancer risks. *Radiat Res.* 2007;167(4):396–416.

32. Lubin JH, Purdue M, Kelsey K, et al. Total exposure and exposure rate effects for alcohol and smoking and risk of head and neck cancer: a pooled analysis of case-control studies. *Am J Epidemiol.* 2009;170(8):937–947.

33. Patient level pooled analysis of 68 500 patients from seven major vitamin D fracture trials in US and Europe. *BMJ.* 340:b5463.

34. Samet JM, White RH, Burke TA. Epidemiology and risk assessment. In: Brownson RC, Petitti DB, eds. *Applied Epidemiology: Theory to Practice.* 2nd ed. New York, NY: Oxford University Press; 2006:125–163.

35. World Health Organization. Environmental Burden of Disease Series, World Health Organization. www.who.int/quantifying_ehimpacts/national. Accessed February 11, 2010.

36. US Environmental Protection Agency. Guidelines for Carcinogen Risk Assessment. EPA/630/P-03/001F:http://cfpub.epa.gov/ncea/cfm/recordisplay.cfm?deid=116283.

37. Cole BL, Fielding JE. Health impact assessment: a tool to help policy makers understand health beyond health care. *Annu Rev Public Health.* 2007;28:393–412.

38. Collins J, Koplan JP. Health impact assessment: a step toward health in all policies. *JAMA.* 2009;302(3):315–317.

39. World Health Organization. Health Impact Assessment http://www.who.int/hia/en/. Accessed February 3, 2010.

40. Dannenberg AL, Bhatia R, Cole BL, et al. Use of health impact assessment in the U.S.: 27 case studies, 1999–2007. *Am J Prev Med.* 2008;34(3):241–256.

41. Cole B, Shimkhada R, Morgenstern H, et al S. Projected health impact of the Los Angeles City living wage ordinance. *J Epidemiol Commun Health.* 2005;59:645–650.

42. Porta M, ed. *A Dictionary of Epidemiology.* 5th ed New York, NY: Oxford University Press; 2008.

43. Postma MJ, Novak A, Scheijbeler HW, et al. Cost effectiveness of oseltamivir treatment for patients with influenza-like illness who are at increased risk for serious complications of influenza: illustration for the Netherlands. *Pharmacoeconomics.* 2007;25(6):497–509.

44. Alemi F, Gustafson D. *Decision Analysis for Healthcare Managers.* Chicago, IL: Health Administration Press; 2006.

45. Martin AJ, Glasziou PP, Simes RJ, Lumley T. A comparison of standard gamble, time trade-off, and adjusted time trade-off scores. *Int J Technol Assess Health Care.* 2000;16(1):137–147.

46. Health Utilities Group. Health Utilities Index: Multiattribute Health Status Classification System: Health Utilities Index Mark 3 (HUI3). http://www-fhs.mcmaster.ca/hug/. Accessed February 3, 2010.

47. The EuroQol Group. EuroQol–What is EQ-5D? . http://www.euroqol.org/contact/contact-information.html. Accessed February 2, 2010.

48. Bell CM, Chapman RH, Stone PW, et al. An off-the-shelf help list: a comprehensive catalog of preference scores from published cost-utility analyses. *Med Decis Making.* 2001;21(4):288–294.

49. Sullivan PW, Ghushchyan V. Preference-Based EQ-5D index scores for chronic conditions in the United States. *Med Decis Making.* 2006;26(4):410–420.

50. Sullivan PW, Lawrence WF, Ghushchyan V. A national catalog of preference-based scores for chronic conditions in the United States. *Med Care.* 2005;43(7):736–749.

51. Tengs TO, Wallace A. One thousand health-related quality-of-life estimates. *Med Care.* 2000;38(6):583–637.

52. CDC Diabetes Cost-Effectiveness Study Group. The cost-effectiveness of screening for type 2 diabetes. *JAMA.* 1998;2802(20):1757–1763.

53. American Diabetes Association. Screening for diabetes. *Diabetes Care.* 2002;25(S1): S21–S24.

54. Screening for type 2 diabetes mellitus in adults: U.S. Preventive Services Task Force recommendation statement. *Ann Intern Med.* 2008;148(11):846–854.

55. Hoerger TJ, Harris R, Hicks KA, et al. Screening for type 2 diabetes mellitus: a cost-effectiveness analysis. *Ann Intern Med.* 2004;140(9):689–699.

56. Eddy D. *Breast Cancer Screening for Medicare Beneficiaries.* Washington, DC: Office of Technology Assessment; 1987.

57. Braithwaite RS, Meltzer DO, King JT Jr, et al. What does the value of modern medicine say about the $50,000 per quality-adjusted life-year decision rule? *Med Care.* 2008;46(4):349–356.

58. Garber AM, Phelps CE. Economic foundations of cost-effectiveness analysis. *J Health Econ.* 1997;16(1):1–31.

59. Murray CJ, Evans DB, Acharya A, Baltussen RM. Development of WHO guidelines on generalized cost-effectiveness analysis. *Health Econ.* 2000;9(3):235–251.

60. World Health Organization. *Macroeconomics and Health: Investing in Health for Economic Development.* Geneva, Switzerland: World Health Organization; 2001.

61. McCabe C, Claxton K, Culyer AJ. The NICE cost-effectiveness threshold: what it is and what that means. *Pharmacoeconomics.* 2008;26(9):733–744.

62. Gillick MR. Medicare coverage for technological innovations—time for new criteria? *N Engl J Med.* 2004;350(21):2199–2203.

63. Owens DK. Interpretation of cost-effectiveness analyses. *J Gen Intern Med.* 1998;13(10):716–717.

64. Weinstein MC. How much are Americans willing to pay for a quality-adjusted life year? *Med Care.* 2008;46(4):343–345.

65. Mulrow CD. The medical review article: state of the science. *Ann Intern Med.* 1987;106(3):485–488.

66. Breslow RA, Ross SA, Weed DL. Quality of reviews in epidemiology. *Am J Public Health.* 1998;88(3):475–477.

67. Mullen PD, Ramirez G. The promise and pitfalls of systematic reviews. *Annu Rev Public Health.* 2006;27:81–102.

68. Neumann P. *Using Cost-Effectiveness Analysis to Improve Health Care.* New York, NY: Oxford University Press; 2005.

69. Weatherly H, Drummond M, Claxton K, et al. Methods for assessing the cost-effectiveness of public health interventions: key challenges and recommendations. *Health Policy.* 2009;93(2–3):85–92.

70. Zarnke KB, Levine MA, O'Brien BJ. Cost-benefit analyses in the health-care literature: don't judge a study by its label. *J Clin Epidemiol.* 1997;50(7):813–822.

71. Gerard K, Mooney G. QALY league tables: handle with care. *Health Econ.* 1993;2(1):59–64.

72. Mauskopf J, Rutten F, Schonfeld W. Cost-effectiveness league tables: valuable guidance for decision makers? *Pharmacoeconomics.* 2003;21(14):991–1000.

73. Tsuchiya A. QALYs and ageism: philosophical theories and age weighting. *Health Econ.* 2000;9(1):57–68.

74. Tsuchiya A, Williams A. A "fair innings" between the sexes: are men being treated inequitably? *Soc Sci Med.* 2005;60(2):277–286.

75. Groot W. Adaptation and scale of reference bias in self-assessments of quality of life. *J Health Econ.* 2000;19(3):403–420.

76. Menzel P, Dolan P, Richardson J, Olsen JA. The role of adaptation to disability and disease in health state valuation: a preliminary normative analysis. *Soc Sci Med.* 2002;55(12):2149–2158.

77. Gerdtham UG, Johannesson M. Income-related inequality in life-years and quality-adjusted life-years. *J Health Econ.* 2000;19(6):1007–1026.

78. Dolan P. Utilitarianism and the measurement and aggregation of quality-adjusted life years. *Health Care Anal.* 2001;9(1):65–76.

79. Bleichrodt H, Diecidue E, Quiggin J. Equity weights in the allocation of health care: the rank-dependent QALY model. *J Health Econ.* 2004;23(1):157–171.

80. Cookson R, Drummond M, Weatherly H. Explicit incorporation of equity considerations into economic evaluation of public health interventions. *Health Econ Policy Law.* 2009;4(Pt 2):231–245.

81. Grimshaw J, Eccles M, Thomas R, et al. Toward evidence-based quality improvement. Evidence (and its limitations) of the effectiveness of guideline dissemination and implementation strategies 1966–1998. *J Gen Intern Med.* 2006;21(Suppl) 2:S14–20.

82. Maciosek MV, Coffield AB, Edwards NM, et al. Prioritizing clinical preventive services: a review and framework with implications for community preventive services. *Annu Rev Public Health.* 2009;30:341–355.

83. Dobbins M, Cockerill R, Barnsley J, Ciliska D. Factors of the innovation, organization, environment, and individual that predict the influence five systematic reviews had on public health decisions. *Int J Technol Assess Health Care.* 2001;17(4):467–478.

84. Azimi NA, Welch HG. The effectiveness of cost-effectiveness analysis in containing costs. *J Gen Intern Med.* 1998;13(10):664–669.

85. McDaid D, Needle J. What use has been made of economic evaluation in public health? A systematic review of the literature. In: Dawson S, Morris S, eds. *Future Public Health: Burdens, Challenges and Approaches.* Basingstoke, UK: Palgrave Macmillan; 2009:248–264.

86. National Institutes of Health. NIH State-of-the-Science Conference Statement on Tobacco Use: Prevention, Cessation, and Control. *NIH Consens State Sci Statements.* 2006;23(3):1–26.

87. McGlynn EA, Kosecoff J, Brook RH. Format and conduct of consensus development conferences. Multination comparison. *Int J Technol Assess Health Care.* 1990;6: 450–469.

88. Lenfant C, Chobanian AV, Jones DW, Roccella EJ. Seventh report of the Joint National Committee on the Prevention, Detection, Evaluation, and Treatment of High

Blood Pressure (JNC 7): resetting the hypertension sails. *Hypertension.* 2003;41(6):1178–1179.

89. Feightner JW, Lawrence RS. Evidence-based prevention and international collaboration. *Am J Prev Med.* 2001;20(3 Suppl):5–6.

90. Chalmers I. The Cochrane Collaboration: preparing, maintaining, and disseminating systematic reviews of the effects of health care. *Ann N Y Acad Sci.* 1993;703: 156–163; discussion 163–155.

91. Truman BI, Smith-Akin CK, Hinman AR, et al. Developing the guide to community preventive services: overview and rationale. *Am J Prev Med.* 2000;18(1S):18–26.

92. Shults RA, Elder RW, Sleet DA, et al. Reviews of evidence regarding interventions to reduce alcohol-impaired driving. *Am J Prev Med.* 2001;21(4 Suppl 1):66–88.

93. Mercer S, Sleet DA, Eldew RW, et al. From evidence to policy action: The case for lowering the legal blood alcohol limit for drivers. *Ann Epidemiol.* 2010;20(6): 412–20.

94. Kahan B, Goodstadt M. The Interactive Domain Model of Best Practices in Health Promotion: developing and implementing a best practices approach to health promotion. *Health Promotion Practice.* 2001;2(1):43–67.

95. Green LW. From research to "best practices" in other settings and populations. *Am J Health Behav.* 2001;25(3):165–178.

96. National Highway Traffic Safety Administration. A Safe Communities: A Vision for the Future: A Safe Community in Every Community in America. http://www.nhtsa. dot.gov/portal/site/nhtsa/menuitem.6c6692143d8f3c15fb8e5f8dcba046a0/. Accessed January 28, 2010.

97. Centers for Disease Control and Prevention. *Best Practices for Comprehensive Tobacco Control Programs.* Atlanta, GA: Centers for Disease Control and Prevention, National Center for Chronic Disease Prevention and Health Promotion, Office on Smoking and Health; 2007.

98. Siegel M. The effectiveness of state-level tobacco control interventions: a review of program implementation and behavioral outcomes. *Annu Rev Public Health.* 2002;23:45–71.

99. Tengs TO, Adams ME, Pliskin JS, et al. Five-hundred life-saving interventions and their cost-effectiveness. *Risk Analysis.* 1995;15(3):369–390.

第4章
社区分析评估

没有创造力的人会发现错误的答案，但发现错误的问题却需要有创造性的大脑。

——A.Jay

通过社区的分析评估了解当前的状况是一个循证过程的第一步。而到目的地的路径在很大程度上取决于起始点。如前所述，循证过程包括进行评估以确定某个社区存在的问题、比较这些问题的轻重缓急、基于审查和了解其他地方解决这些问题的方法来制定干预方案、评估干预的过程、影响和观察干预处理这些问题的效应的指标。因为处理公共卫生的问题是很复杂的，每个步骤都需要社区合作伙伴和各种各样的利益相关者的参与和协调。在各个阶段的参与程度可能也会有所不同。

社区评估可能包括诸多努力去确认发病率和死亡率、环境和组织条件、现有的政策、与关键的利益相关者之间的关系。重要的是进行这些评估不仅要了解该社区的需要和问题，也要涵盖社区的强项、资力和财源（类似于第5章中战略规划的思考概述）。

这只是一个理想中的完整和全面的评估，但这并不是在所有情况下都可能实现的评估。关于所需要的评估应根据所强调的具体问题来选择。这也可能取决于谁来提出问题。理想的情况下，评估应该有多个利益相关者或合作伙伴的积极参与和发挥作用。而在现实中，一些合作伙伴可能仅会在循证过程的后一阶段加入。在这些情况下，合作伙伴可能会带来新的观点或问题，这些需要额外的评估。

本章分为几个部分来阐述社区评估。首先提供社区评估的背景。下一部分将介绍为什么社区评估是关键。第三部分讨论了一系列的合作模式，可能有益于开展社区评估。接下来的章节将简述谁来评估、评估什么、和如何进行评估。最后一节介绍了如何传播社区的评估结果。

背景

社区评估要确定在一个社区所存在的健康问题，和在该社区影响健康的因素（即健康决定因素），资产、资源、以及影响这些因素的挑战[1、2]。理想的情况下，评估是一个过程，社区利益相关者，包括社区成员和广泛的社区和政府组织，他们都应成为评估社区及从评估到干预行动计划的合作伙伴，来参与这一过程（有关利益相关者的更多信息参见第 5 章）。收集数据的类型是由这些合作伙伴而确定的，因为它是基于这些合作的伙伴所感兴趣并期望得到回答的问题。为了向这些合作的伙伴解释未来的行动计划，通常会综合提供数据给合作伙伴和更广泛的社区成员[1]。

为什么要进行社区评估

社区评估是确保实施正确干预的必要基础。这部分是因为评估能够洞察社区内部实际状况，使干预措施的设计、策划、实施的方式为社区成员接受，并最大限度地惠及社区。此外，评估可以确认社区里对某特定干预方法的支持（但有时需寻找建立新的支持）。这种支持是获得资源和确保成功干预的关键。评估也可以提供各种健康问题或因素的基础状况的测量。这个基础状况或起始点的测量，有助于确定干预是否有效应及影响的力度。在第 10 章中，将提供更多关于如何比较基础线测量及干预措施过程中和干预后所测量收集结果的信息，以识别干预措施前后的差异。

利益相关者在社区评估的作用

利益攸关者，包括社区成员、社区组织、政府和公共机构、私人机构和保健从业人员。他们在进行社会评估时的作用可能会发生变化。每个组的成员参与固然重要，但某项评估可能仅在晚些时候由一个小组和另一小组共同参与时才开始评估。换言之，某些评估可能开始仅有一小组的利益相关者参与，只是在选择了一种具体的干预时，才要求其他合作伙伴加入进行这一评估。一些人认为，社区成员和多个部门应该从一开始就参与直至整个过程，这样很可能会提高相关性和整体评估的准确性及所选择的干预方案的效率（见知识点 4-1）。

联盟是利益攸关者能走到一起进行社会评估的一种方式。应认识到解决复杂的健康问题是需要机构和社区领袖共同与曾经合作工作过的或现有的公共卫生专业人员或创建新的联盟一起有效地合作。联盟被定义为一组社区成员和（或）一些机构为共同目标联合合作[7、8]。一些联盟聚焦在重点范畴的问题，如糖尿病预防或降低婴儿死亡率。其他组织则以联盟形式应对更广泛的公共卫生问题（例如，预防卫生伙伴关系）。

知识点 4-1　关于农村社区卫生保健质量障碍的社区对话

多个利益相关者的参与

在北达科他州农村卫生中心与 13 个农村社区举行社区对话会议，其中包括五个美国原住民的保留区域，以确定什么是他们卫生保健的障碍和如何处理这些障碍[4]。会议的地点由国家既定的服务地区的现有边界而定。他们在每个美国原住民的保留区以及印第安人服务领域举行会议。他们在每个社区举行了会议并且要求当地社区成员作为在他们的区域会议的主持人参加。就每一个领域都有各种各样的利益攸关者应邀参加，包括卫生保健和教育管理者、政府代表和部落领袖，以及社区和商界领袖。

收集数据的多个方法

每次会议持续了 2 小时，包括报告以及要求参与者讨论健康优先事项和如何农村卫生中心能够协助解决这些问题。与会者参与大和小组讨论。此外，要求参与者完成一项简短的调查表。这表包括对卫生保健的威胁的看法，机构组织如何解决这些问题的挑战，和农村卫生中心如何可能帮助解决这些问题。

分享研究发现和采取行动

参与者注意到卫生保健的障碍包括生态框架的各个阶层，其中包括落后的运输交通、经济增长的缺乏、缺乏保险和保险额不足，缺乏初级预防措施和卫生保健劳工不足的因素。农村卫生中心总结归纳这些发现，比较部落和非部落区域的结果，并形成工作组来讨论这些发现，查明确认有关的战略，并建议干预措施。

各利益相关者在联盟中的角色和责任及他们希望从事的活动类型可能有很大不同[9]。这可以看作是一个连续协作的整合[7、8、10]。连续协作的终极目标是机构和个人的共同努力期待找出服务的差距，避免重蹈覆辙，以及信息交换以进行适当的客户推荐。这一级别的协作的特点是网络化和合作。各机构既维持其自主性、议程和资源，同时也分享这些资源以解决

公认的所有人共同关心的问题。最高水平的整合是各机构之间的合作，包括一起制定相关议程、共同的目标和共享资源。在开始一个社区评估前，使利益相关者清楚了解这些符合他们意愿的整合协作层次是很重要的，因为每个水平的整合需要更高层次的承诺和资源。

　　而社区联盟越来越受欢迎，因对社区的评估能力及创造健康的变化是部分取决于联盟在不同的发展阶段的行动能力。最近有很多试图致力于定义和描述这些不同的阶段的联盟作用[7, 11, 12]。通常，因为联盟需开始建立一个他们想要完成的共同的目标和共识，及完成这一改变过程所需的一套通用的技能，这些联盟群体必须是有效的，且是不可或缺的。此外，参与联盟的人需建立关系，作为个人并作为各自的社区组织的代表是很重要的。正如其他类型的以社区为基础的健康促进项目，联盟为了在项目实施的不同阶段有效工作，可能需要关注各种问题，如发展通用的技能和建立互信。Wolff[13]总结了有助于发展有效的联盟的特征（表 4-1）。一旦联盟建立了这些合作关系，他们就已确定了评估什么，如何进行评估。

表 4-1　社区联盟有效性的特征

特征	描述
1. 整体性和综合性	允许联盟来解决它认为需优先考虑的问题；在渥太华促进健康的规章中已有很好的说明。
2. 灵活和响应	联盟解决新出现的问题和修改他们的策略以适应新的社区需求。
3. 建立社区意识	成员经常报告他们的评估和因其参与联盟的社会网络所获得的专业人员和个人的支持。
4. 建立和促进居民参与社区生活	提供了一种新的公民参与结构；联盟成为一个论坛，多个部门可以相互交流。
5. 改善社区的媒介	由于社区联盟解决当地的问题，他们发展社会资本，让居民对多个问题发挥影响。
6. 允许多样文化受到重视和庆祝	由于社区变得越来越多样化，联盟提供组织形式以汇聚多样化的小组并解决共同问题的平台。
7. 创立解决大型问题的方案的孵化器	问题不仅在当地水平，亦在区域和国家水平得到解决，各级地方领导可能成为国家领导人。

谁来评估和评估什么

　　评估什么很大程度上取决于所获得的知识，并从谁那里去收集知识。有关"谁"的问题，重要的是要明确所感兴趣的"社区"。社区可以定义为一些生活在一个特定的地理区域的个人或一些有共同的经验或共享一个特定的社会或文化影响并具有这种认同感的个人[14, 15]。当进行评估时，重要的是确定在感兴趣的社区的人群中是否有任何分组的必要（例如，青年、收入较低的成人），这样的评估可以充分反映社区成员的范围。

关于决定评估什么应以评估的目标为导向。例如，评估重点在于青年的元素会与评估针对老年人的而有所不同。因此，务请注意，有一些一般性的准则，有助于考虑评估的规划。特别重要的是，它是评估影响人口的健康和福祉的全方位的生态状况的重要因素。由此，进行社区评估时，就需考虑各方面，而不能仅仅局限于某些问题[14, 16, 17]。

生态框架（在第9章讨论）表明，个人、社会和环境因素影响个体行为的变化和健康[15]，这已经从生态框架的一些变化产生的影响中得到了提示[18-21]。基于Mcleroy和他的同事进行的工作[18]，从生态框架的五个层面上考虑因素有益于社区评估：

1. 个体因素：个体特点如知识、态度、技能和个人成长的历史。

2. 人际因素：正式和非正式的社会关系和社会支持系统，包括家庭和朋友。

3. 组织因素：社会机构、组织特征、操作规则或规定。组织因素评估可能不仅包括这些机构的存在，而且组织能力和他们改变的愿望（例如，组织支持、组织内部和组织之间的沟通、决策结构、领导和现有的资源[14, 22-24]）。

4. 社区因素：可影响和塑造社区人群行为的因素之间的关系：这包括组织、经济因素、自然环境和文化因素之间的关系。

5. 政府和政策因素：地方，州和国家的法律、法规和规章。

基于生态框架的评估可导致对社区的人们（他们的健康、生活满意程度和他们的行为），为社区服务的组织和机构，以及社区成员居住的内环境的全面评估[25]。事实上，最有效的干预行为是在多个层面，因为社区是由每个在特定环境中并以各种社交网络进行交互影响的个人组成。因此，评估需要在这多种因素方面提供深层分析。表4-2列举出一些各层次的生态框架可能的指标。

收集数据

有许多不同的方式来收集前面列出的各种指标数据。许多社区评估的数据是基于个人获取数据的技巧能力而收集的。如果有人知道如何获取调查表数据，就可应用此方法收集数据。正如前面提到的，要使任何一个社区的评估过程有效，关键是要确定所需要回答的问题和从谁那里收集这些问题相关的数据。使用的方法应是最适合于回答问题的，必要的话应有助理。有些信息可在现有的数据中找到，而其他类型的信息需要收集新的数据。数据通常分为定量或定性。定量数据以数字或统计回答"是什么"的问题。定性数据常以文字或图片表达有助于理解或通过回答"为什么"的问题来解释定量数据。每类数据有不同类型和不同方法收集。因每类数据各有一定的优缺点，人们更多的往往不是仅收集单一数据，而是收集多个类型的数据。综合不同类型的数据的方法通常被称为三角测量法[26]。

表 4-2　生态特征水平的指标

生态特征水平	指标
个人因素：个人的特点，如知识、态度、技能和个人成长史	• 导致死亡的主要原因 • 导致住院的主要原因 • 个人习惯行为的风险和保护因素 • 社区成员的技能和天赋
人际因素：正式的和非正式的社交网络和社会支持系统包括家庭和朋友	• 社会的交往 • 参与的社团（俱乐部、协会） • 信仰的 / 社区教堂的 / 宗教组织 • 文化的 / 社区的骄傲
机构决定因素：社会机构、组织特征、操作规则或规定	• 当地的报纸的 / 广播的 / 电视的传播媒体数量 • 公共艺术项目或参观艺术展览博物馆的数量 • 食品储藏室的存在 • 企业的品种和数量 • 基于信念的组织数量 • 公民组织的数量 • 支持服务的资源列表 • 公共交通系统 • 社会服务 – 如食品援助数量、儿童保健提供者，老人中心、住房 / 住房援助 • 商务系列业务室 • 医疗服务的数量和品种：诊所、项目 • 执法服务的数量：例如，执法机构；受害者服务 • 非营利组织的数量和服务类型（例如，美国的"联合路"组织），服务的人数（计划生育），可享受服务的人数 • 职业教育和高等教育机构及可供学生学习的专业领域：社区学院，大学 • 图书馆

生态特征水平	指标
社区和社会决定因素：可影响塑造行为的组织、经济力量、物理环境和文化因素之间的关系	• 公立学校的数量 • 毕业辍学率 • 测试成绩 • 社区历史 • 社区价值 • 参与当地的结构化或非结构化的决策的机会 • 娱乐机会：绿色空间 / 公园 / 水上运动 / 健身 / 自行车 / 步行道 • 人行横道，人行道与车道连接平滑过渡段，交通静音装置 • 住房成本，可用性的住房 • 环境问题，垃圾、动物、污染 • 存在的局部 / 全市战略，规划过程 • 就业 / 失业率 • 地区经济数据 • 犯罪率：逮捕 / 自首，家庭暴力的发生率
政府和政策因素：地方，国家和国家的法律、规则、法规	• 机动车事故 • 儿童和成人非正式教育的机会 • 存在的组织之间合作的数量和类型 • 分区 • 住房 • 环境 • 经济：最低工资

定量数据

国家、州和当地的数据监控系统 这些定量数据的来源是通过国家或州的举措收集的信息包括发病率和死亡率（癌症登记，死亡证明）、行为（行为和危险因素监测系统）或社会指标（欧洲健康的所有数据库，美国人口普查）。这些数据的优势在于，他们可与不同的地理区域比较，允许一个社区与其他社区之间的比较。这些数据的缺点是他们可能并不能很好地代表一个社区的状况因为地理覆盖，抽样框架或收集数据的方法（例如电话面试）的限制。此外，这些数据集可能并不包括对于特定评估或建立特定干预的某些相关问题回答的数据。

定量调查或访谈 这些数据专门为特定的社区而收集，包括人口统计学、社会指标信息、知识，行为、态度，发病率等。这些数据可以通过电话、邮件收集、面对面或基于互联网的访谈。这些类型的数据的优点是可以聚焦在具体问题和社区的兴趣所在。缺点是它无法与其他区域的反应作比较，因为这取决于很多事情，包括所问的问题和数据收集方法的相似性。此外，收集这类数据可能是昂贵的。关于这些收集方法的更多信息请看第 6 章。

社区审计

社区审计是详细计算在社区的某些因素（例如，娱乐中心，超市、快餐店、学校、地方聚会、广告牌、行人步行或骑自行车的人数，烟头、酒精瓶，社会服务和卫生保健设施）[27~31]。社区审核可以采用结构检查表或审计工具，或者未有截至期限的审计过程，如在一个地理区域行人步行或坐敞篷挡风玻璃车游的人数[7]。这些数据对于获得一个特定的环境的信息是有价值的。然而，有些数据可以受到每年测量的季节日期或白天和夜晚时间的差异的影响（例如，步行者的人数）或观察者的习惯嗜好（例如苏打水的瓶子和混合鸡尾酒的容器数量之间的差异）。

定性数据

访谈　访谈可能是个人或团体的对话。谈话可能很刻板，对每一个人使用同样的方法或问同一组问题。或它可能会更加开放。通过一般的面试步骤协议，列出感兴趣的话题，以看似最合适的顺序来讨论各种尝试。与个人访谈不同，团体访谈和焦点小组访谈允许评估社会规范的影响。定性数据的优点包括潜在的提高人们对某一特定问题的理解（例如，不只是了解有些人无行动，而且是他们为什么无行动），并参与讨论各种与行为和健康相关的因素。如果是建立了一个通用的访谈步骤，访谈执行者可能比较受访者的观点来确定影响其行为和健康的各种因素。也可以进行多次面试和焦点小组访谈。可以根据不同的层次进行一些比较（例如，比较不同体力活动水平和性别的影响）。定性数据的缺点是，它往往是很难从许多不同的个体收集信息，往往需要较长的时间来收集数据。与定量数据比较，访谈执行者（具备与人和谐沟通的关系的技巧）也可能在收集定性数据方面会产生较大的影响。

印刷媒体／书面文件　印刷媒体也提供了一个定性的数据源。例如，报纸或通讯可以揭露社区里最突出的问题的真相。此外，最近的技术进步允许评论的博客或作为重要的定性数据的列表形式（例如，各类型的乳腺癌的列表、支持提供或关心社区的医疗保健）。有些人已经用书面日记来跟踪和记录社会事件或个人行为的方式。

观察　观察是一种收集一个社区或干预数据的方法。它需要使用你所有的感官知觉就所深入的领域写注释或说明。通过收集这些数据类型，可以了解到的信息远超过参与者所谈到的项目或社区，也可以收集当地的背景信息。收集的数据也可能是有益的，因为有些可能是个人不情愿谈论的话题或甚至并未意识到其重要性或并不感兴趣的信息（如，一条鱼的问题，为什么要谈水呢？）。在计划观察时，重要的是考虑到参与者的好处和弊端及观察时间。认识到观察注意事项和利弊是有益的。例如，应告诉他们正在观察的参与个人，尽管这可能会使其改变行为。而若不告诉他们将阻碍观察者与参与者之间建立信任关系并可能有违道德。观测数据是一个潜在的丰富的信息源，不过，它高度依赖于观察者的技巧能力，这或许会花很多时间。

"照片之声"　"照片之声"是一种定性数据采用静态或视频图像文件来反映一个社区的条件。这些图像像可能由社区成员，社区组织的代表，或专业人士收集提供。一旦摄下图像，他们可以使用对话来解释图像[32]。这些类型的数据对于捕捉某些社区，从社区的角度看是某些突出的主题的重要图像是非常有用的。正如他们所说，一个图片胜过千言万语。然而，从一张图片可能很难知道画面的周围有什么情况，例如，它何时被拍下来，或为什么要拍它。此外，从这图像也无法得知在旁观者的"眼睛"里这图像又意味着什么。

论坛或社区座谈　社区论坛是一个把社区的不同部分的人召集在一起就他们社区的最重要的问题的对话方法[4, 33, 34]。通常这些讨论大于焦点小组的访谈的范畴。这个社区可能会有代表提出一个项目的简短描述，然后问一个或两个关键问题，重点关注或考虑如何改善人群健康的愿景。社区可能让与会者就这些关键问题给予口头答复或选择图像报告[11, 17]。以这种方式使社区成员聚集一起共同讨论社区问题的优点是能够吸引社区的多个部门的人，并对关键问题进行丰富而复杂的对话。困难的是对所获得的数据进行分析并确保会议允许听到不同的声音[33]。

数据分析

一旦已收集到数据，就需要分析和总结。定量和定性数据分析需要大量的训练，而这些技能远远超出了本书的范围。第 6 章将提供一些定量数据工作分析时的注意事项的最重要的概述。通常，在社区评估中，最感兴趣的是按人、地点和时间特征的方式来分析。以下是一些定性数据分析中的注意事项的概述。

　　定性数据的分析，包括综合书面媒体、现场笔记、"照片之声"、座谈会或面试的分析。定性数据的分析是个排序、分析、归纳、并合成的迭代过程来阐明反映在数据中出现的共同的概念或主题，以便识别事物呈现的趋势、性质和特征。通常，在数据收集过程中就会开始分析。同样，当人们收集和分析数据时，可能对所观察到的现象规律进行不同的诠释和解释，或解释出现在数据中的各种因素成分之间的联系。跟踪这些发生的各种因素成分对分析是有用的。

　　有许多不同的策略来进行定性数据分析。与定量数据分析相同，在任何分析之前，重要的是要确保所分析的数据是取之于正确的收集整理方法。例如，当分析访谈时重要的是要了解书面访谈记录（逐字笔记常来自录音）是准确和完整的。定性数据分析的下一步是建立一组代码或类别，用以代表在数据中进行排序不同的成分和因素。这些代码可能是就所查询的问题而预先设计，或他们可能是在审查数据的过程中建立的。一旦建立了代码，数据会按分类的代码或类别来审查和分析。而新的代码或开发的类别可用于一些可能不再适合于已建立的编码方案的数据。在每个代码中的数据需进行审查确保它与代码是准确的匹配，并且了解是否有任何相应的亚类别引用。然后审查这些代码或类别，以确定其主题或调查结果。有一些方法，允许在不同的组间进行比较（例如，建立矩阵比较男女或健康从业者和社区成员的调查结果）。对于大数据集，有软件包，允许这些类型的比较（例如，NUDIST，ATLAS.TI）。（对进一步的定性分析的信息感兴趣的人应该了解更多的信息[35, 36]。）只要有可能，在最终确认数据分析结果前，进行"成员检查"是有帮助的。成员检查是一个复查所收集的数据的过程，例如，验证从谁收集得到数据，核对那些主题和概念是否的确来自于参与者。

传播社区评估结果

　　社区评估是以证据为基础的公共健康决策过程。社区评估是用来了解所感兴趣的社区，并确定这个社区最重要的问题的方法。评估本身应该被看做是一个建立和实施干预措施的协作过程中的第一步。因此，一旦数据被收集，重要的是总结每个数据源的经验并以一种可以理解的方式，将数据介绍给所有的合作伙伴。这样做时，必须注意收集的数据的优点和缺点以及数据代表的部分社区。

　　有几种方法报告数据。一个方法可以向社区以图形形式提供信息。这些图表可以比较一个社区和其他社区，或可以比较在一个特定的社区内的亚组群（如按性别族裔分组）的发病率和死亡率。地图还可以用于显示所收集的数据的区域。例如，地图还可以用来表明某区域有较多或较少的机会购买健康食品或具有方便社区利用的体育活动资源。人们也可以使用地图，以确定食品店，图书馆，学校，甚至社区机构的密度[37~39]。

除了建立一个社区评估的调查结果的材料，重要的是使所有的利益相关者都有机会反思和讨论评估和调查所得的结果。这讨论应该包括对话，例如什么是令人惊讶的发现，什么是预期的结果，数据代表了什么问题和还有哪些差距。是否采取公共卫生行动，这需要合作伙伴对他们所拥有的数据具有信心，虽然不是所有的数据，因为事实上亦不可能一次评估获得所有的数据，但要确信已拥有的数据足以使他们决定要采取行动。由此，完整的理解数据，对于优先考虑最重要的问题，并研究和制定行动计划是重要的。

总结

社区评估对提供现有的个人，组织和社区条件的信息是必不可少的。由于公共卫生问题的复杂性，在生态框架的多个层次上获取信息是很重要的。利益相关者的早期参与，有助于明确所需要解决的问题，了解什么是现有的和新的数据可以用来回答这些问题，以便采取行动。这可以节省资源，不必等到收集和综合成额外的信息再来决定干预计划。即使当利益相关者早期参与阶段，分享的数据不可避免地导致发现额外的新问题。至关重要的是记住，进行社区评估的本身并不是目的，它只是指出公共卫生行动的方式。有效地采取行动的最好方法是共享数据并以一个广泛的群众都能听懂的方式沟通，使大家认识到数据的优势和局限性。提供一个平台使社区各层有讨论数据并对话的机会，由此确定所需优先解决的问题的次序（见第 8 章）、干预的计划（见第 9 章）和干预评估（见第 10 章）。

章节要点

• 评估应在生态框架的各个层面进行，并使用与所强调的问题的相适当的方法。
• 关键利益相关者应在尽可能最早的阶段参与。
• 评估应以导向公共卫生行动的方式进行。

建议阅读和推荐网站

建议阅读

Kaye G, Wolff T. *From the Ground Up! A Workbook on Coalition Building & Community Development*. Amherst, MA: AHEC/Community Partners; 2002.

Kretzmann JP, McKnight JL. *Building Communities from the Inside Out: A Path toward Finding and Mobilizing a Community's Assets*. Chicago, IL: ACTA Publications; 1993.

Miles MB, Huberman AM. *Qualitative Data Analysis: An Expanded Sourcebook*. Thousand Oaks, CA: Sage Publications, 1994.

North Carolina Department of Health and Human Services. *Community Assessment Guide Book: North Carolina Community Health Assessment Process*. Raleigh, NC; 2002.

Patton, MQ. *Qualitative Research and Evaluation Methods*. Thousand Oaks, CA: Sage Publications; 2002.

Plested BA, Edwards RW, Jumper Thurman P. *Community Readiness: A Handbook for Successful Change*. Fort Collins, CO: Triethnic Center for Prevention Research; 2005.

推荐网站

AssessNow <http://www.assessnow.info/orientation/toolkit>. AssessNow provides public health staff with information, tools, and resources to improve the practice of community health assessment. The learning resource toolkit is a compilation of web resources, training information, and learning activities, organized by competency.

CDC Social Determinants of Health Maps <http://www.cdc.gov/dhdsp/library/maps/social_determinants.htm>. The social determinants of health maps available at the Centers for Disease Control and Prevention website can be used in conjunction with other data to identify interventions that might positively impact the health of your community of interest.

Community Health Improvement Resources <http://www.dhss.mo.gov/CHIR/>. Maintained by the Missouri Department of Health and Senior Services, Community Health Improvement Resources (CHIR) is an interactive planning system designed for use by public health practitioners and community stakeholders to improve the health of a community. CHIR uses a data-driven, evidence-based public health process to guide decision-making, priority setting, and intervention planning. The process acknowledges that communities have different needs. Sections include community assessment and prioritization, partnerships, readiness, and capacity. While some data sources are specific to Missouri, the site offers tips and resources useful to all.

The Community Toolbox <http://ctb.ku.edu/en/>. The Community Tool Box is a global resource for free information on essential skills for building healthy communities. It offers more than 7000 pages of practical guidance on topics such as leadership, strategic planning, community assessment, advocacy, grant writing, and evaluation. Sections include descriptions of the task, step-by-step guidelines, examples, and training materials.

Conducting a Community Assessment <http://www.ncrel.org/sdrs/areas/issues/ envrnmnt/css/ppt/chap2.htm>. This online chapter covers fundamental aspects of community assessments including guiding principles, useful indicators for a community scan, and sources of information on communities.

UCLA Center for Health Policy Research, Health DATA Program <http://www. healthpolicy.ucla.edu/ProgramDetails.aspx?id=3>. The Health DATA (Data. Advocacy. Training. Assistance) Program exists to make data understandable to a wide range of health advocates through trainings, workshops, and technical assistance. The site includes instructional videos, Health DATA publications, and links to free online resources in areas such as community-based participatory research, community assessment, data collection (e.g., asset mapping, focus groups, surveys, key informant interviews), and data analysis and presentation.

Wisconsin Clearinghouse for Prevention Resources <http://wch.uhs.wisc. edu/01-Prevention/01-Prev-Coalition.html>. This site on coalition building from the Wisconsin Clearinghouse for Prevention Resources provides tools and resources for developing and sustaining a coalition of individuals and organizations.

参考文献

1. North Carolina Department of Health and Human Services. *Community Assessment Guide Book: North Carolina Community Health Assessment Process.* Raleigh, NC; 2002.
2. Wright J, Williams R, Wilkinson JR. Development and importance of health needs assessment. *BMJ.* 1998;316(7140):1310–1313.
3. Eng E, Strazza-Moore K, Rhodes SD, et al. Insiders and outsiders assess who is "the community." In: Israel BA, Eng E, Schulz AJ, Parker EA, eds. *Methods in Community-Based Participatory Research for Health.* San Francisco, CA: Jossey Bass; 2005.
4. Moulton PL, Miller ME, Offutt SM, Gibbens BP. Identifying rural health care needs using community conversations. *J Rural Health.* 2007;23(1):92–96.
5. Green LW, Mercer SL. Can public health researchers and agencies reconcile the push from funding bodies and the pull from communities? *Am J Public Health.* 2001;91(12):1926–1929.
6. Clark MJ, Cary S, Diemert G, et al. Involving communities in community assessment. *Public Health Nursing.* 2003;20(6):456–463.
7. Butterfoss FD, Goodman RM, Wandersman A. Community coalitions for prevention and health promotion. *Health Educ Res.* 1993;8(3):315–330.
8. Parker EA, Eng E, Laraia B, et al. Coalition building for prevention: lessons learned from the North Carolina Community-Based Public Health Initiative. *J Public Health Manag Pract.* 1998;4(2):25–36.
9. World Health Organization. Ottawa Charter for Health Promotion. International Conference on Health Promotion, Ontario, Canada, 1986.
10. Alter C, Hage J. *Organizations Working Together: Coordination in*

Interorganizational Networks. Newbury Park, CA: Sage Publications; 1992.

11. Baker EA, Motton F. Creating understanding and action through group dialogue. In: Israel BA, Eng E, Schultz AJ, Parker EA, eds. *Methods in Community-Based Participatory Research for Health*. San Francisco, CA: Jossey-Bass; 2005.

12. Florin P, Mitchell R, Stevenson J. Identifying training and technical assistance needs in community coalitions: a developmental approach. *Health Educ Res.* 1993;8(3):417–432.

13. Wolff T. Community coalition building—contemporary practice and research: introduction. *Am J Commun Psychol.* 2001;29(2):165–172; discussion 205–111.

14. Paronen O, Oja P. How to understand a community: community assessment for the promotion of health-related physical activity. *Patient Educ Counsel.* 1998;33:S25–S28.

15. Baker EA, Brownson CA. Defining characteristics of community-based health promotion programs. *J Public Health Manag Pract.* 1998;4(2):1–9.

16. Kretzmann JP, McKnight JL. *Building Communities from the Inside Out: A Path toward Finding and Mobilizing a Community's Assets*. Chicago, IL: ACTA Publications; 1993.

17. Sharpe PA, Greaney ML, Lee PR, Royce SW. Assets-oriented community assessment. *Public Health Rep.* 2000;115(2–3):205–211.

18. McLeroy KR, Bibeau D, Steckler A, Glanz K. An ecological perspective on health promotion programs. *Health Educ Q.* 1988;15(4):351–377.

19. Simons-Morton DG, Simons-Morton BG, Parcel GS, Bunker JF. Influencing personal and environmental conditions for community health: a multilevel intervention model. *Fam Commun Health.* 1988;11(2):25–35.

20. Breslow L. Social ecological strategies for promoting healthy lifestyles. *Am J Health Promotion.* 1996;10(4):253–257.

21. Goodman RM, Wandersman A, Chinman M, et al. An ecological assessment of community-based interventions for prevention and health promotion: approaches to measuring community coalitions. *Am J Commun Psychol.* 1996;24(1):33–61.

22. Schulz AJ, Israel BA, Lantz P. Instrument for evaluating dimensions of group dynamics within community-based participatory research partnerships. *Eval Progr Planning.* 2003;26(3):249–262.

23. Plested BA, Edwards RW, Jumper Thurman P. *Community Readiness: A Handbook for Successful Change*. Fort Collins, CO: Triethnic Center for Prevention Research; 2005.

24. Baker EA, Brennan Ramirez LK, Claus JM, Land G. Translating and disseminating research- and practice-based criteria to support evidence-based intervention planning. *J Public Health Manag Pract.* 2008;14(2):124–130.

25. Glanz K. Perspectives on using theory. In: Glanz K, Lewis FM, Rimer BK, eds. *Health Behavior and Health Education*. 2nd ed. San Francisco, CA: Jossey-Bass Publishers; 1997:441–449.

26. Patton MQ. *Qualitative Evaluation and Research Methods*. 2nd ed. Thousand Oaks, CA: Sage Publications, Inc.; 1990.

27. Brownson RC, Hoehner CM, Day K, et al. Measuring the built environment for physical activity: state of the science. *Am J Prev Med.* 2009;36(4 Suppl):S99–S123.

28. Cheadle A, Sterling TD, Schmid TL, Fawcett SB. Promising community-level indicators for evaluating cardiovascular health-promotion programs. *Health Educ Res.* 2000;15(1):109–116.

29. Cheadle A, Wagner E, Koepsell T, et al. Environmental indicators: a tool of evaluating community-based health-promotion programs. *Am J Prev Med.* 1992;8:345–350.

30. Hausman AJ, Becker J, Brawer R. Identifying value indicators and social capital in community health partnerships. *J Commun Psychol.* 2005;33(6):691–703.

31. McKinnon RA, Reedy J, Morrissette MA, et al. Measures of the food environment: a compilation of the literature, 1990–2007. *Am J Prev Med.* 2009;36(4 Suppl): S124–S133.

32. Wang C, Burris MA. Photovoice: concept, methodology, and use for participatory needs assessment. *Health Educ Behav.* 1997;24(3):369–387.

33. North Carolina Department of Health and Human Services. *Healthy Carolinas: North Carolina Community Health Assessment Process.* NC Division of Public Office of Healthy Carolinas/Health Education & State Center for Health Statistics; 2008; Raleigh, NC.

34. Minkler M, Hancock. Community driven asset identification and issue selection. In: Minkler M, Wallerstein N, eds. *Community-Based Participatory Research for Health: From Process to Outcomes.* San Francisco, CA: Jossey-Bass; 2008; 135–154.

35. Huberman M, Miles M. *The Qualitative Researcher's Companion.* London, UK: Sage Publications; 2002.

36. Patton MQ. *Qualitative Evaluation and Research Methods.* 3rd ed. Thousand Oaks, CA: Sage; 2002.

37. Plescia M, Koontz S, Laurent S. Community assessment in a vertically integrated health care system. *Am J Public Health.* 2001;91(5):811–814.

38. Zenk SN, Lachance LL, Schulz AJ, et al. Neighborhood retail food environment and fruit and vegetable intake in a multiethnic urban population. *Am J Health Promot.* 2009;23(4):255–264.

39. Baker EA, Schootman M, Barnidge E, et al. The role of race and poverty in access to foods that enable individuals to adhere to dietary guidelines. *Prevent Chron Dis.* 2006;3(3):A76.

第5章
建立一个对问题的初步陈述

如果你不知道你要去哪里，你将不知飘到何处。

——Yogi Berra

循证过程中的一个早期步骤是对所考虑的问题建立一个简洁的陈述，明确表达面临的问题将有利于遵循一个系统的并重点规划的过程，提高达到成功结果和实现目标的可能性。问题的清晰陈述会提供一个真凭实据的基础便于优先设置目标，从而指导较好的项目规划、干预和评估的过程。一个完整清晰的问题陈述包括对存在的问题、可能的解决方案、数据来源、与健康相关结果的完整描述。这可能看似简单，但是建立一个无可挑剔的问题陈述却具有挑战性。建立一个可回答的临床问题的良好的陈述已被描述为循证医学实践中的最困难的一步[1]。

问题的陈述可以由至少三个不同的方式开始。他们可能是某个干预或项目资助的基金申请书中的背景或目标部分。因为这通常是资助者审阅的基金申请书中的第一部分，明确地描述所需考虑的问题是至关重要的。此外，问题的陈述也可能是对于行政管理人员或政府某官员所提出的某个特别要求的答复。例如，某个州长或卫生部长可能会寻求下属某机构工作人员在一个特定问题上的建议。这位工作人员的任务就是在很短的时间内回复一个从政治和科学视角上对此问题均可满意接受的陈述。或者，一个项目或部门可能就一个社区评估的结果，或者就某个可能需要几个月的时间来实施和评估的战略规划过程的一部分来阐明某问题的定义。因此在阐明一个特殊的公共健康问题定义时都要表明一系列不同的原因和情况条件。在所有的情况下，初步陈述的问题需要清晰，而且要使公共卫生团队所有成员以及其他有关各方完全理解。

本章分为两个主要部分。首先分析了从社区评估和战略规划的过程中学习的一些经验与方法。其次介绍了如何用系统的方法来建立问题的陈述。这方法分解成四部分介绍：背景／流行病学资料；有关项目或政策的问题；考虑的解决方案和可能的结果。应该记住的是，初始的问题陈述可能会随着项目实施和政策的发展过程中的越来越多的信息收集而逐步完善。

背景

简明有价值的问题陈述可以在社区的评估和战略规划过程中形成。在社区评估时，随着了解人群的健康需求和欲望的过程而明确所存在的问题。在战略规划时，关键战略问题的识别有助于确定小组或机构的优先重点和方向。此外，问题的确立与建立项目的行动计划和目标步骤紧密相连（见第 9 章），并形成有效的评估策略的基础的一部分（见第 10 章）。

社区评估的重要方面

社区（或需求）的评估在第 4 章已有详细讨论。简而言之，需求评估是"为确定优先事项并就项目或组织改进和资源配置做出决策而采取的一套系统性程序。而优先顺序是基于所确认的需求[2]"。社区评估可能涉及多种不同的数据类型，包括流行病学（定量）的数据，定性信息，健康不平等的数据和卫生资源利用率的模式[3]。

一个社区评估的第一步与确认并定义该社区所存在的问题有关。典型的社区评估应该首先考虑社区的健康状况的基础线或社区健康问题的背景资料。这些信息来源可能包括原始数据和（或）二手数据。原始数据包括一个特定的项目或学习等方式所收集的新信息，例如，社区调查、面谈、焦点小组访谈等方式。收集原始数据往往需一段相当长的时间，有时几年，也有些社区的调查可以在 3~6 个月完成。社区评估往往依赖于二手数据来源，即地方、州或国家层级定期收集的数据。使用二手数据的最大优点在于节省了收集原始数据的时间和成本。许多政府、大学和非营利机构多年来投入了大量金钱来收集和维护这些数据。这些机构也有专业技术，确保这些数据的高质量。在本章的结尾列出了几个重要的二手资料来源及它们的网站。二手数据的一个缺点是局部地方的详细信息可能不适合小地区或人口少的地区。社区健康评估中经常使用原始和二手混合数据。除了定量的二手数据如发病率、死亡率、健康行为，他们可以使用的定性的原始数据主要通过访谈和焦点小组的方法来收集。

战略规划的关键环节

公共卫生战略规划是一项政府严肃规范的工作，旨在制定政策和行动，以规划和指导一个组织的形成和运转。具体来说，战略规划是指导成立什么样的组织、要求这组织做什么，以及解释为什么做这项目[4]。它是一个连续的过程，通常确定预期未来 3~5 年干预时间，及预期的结果，并如何成功地测量结果。有关战略规划的益处和方法的详细完整的讨论可见于其他文献[4-7]。合理的战略规划基于三个简单的问题："我们在哪里？"（即目前的状况）"我们想去哪里？"（要达到什么目标）"我们如何到达那里？"（如何解决问题并达到目标）[6]。在这一节中，将回顾总结如何在循证公共卫生框架内确定问题并提出清晰的定义。

在很多方面，问题的定义类似战略规划过程中的早期步骤，这往往涉及对组织的使命和价值观的共识，分析内部和外部的环境，包括过程中受到计划影响的人和创造未来的共同愿景。正如第 1 章指出的，公共卫生环境因新的科学信息、政策和社会力量不断更新变化。特别是，一个战略规划的过程中的早期阶段中往往涉及环境评估。这种评估可能包括分析大环境中的政治、经济、社会和技术（PEST）发展的趋势。这样的分析对于完整了解一些特定的问题是受所处的大环境钳制，并且必须考虑解决这特定问题及其相应的环境都是十分重要的。因此亦常需软件 TOWS 的分析，确认一个组织的外部挑战，机遇及内部的优势与劣势，（见图 5-1）。TOWS 分析将重点评估机构组织的外部压力的影响（挑战和机遇），相关的差距和资源（优势与劣势）。另外，使用下一节中详细介绍的方法可使所要确认的问题变得更清晰。因此，重要的是要记住解决问题的背景。有些问题和地区在环境评估的早期就可以开始考虑。如表 5-1[8] 所示，当了解策略后，就需要综合评估财务和非财务的资源。良好的社区评估和（或）环境分析可以有助于提出正确问题从而指导一个循证过程。

将一个问题分成若干部分

当开始形成并定义一个问题时，应该提出并回答几个基本的问题：

• 问题的初始陈述基础是什么？这可能包括当问题的产生和形成时的社会 / 政治 / 健康情况。由此，提供了问题的背景。

• 谁是首先关注该问题的人？这个问题可能会在社区或组织内部提出，或可能由决策者或资助者提出。

• 该问题是否应在人群的流行病学背景中说明（有多少人受到影响，他们是谁？），地点（这个问题的地理分布是什么？）和时间（这个问题发生多久了？随时间推移，预期将有什么变化[9]？）。

• 该问题是否已适当地向利益相关者陈述？

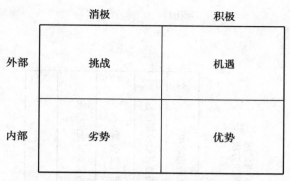

图 5-1　TOWS 分析的内容

表 5-1　在环境分析中考虑的重要问题

感兴趣的领域	考虑的问题
外部评估	社区将接受和支持来解决这个问题吗？
	有政府法规和其他法律因素影响该问题吗？
	是否考虑到每一个重要的利益相关者的意见？
	是否有任何外部组织在解决这个问题上有成功或失败的经验（包括现在和过去的）？
内部评估	这个问题是否与某组织的使命和价值观有关呢？
	如果有的话，我们是否已采取行动解决这一问题？
	某组织是否有愿望和能力来解决这个问题？
	机构中哪些人对该问题的解决感兴趣？
	该组织把解决这一问题摆在什么优先的位置？

本节将开始强调建立一个初始的问题陈述时可能遇到的问题。一个完整的问题陈述的建立可能需借鉴多门学科知识，包括生物统计学、流行病学、健康传播、卫生经济学、卫生教育、管理、医学、规划与政策分析。陈述一个问题应将该问题数量化（或用一系列问题表达）有助于分析根本的原因或可能的干预方法。且在表述其预期的行动过程上也应该是无偏倚的。图 5-2 表明一个问题陈述的提出和建立的过程伴随着一些至关重要的问题需回答。在整个过程中，都面临这个问题"我们需要更多的信息吗？"而答案几乎总是肯定的，所以这个挑战就是哪里能有效地找到最基本信息。我们还须切记初始的问题陈述往往是"冰山一角"，要得到问

111

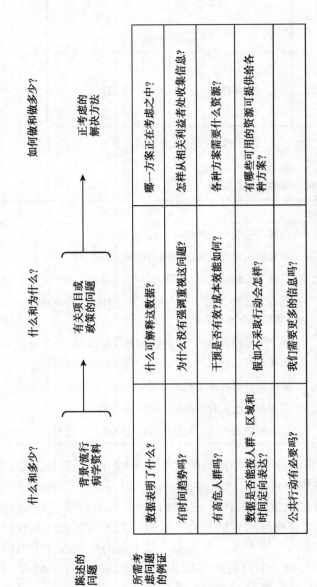

陈述的问题	什么和多少？	什么和为什么？	如何做和做多少？
	背景流行病学资料	有关项目或政策的问题	正考虑的解决方法
所需考虑问题的例证	数据表明了什么？	什么可解释这数据？	哪一方案正在考虑之中？
	有时间趋势吗？	为什么没有强调重视这问题？	怎样从相关利益者处收集信息？
	有高危人群吗？	干预是否有效？成本效能如何？	各种方案需要什么资源？
	数据是否能按人群、区域和时间定向表达？	假如不采取行动会怎样？	有哪些可用的资源可提供各种方案？
	公共行动有必要吗？	我们需要更多的信息吗？	

图 5-2　建立一个问题陈述的关键步骤流程框架

题的真实的原因及解决方法需要大量的时间和精力。因果关系框架（又名分析框架；见第 8 章）对于表达一个问题常是非常有用的。

问题部分

陈述一个问题的四个关键部分包括：

1. 背景 / 流行病学资料
2. 关于项目或政策的问题
3. 所考虑的解决方案
4. 可能的结果

最初，每一部分框架应该简短，至多用一段文字表达。随着干预方法的确定，这些简短的初始表达再被充实精练并扩展为更完整的规划书。

表 5-2 介绍了陈述问题的四个关键成分的一个例子并附有可能的数据来源。在陈述背景和流行病学数据时，一般用描述性流行病学方法介绍目前已知的一个公共卫生问题。这往往包括人、地点和时间的数据，它们常用随时间而变化的率或百分比来表达。以直观的图表显示一个流行病学资料通常是很有用的。

表 5-2　对乳腺癌的控制问题的初始陈述的范例

组成成分	陈述 / 问题实例	可能的数据来源
背景 / 流行病学数据	基于行为危险因素监测系统（BRFSS）收集的数据，每年只有 83% 的加利福尼亚 50 岁及以上的女性接受乳房 X 线筛查。筛查率在过去的 5 年中保持不变，低收入妇女筛查率最低	CDC WONDER CDC BRFSS 数据 各州重要的人口死亡统计 各州和地方监控报告
有关项目或政策的问题	我们理解为什么低收入妇女筛查率较低吗？为什么这是一个问题？ 在科学文献中是否有使用有效的项目以增加妇女乳房 X 线筛检率的例子？ 是否有类似针对低收入妇女的项目？ 是否对这类干预有成本效益的研究？ 是否已有制定的政策并评估了其对乳腺癌 X 线筛查率的积极影响？	MEDLINE/PubMed 专业会议 指南 立法记录
正在考虑的解决方案	已经提出了多种解决方案，包括：①增加针对低收入妇女乳腺癌 X 线筛查的资金；②广泛媒体宣传促进筛查；③健康教育如何有效辅导妇女进行乳房 X 线筛检；④同伴支持项目，包括目标人群的干预	项目工作人员 政策制定者 咨询组 或妇女乳腺癌联盟

续表

组成成分	陈述 / 问题实例	可能的数据来源
可能的结果	乳腺癌死亡率	CDC WONDER
	低收入妇女的乳腺癌死亡率	CDC BRFSS 数据
	乳腺癌 X 线筛查率	HEDIS 数据
	乳腺癌的治疗费用	医院出院率
	起初看病对乳腺癌 X 线筛查的咨询率	项目记录

　　例如，图 5-3 显示在欧洲五个国家的缺血性心脏病死亡率变化的时间趋势[10]。这些数据显示国家之间有较大的差距，爱尔兰与立陶宛有 3 倍多之差[10]。已注意到性别的显著差异是重要的危险因素，如吸烟（图 5-4）[11]，研究一段时期内可预防的危险因素在种族之间分布的差异经常是有用的。图 5-5 显示了美国接受免疫的种族 / 族裔间的差别[12]。

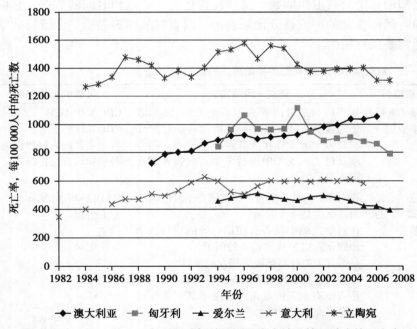

图 5-3　1982 – 2007 年间所选择的欧洲国家中缺血性心脏病的死亡率

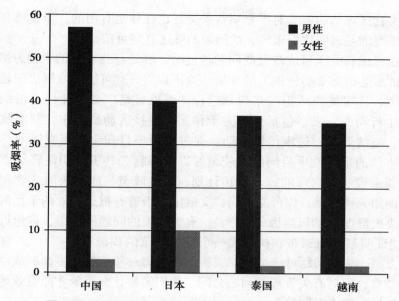

图 5-4　所选择的亚洲国家中的成人吸烟率，按性别划分

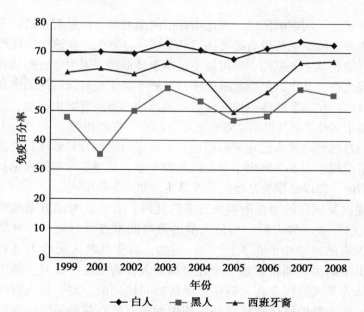

图 5-5　1999－2008 年间美国免疫率，按种族／族裔划分[12]

　　如果可能的话，背景陈述亦可包括定性信息。例如，焦点访谈小组的数据可以表明其对公众健康问题特定的态度或信念。在这一章中前面提及

的有关社区评估的概念对于介绍背景资料也往往是有用的。但在所有情况下，重要的是表明数据来源，使问题的陈述真实可信。

在考虑有关项目或政策的问题描述时，亦是寻找有效的干预方案（我们前面所述的第 2 类证据）的开始。为了建立一套可能有效解决问题的项目选项，你可能要承担战略规划过程。而项目是广义的任何有组织的公共卫生行动的定义，包括直接为干预服务、社区动员工作、制定政策和实施、疫情调查、健康传播活动、促进健康项目和应用研究计划[9]。所正在审议的纲领性项目问题可能最好以一系列公共卫生团队将试图回答的问题来表达。它可能综合干预计划、卫生政策、成本效能或管理的挑战。例如一种干预，你可能会问"文献中是否曾有报道有效的干预的方案来解决人群 Y 中的风险因子 X？"；有关政策的问题的考虑，你也许会问"你能证明某个州颁布和执行的一个卫生政策的积极影响吗？"；在成本效益方面，你的问题可能会是"实施干预 Z 每一年所拯救生命的成本是多少？[13]"；而对有关管理的问题会问"我们需要什么资源才能有效地启动一个项目来解决问题？"。

一旦建立了问题的陈述，考虑潜在的解决方案往往是有益的。不过，在考虑解决方案的早期阶段有必要注意几个事项。首先，在这个阶段产生的解决方案可能是基于证据的，也可能不是基于证据的，因为所有的信息可能都不在掌握之中。其次，最终实施的项目可能不同于现阶段讨论的潜在的解决方案。最后，在一个群体或地区注意到的成功的解决方案也许能，或也许并不能适用于其他群体（见第 2 章中关于外部有效性的讨论）。另外，有一种跳跃太快的自然倾向使人们在未有明确一个特定问题的背景或项目之前就跳至解决方案阶段。表 5-3 列出了潜在的解决方案，其建立主要是根据社区预防服务的指南，即以证据为基础的系统综述，如第 3 章所述[14]。

当提出某问题的潜在的解决方案陈述时，有必要考虑方案战略是针对"高危人群"或一般人群。高危人群的策略的重点是对处在一种特殊疾病或风险因素的风险中的个人[15, 16]。例如，对于低收入无能力进行筛查的人群提供早期检测项目就是一个针对高危人群的策略。针对一般人群的策略是当认为某风险因素在人群中广泛传播时使用的。对一般人群的策略可能涉及进行大量的媒体宣传活动以便增加所有处在某种风险因素的人群的重视及进行早期检测。在实践中，这两种策略是相辅相成的。例如，美国"2020 全民健康"的健康目标就证明这一点。一方面号召限制健康的不平等（高危人群的策略），另一方面号召全面的改进社会环境和物理环境促进全民健康（一个全人群的策略）[17]。数据和现有的资源可以帮助确定是仅采取全人群的，或高危人群的策略，或有必要采取两者兼之的策略。

表 5-3　对 65 岁及以上老年人群中接种流感疫苗的初始问题陈述的范例

组成成分	陈述 / 问题实例	可能的数据来源
背景 / 流行病学数据	基于行为危险因素监测系统（BRFSS）收集的数据，在 65 岁及以上年龄组的黑人中流感免疫注射率自 1999 年以来增加 16%，尽管其低于同龄组的白人，且低于所推荐的流感免疫注射率	国家健康访谈 普查 美国老年局 各州人口及死亡率 各州和地方普查监控报告
有关项目或政策的问题	疫苗接种在减少流感所致的住院和死亡方面效果如何？ 65 岁及以上年龄组的人群中流感免疫接种历史比率是多少？ 不同的收入和种族 / 族裔人群是否受到流感免疫接种的同等影响？ 是否有任何报告证明公共卫生干预方案能提高 65 岁及以上年龄组流感免疫接种的覆盖面？	MEDLINE 美国健康人民 2010 州立健康计划 专业会议指南 立法记录
正在考虑的解决方案	已经提出了多种解决方案，包括：①针对目标人群的教育项目；②以电话或信件提醒或回访干预；③对社会经济困难的人群家庭的探访；④社区广泛的媒体传播项目；⑤ 在健康保健机构增加流感免疫接种的便利项目	项目工作人员指南 政策制定者 咨询组（如 AARP）
可能的结果	免疫率 流感发病率（可报告的疾病） 各个健康保健机构的流感免疫接种率 流感导致的死亡率	CDC WONDER CDC BRFSS 数据 HEDIS 数据 项目记录

　　虽然在确定干预方法之前考虑潜在的结果似乎还为时过早，但这个阶段初步浏览潜在的结果指标往往是有价值的。尤其重要的是当考虑到如何回答这样一类的问题："为解决这个问题我们要达到什么样的预期结果？什么是看似好的或可接受的结果？"这就需考虑潜在的短期和长期结果指标。它也有助于确定可能的解决方案的选择，并确定所需的资源的级别。然而，许多美国的公共卫生问题（例如，大量环境卫生暴露问题），在州立或地方层级的数据不一定能为社区分析评估所用。往往虽有收集的长期效应的结果数据（例如，死亡率），却并不能帮助规划和实施几年时间范围的项目。因而需要确认有价值并可靠的公共卫生项目的中间效应指标。

关于这一艰巨的挑战将在以下几个章节讨论。

利益相关者投入的重要性

在建立清晰的问题定义和陈述之后，获得"利益相关者"的投入通常是至关重要的。利益相关者或关键参与者，是对解决手头问题有既得利益的个人或机构[18]。当解决一个特定的卫生政策时，政策制定者是特别重要的利益相关者。利益相关者也可能是一些可能会接受，使用，并从所正在考虑的项目或政策中受益的人。特别有关的是三组利益相关者[9]：

1. 参与项目的操作人员，如赞助商、合作伙伴、管理者和员工。

2. 受项目服务或影响的人员，包括客户、家庭成员、社区组织和民选官员。

3. 评估的主要使用者，即根据评估实施项目或决定有关项目事项的人（这些人可能与前两者重叠）。

表 5-4 显示了如何考虑和促进各利益相关者的投入[19]。在争取获得利益相关者的投入时，考虑这些差异是十分重要的。

表 5-4　美国利益相关者之间主要的健康政策的考虑

利益相关者	考虑事项
官员	医疗成本高，上升快。
	许多没有医疗保险的美国人，还有许多美国人处于失去保险的风险中
	医疗补助和医疗保险计划的应变状态及联邦预算的成本增加
	健康医疗的费用太高
	医生太多（农村的官员说的正好相反），与初级保健医生相比，专科医生太多
医疗保健专业人士	医疗服务的过度滥用，特别是国家的某些区域；而另一些区域某些医疗服务利用率低
	保健服务的"强度"增加，即新技术导致成本增加
	随着时间推移而改进卫生服务的效应已经使死亡率下降和预期寿命增加
	更有效的医疗保健服务将降低医疗成本
公共卫生提倡者	死亡率的降低和寿命的延长证明了美国公共卫生已大幅改善
	主要的公共卫生项目已成功的控制了关键风险因素，如控制吸烟，高血压，改变不良膳食习惯
	有数以百万计的美国人缺乏医疗保险
	环境监测与控制帮助减少了发病率和死亡率
	预防是有效的卫生政策的基石

利益相关者	考虑事项
消费者	个人及自掏腰包所付的医疗费用太高。提供的医疗质量往往没有保障
	来自公共"未意识到"的环境危害的巨大风险，如辐射、化学品、食品添加剂和职业暴露

　　需要利益相关者投入的一个实例列在知识点 5-1。在这个实例的情况下，有一些个人和团体强烈关注如何降低婴儿死亡率。一些方法可能有争议，例如加大对家庭项目的经费。正如这本书里其他章节所描述的，还有其他几种渴望获得利益相关者的投入的机制。其中包括：

- 采访各种自愿和非营利机构对这个问题有兴趣的领导人
- 与可能受到各种干预服务的客户进行焦点小组访谈
- 报纸广告有关描述先前提升健康的努力的内容分析

知识点 5-1　降低得克萨斯州的婴儿死亡率

　　作为新聘的美国卫生局卫生和人类服务部孕产妇和婴儿健康卫生处的主任，婴儿死亡率在不同人群间的差别是高度关注的问题。有责任要建立一个降低婴儿死亡率的计划。该计划必须在 12 个月内制定并在 2 年内实施。数据显示，在 1995 - 2000 年间，美国的婴儿死亡率下降，但自 2000 年，美国的婴儿死亡率却没有明显改变。此外，不同种族的婴儿死亡率的显著差异仍持续存在。在非西班牙裔黑人中目前是 13.6%，非西班牙裔白人是 5.8%，两者的相对差异是 137%。工作人员，政策制定者和咨询组（利益相关者）已经提出了许多干预方案，包括：①增加家庭服务的经费；②大众媒体的活动，鼓励妇女争取早期产前保健；③旨在提高孕妇得到医疗保健机会的全球政策。计划人员面临的一个重大挑战就是尝试在州长要求的时间内获得足够的利益相关者的投入。你必须从多种方法中做出一种可在短时间内从利益相关者处获得充分且具有代表性的反馈的方法的抉择。需要考虑以下一些问题：

- 政府和私营部门在降低婴儿死亡率的作用
- 各种宗教团体在家庭计划的地位
- 各族妇女为要获得足够的产前护理所面临的关键障碍，得克萨斯州正审查考虑可投入此项目的公共资源数量的关键决策者的观点

总结

本章是在这本书中其他章节中的一个转折衔接点。它叙述了以证据为基础的公共卫生决策的有序的和系统的过程。在何种程度上公共卫生工作者可对社区评估作出一个完整的基础现状报告往往是依赖于时间和资源（见第 4 章和第 10 章）。还应该记住，公共卫生是一项团队运动，与团队一起回顾并确认最初的问题的简述是必不可少的。

章节要点

- 有多种理由要在循证过程的早期建立问题的简述草案。
- 基于战略规划的方法的外部环境的评估，将有助于理解一个项目或政策的背景。
- 将所要强调的问题分成若干个组成部分（背景 / 流行病学数据，关于项目或政策的问题，所考虑的解决方案，以及预期可能的结果）将提高循证过程的效率。
- 所有利益相关者的投入是形成解决许多公共卫生问题的方法的必要前提。这可以通过社区评估得到，将在下一章中说明。

建议阅读和推荐网站网站

建议阅读

Bryson JM. *Strategic Planning for Public and Nonprofit Organizations. A Guide to Strengthening and Sustaining Organizational Achievement.* San Francisco, CA: Jossey-Bass Publishers, 1995.

Fielding J, Kumanyika S. Recommendations for the concepts and form of Healthy People 2020. *Am J Prev Med.* 2009;37(3):255–257.

Rose G. *The Strategy of Preventive Medicine.* Oxford, UK: Oxford University Press, 1992.

Swayne LM, Duncan WJ, Ginter PM. *Strategic Management of Health Care Organizations.* 6th ed. West Sussex, UK: John Wiley & Sons Ltd; 2008.

Timmreck TC. *Planning, Program Development, and Evaluation. A Handbook for Health Promotion, Aging and Health Services.* 2nd ed. Boston, MA: Jones and Bartlett Publishers; 2003.

推荐网站

Behavioral Risk Factor Surveillance System <http://www.cdc.gov/brfss/>. The Behavioral Risk Factor Surveillance System (BRFSS) is the world's largest ongoing telephone health survey system, tracking health conditions and risk behaviors in the United States yearly since 1984. Currently, data are collected in all 50 states, the District of Columbia, and three U.S. territories. The Centers for Disease Control and Prevention (CDC) has developed a standard core questionnaire so that data can be compared across various strata. The Selected Metropolitan/Micropolitan Area Risk Trends (SMART) project provides localized data for selected areas. BRFSS data are used to identify emerging health problems, establish and track health objectives, and develop and evaluate public health policies and programs.

CDC Wonder <http://wonder.cdc.gov>. CDC WONDER is an easy-to-use system that provides a single point of access to a wide variety of CDC reports, guidelines, and numeric public health data. It can be valuable in public health research, decision making, priority setting, program evaluation, and resource allocation.

The Community Health Status Indicators (CHSI) Project <http://community-health.hhs.gov/>. The Community Health Status Indicators (CHSI) Project includes 3141 county health status profiles representing each county in the United States excluding territories. Each CHSI report includes data on access and utilization of health care services, birth and death measures, *Healthy People 2010* targets, and U.S. birth and death rates, vulnerable populations, risk factors for premature deaths, communicable diseases, and environmental health. The goal of CHSI is to give local public health agencies another tool for improving their community's health by identifying resources and setting priorities.

European Health for All Database <http://www.euro.who.int/HFADB>. The European Health for All Database (HFA-DB) has been a key source of information on health in the European Region since the World Health Organization (WHO)/Europe launched it in the mid-1980s. It contains time series from 1970. HFA-DB is updated biannually and contains about 600 indicators for the 53 Member States in the Region. The indicators cover basic demographics, health status (mortality, morbidity), health determinants (such as lifestyle and environment), and health care (resources and utilization).

Partners in Information Access for the Public Health Workforce <http://phpartners.org/>. Partners in Information Access for the Public Health Workforce is a collaboration of U.S. government agencies, public health organizations, and health sciences libraries that provides timely, convenient access to selected public health resources on the Internet.

Partnership for Prevention <http://www.prevent.org/>. Working to emphasize disease prevention and health promotion in national policy and practice, Partnership for Prevention is a membership association of businesses, nonprofit organizations, and government agencies. The site includes action guides that translate several of the *Community Guide* recommendations into easy-to-follow implementation guidelines.

WHO Statistical Information System <http://www.who.int/whosis/en/>. WHOSIS, the WHO Statistical Information System, is an interactive database bringing together core health statistics for the 193 WHO Member States. It comprises more than 100 indicators, which can be accessed by way of a quick search, by major categories, or through user-defined tables. The data can be further filtered, tabulated, charted, and downloaded.

参考文献

1. Straus SE, Richardson WS, Glasziou P, et al. *Evidence-Based Medicine. How to Practice and Teach EBM*. 3rd ed. Edinburgh, UK: Churchill Livingstone; 2005.
2. Witkin BR, Altschuld JW. *Conducting and Planning Needs Assessments. A Practical Guide*. Thousand Oaks, CA: Sage Publications; 1995.
3. Wright J, Williams R, Wilkinson JR. Development and importance of health needs assessment. *BMJ*. 1998;316(7140):1310–1313.
4. Bryson JM. *Strategic Planning for Public and Nonprofit Organizations. A Guide to Strengthening and Sustaining Organizational Achievement*. San Francisco, CA: Jossey-Bass Publishers; 1995.
5. Ginter PM, Duncan WJ, Capper SA. Keeping strategic thinking in strategic planning: macro-environmental analysis in a state health department of public health. *Public Health*. 1992;106:253–269.
6. Hadridge P. Strategic approaches to planning health care. In: Pencheon D, Guest C, Melzer D, Muir Gray JA, eds. *Oxford Handbook of Public Health Practice*. Oxford, UK: Oxford University Press; 2001:342–347.
7. Swayne LM, Duncan WJ, Ginter PM. *Strategic Management of Health Care Organizations*. 6th ed. West Sussex, UK: John Wiley & Sons Ltd; 2008.
8. Timmreck TC. *Planning, Program Development, and Evaluation. A Handbook for Health Promotion, Aging and Health Services*. 2nd ed. Boston, MA: Jones and Bartlett Publishers; 2003.
9. Centers for Disease Control and Prevention. Framework for program evaluation in public health. *MMWR*. 1999;48(RR-11):1–40.
10. World Health Organization Regional Office for Europe. European Health for All database http://www.euro.who.int/HFADB.
11. World Health Organization. *WHO Report on the Global Tobacco Epidemic, 2009*. Geneva: WHO; 2009.
12. Centers for Disease Control and Prevention. Behavioral Risk Factor Surveillance System website. 2010. http://www.cdc.gov/nccdphp/brfss/
13. Tengs TO, Adams ME, Pliskin JS, et al. Five-hundred life-saving interventions and their cost-effectiveness. *Risk Anal*. 1995;15(3):369–390.
14. Zaza S, Briss PA, Harris KW, eds. *The Guide to Community Preventive Services: What Works to Promote Health?* New York, NY: Oxford University Press; 2005.
15. Rose G. Sick individuals and sick populations. *Int J Epidemiol*. 1985;14(1):32–38.
16. Rose G. *The Strategy of Preventive Medicine*. Oxford, UK: Oxford University Press; 1992.
17. Fielding J, Kumanyika S. Recommendations for the concepts and form of Healthy People 2020. *Am J Prev Med*. 2009;37(3):255–257.
18. Soriano FI. *Conducting Needs Assessments. A Multdisciplinary Approach*. Thousand Oaks, CA: Sage Publications; 1995.
19. Kuller LH. Epidemiology and health policy. *Am J Epidemiol*. 1988;127(1):2–16.

第6章
问题的量化

可以被计算的一切都没必要算；所有重要的事物却难以计数。

——Albert Einstein

正如第 4 章所讨论的，社区的评估应包括健康状况或正在考虑的风险因素、受影响的人群、问题的严重程度和涉及范围、预防的机会，以及潜在的利益相关者。这项任务需要用基本的流行病学技能获得更多的受影响的人群的所暴露的卫生状况或风险因素的频率的信息。例如，如果关注到在一个群体中有过多的疾病（在本章中，过多的疾病与任何健康状况或风险因素同义词），我们应该要明确高危人群的参数是什么。我们应关注总人群，或关注某年龄组的男性或女性。一旦明确了人群，我们必须估计在人群中的疾病频率。我们是否可以从现有的公共卫生监测系统确定人群中的患病人数，还是我们必须对所确定人群中进行专项调查？一旦计算了疾病的患病率，我们能否看到任何疾病的规律，由此识别或确认该人群中患病率最高的亚组人群？最后，我们能否利用这些信息来开发和评估新的公共卫生项目和政策的效能？

本章提供了流行病学与公共卫生实践原则的概述。它主要集中描述用于测量所确立的人群的发病频率并概括其特征的方法。它也包括有关公共卫生监测信息系统和目前通过互联网可查用的数据源。它还概括了用于评估新的旨在降低目标人群危险因素和疾病负荷的公共卫生项目效能的方法。

描述流行病学的概述

流行病学通常被定义为研究在人群中的疾病分布及影响因素的频率，以及这一研究在控制健康问题中的应用[1]。Terris[2] 提出一个与公共卫生实践有关的更全面的定义，即流行病学是为以下的目的而进行的人群的健

123

康研究：

1. 发现影响健康的传染源、宿主和环境因素，为预防疾病和损伤并促进健康提供科学基础。

2. 明确疾病、残疾和死亡的原因及其相对重要性，以确立研究和行动的优先度。

3. 鉴别某些疾病的高危人群，以指导采取适当的行动。

4. 评估健康项目和改善人群健康的服务的效能。

前两个目的提供病因学（或第 1 类证据）的证据可支持可改变的和不可改变的危险因素和某种疾病之间的因果关系，以及这些风险因素的相对重要性，以便确立实施公共卫生干预措施的优先顺序。第三个目的重心在于确定一个目标人群中疾病的频率并鉴别在该人群中的亚群以便给予针对性的公共卫生项目。最后的目的提供了实验型证据（或第 2 类证据），证明特定的用于解决某种疾病的健康干预措施的相对效能。

"描述流行病学"和"分析流行病学"的术语通常用于对流行病学的原理的介绍。描述流行病学包括了测量特定人群中的疾病频率的方法。这些方法也可用于比较种群内和种群间疾病的频率来确定疾病率最高的亚群，并可观察随着时间的推移发生的任何变化。分析流行病学研究则集中在分析鉴别影响预防、发生、控制和疾病结果的关键因素。分析流行病学的方法对于明确特定疾病的新的危险因素和评估那些旨在降低目标人群的疾病风险的新的公共卫生项目的效能都是非常必要的。

估计疾病的频率

测量疾病频率的方法之一是计算某特定人群中的患病人数并报告病例数。城市报纸的文章常将当年的性传染病病例数与去年的病例数比较。然而，这种情况的计算信息并不能足以了解人群中疾病的动态。更好的方法是估计在一个确定的人群中随时间延长而变化的发病率。发病率是将某特定时期内的患病人数除以正处于发生该疾病风险中的人群数量。例如，6490 例得克萨斯州居民被确诊为结肠癌。因此，结肠癌率等于用 6490 除以 2005 年 7 月 1 日居住在得克萨斯州的人口数 22 928 508（或那年的中点数）。每人患结肠癌的概率为 0.00028，或每年每 100 000 人中有 28 人患结肠癌。在这里，我们使用的数据来自美国疾病控制预防中心（CDC）WONDER 数据库的癌症发病数和来自美国人口普查局在 2005 年 7 月 1 日估计的居住在得克萨斯州的总人数来确定结肠癌的发生率。

虽然疾病率代表某一特定时期内在人群中发生的疾病例数，但在相同的较长的时期内，对分母的估计很难追踪某个人群中的每一个人。因此，一个更精确的方法来估计研究期间人口流动出入于所研究的高危险人群的是估计危险人群的"个人时间"，即在所研究的高危险人群的观察期间每个人免于患病的时间。在我们的例子中，每个从 2005 年 1 月 1 日到 12 月 31 日人居住在得克萨斯州的人，如果他或她在研究期间未被诊断患有结肠癌则被算为 1 人年。每个在研究期间诊断患有结肠癌的人，即便他或她搬离得克萨斯州，或未知其结肠癌状态是否在人年的分数内，从 2005 年 1 月 1 日算起，到研究人群中被诊断患有结肠癌的时间或离开得克萨斯州的日期，均分别占有人年的分数总和的一部分"人时"。因此，所有在研究期间的总和人时就是某人群在这一年的研究期间的总人年数。如果无法确定每个人在研究人群中的人时量，我们可以通过将在一年的中点时的平均人口数乘以该研究期间（1 年）来估计总人年数。在我们的例子中，得克萨斯州研究期间一年的中点时的平均人口数是（22 928 508），乘以该研究期间（1 年），由此来估计总人年数（22 928 508 人年）。以这种方式即测量疾病发生人数，或在高危人群中的发生疾病的总例数，可计算疾病率。

流行率与患病率不同，流行率所捕获的数量是普查人群中的正患病的人数。流行率对于社区人群中的所有正患病的人的健康服务规划提供基本的信息。而患病率反映了疾病在相同的人群中的真实的总患病人数。公共卫生服务规划需要很好的掌握在人群中流行率的状况，适当计划配备所需的人才与供应。

虽然患病率是理想的测量在某个时期疾病在人群中的发生状况的指标，人们往往得不到这个指标。在这种情况下，基于同一时期人群中所研究的某疾病的死亡人数统计的死亡率应更严谨。然而却只有当某疾病是非常高致命性时，通常用死亡率来代替发病率才是合理的。当然，如果目标是降低死亡率，在人口中的筛查项目可以在早期阶段发现疾病，死亡率的指标就更合用，如乳腺癌症或感染艾滋病毒，或旨在减少其他的风险状况所致的死亡率的公共卫生项目，如婴儿猝死综合征或醉酒相关的交通事故。

使用中间测量值

虽然患病率或死亡率可用于评估公共卫生项目的效能，但因须等待数年才能看到这些项目的影响，故其可行性是不现实的。从人群评估上，这些公共卫生项目对患病率或死亡率的终极结果的影响却可能是罕见的。相反，只要有足够的第 1 类证据（病因学证据），支持在所研究的人群中某种行为的改变和疾病减少之间有关系，人们应把重点放在如何确定使用中间的指标[3]。如果目标是降低乳腺癌死亡率，那么适当的中间的测量指标是女性 50 岁及以上的老年人每年进行乳腺癌筛查的百分比。有足够的第 1 类证据表明，乳房 X 线筛检减少了 50 至 69 岁的女性乳腺癌死亡率的风险，最近已在美国预防服务工作组的推荐中得到证实[4]。因此，通过增加社区每年提供妇女 X 线筛查率，早期诊断乳腺癌的项目，使其得到更有效的治疗，最终应可降低乳腺癌死亡率。

其他中间测量指标的例子还包括在一个社区的居民选择不吸烟（减少肺癌风险）；或经常锻炼（减少心血管疾病的风险），或是实践安全性行为（降低 HIV 感染风险）的比例数。此外，作为测量知识的更新，态度的转变或改变行为的意图都非常有益于确定一般人群中的健康风险因素以及人口亚群间的观点有否不同。

中间的测量指标在很多种群并不易得到。然而，行为风险因素监测系统（BRFSS）提供了在美国全国和各州的健康行为的资料，是一种包含中间指标的数据源。最近，MMWR（CDC 发病率和死亡率每周报告）报道了县级糖尿病和肥胖症的患病率，描述 2007 年美国最高危县集中在南部和阿巴拉契亚地区[5]。这些数据比例都是从每年各个州基于随机电话的问卷普查居民而获得的。例如，我们从这个调查知道在 2008 年随机电话问卷普查居民的过程中，怀俄明州 71% 女性 50 岁及以上的老年人报告在过去的 2 年里进行了乳房 X 光检查。单独应用这年的百分比，或结合随后的几年普查数据，可以用来建立一个基线率并可监测任何新的（旨在增加该人群中的年度乳房 X 线筛查率）公共卫生项目实施后的年度进行乳房 X 光检查的频数变化。

对于较小的人群疾病频率的估计

如果可确定在某一特定时期内处于高危人群中的所有病例，又可测定高风险的人群规模（或人居住在高风险的人群中的时间）就可以估计患病率。在许多国家，通过出生和死亡证明数据常规计算患病率，因为现有的监控系统提供了完整的相关数据。虽然一般使用国家和各州的数据来计算患病率，但估计地理区域或人口较小的人群可能是有问题的。主要关注的是当疾病在人群中发生例数太少的情况下，估计疾病患病率的可靠性。例如，美国国家卫生统计中心不公布或不发布基于观测少于 20 例的百分率。这是因为检查比较了各种不同大小样本数目和人群中小于 20 病例或死亡例数所得出的相对标准误，发现是很不可靠的率（即不能代表总人群的患病率或死亡率）（图 6–1）。相对标准误就是测量值本身作为百分率时的标准误。

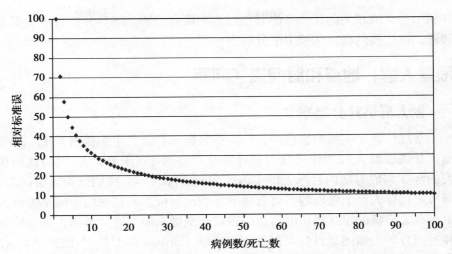

图 6-1　患病率或死亡率的相对标准误相当于病例数或死亡数的一个函数（来源：纽约州卫生局）

有几种方法可以有效地较大程度地代表"低频人口"，如最近的移民或少数民族人口[6]，这些策略可能与采样相关（例如，通过对于目标人群扩大研究和延长观察年数来增加病例数和目标人群里个人居住时间的长度）。

还有一些分析如在一个较小的地理区域汇总其在过去的几年里的数据可能是有用的。其他的方法（例如，逐家上门调查可能会增加普查回答率）也可能是有用的。有时"合成"估计亦是有效的。这些估计可以通过大的地理区域患病率估计小人群中的疾病病例数。例如，可以通过将居住在某特定县的人口数乘以全州所估计的吸烟率得出在该县的吸烟人数。CDC 将这种方法用于吸烟相关的发病率、死亡率和经济成本（SAMMEC）计算。CDC 提供了这一计算统计方法[7]。这种方法最近被 MMWR 引用在具体地描述各州 2000 年至 2004 年间吸烟相关的死亡率和寿命损失年[8]。Rosen 和他的同事[9]对分析区域数据提供了需考虑的七个因素的指导意见：①描述社区健康问题的重要性（如果有的话）；②描述性流行病学的数据在该区域的表现模式；③（测试或预期）的数据的质量；④与其他健康指标数据的一致性；⑤数据与已知风险因素的一致性；⑥数据的趋势；⑦数据与其他独立研究及当地卫生人员的经验的一致性。使用这些原则，研究人员能够分析来自瑞典的超过 35 年的数据，确定癌症患者比一般人群有更高的自杀风险[10]。用此方法也表明，在瑞典某个特定的县与醉酒相关的死亡率比全国虽低但增长速度更快。他们密切关注分析数据的质量并利用与醉酒相关的死亡率的其他因素来研究趋势，逐步分析解决了很多问题，而这些问题在区域卫生分析方面很关键。

根据人群，地点和时间描述问题

据人群估计分层率

常规计算某疾病的患病率，使用的数据来自公共卫生监测系统。这些率，如果按总人口如州或县人群计算是粗略的（或未修正），因为他们代表的是在某段时期内目标人群中的疾病的实际频率。特别分类的患病率，即所定目标人群中亚群的粗略患病率，相比目标总人群粗略患病率可提供更多有关疾病的模式规律的信息。特定类别的患病率通常是据人群、地方和时间方面来描述某目标人群的疾病频率（知识点 6–1[11, 12]的例子）。在大部分的公共卫生监测体系，人口学特征的变量（如年龄、性别、种族/族裔）是在某目标人群所有成员中定期收集的。有一些监控系统（例如，BRFSS）也收集其他人口学特征，包括正式教育的年数、收入水平和医疗保险的现状的信息。

知识点 6–1　根据人群、地点和时间描述的自杀率

据 2006 年统计，自杀在美国致死原因中排第十一位。死于自杀的人数几乎是谋杀死亡人数的两倍（33 300 与 18 573 人死亡）[11]。粗略自杀率为 11.1/100 000。自杀率按人群、地点、时间表现出以下趋势：

• 自杀率最高的人是 45~54 岁（17.2/100 000）其次是那些年龄超过 75 岁的人（15.9/100 000）。

• 虽然试图自杀多见于女性，但男性年龄修正后的自杀率（18/100 000）比女性（4.5/100 000）高 4 倍。

• 经年龄修正后的白人（12.1/100 000）和美国土著人（11.6/100 000）的自杀率是其他种族/族裔群体的两倍。

• 年龄修正后，在美西部地区自杀率最高（12.2/100 000），而东北普查区最低（8.3/100 000）。

• 年龄修正后的自杀率已经下降，从 1950 年的 13.2/100 000 降至 2006 年的 10.9/100 000。

• 2005 年的自杀者中一半以上是用枪支[12]。

使用特定类别的患病率来研究疾病模式将确定人群中患病率最高的亚

群，并可检验某些亚群可能有较高的患病率的假设。例如，如图 6-2 所示，选定的欧洲国家的年龄修正后的乳腺癌死亡率。尽管所有这些国家中有全民医疗保健系统，但它们表现出死亡率的差异。所有五个国家显示 1993 - 2007 年之间有死亡率的改善，而芬兰和挪威仅有较低的改善率。荷兰在观察期的开始阶段有较高的死亡率，而后期有改善，以 2007 年最显著。进一步的证据可能揭示人口统计学特征变量的基础线、预防计划、或获得卫生保健和医疗机构服务状况方面的差异。

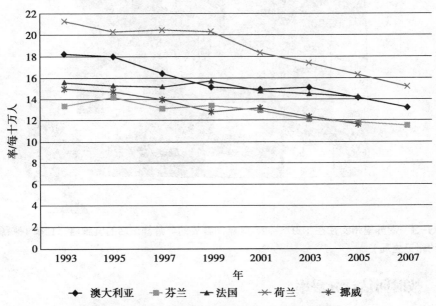

图6-2　某些欧洲国家的年龄修正后的乳腺癌死亡率

按地点估计分层率

特定地点类别发生率通常通过目标人群的居住地显示疾病的模式。这种信息通常是在大多数公共卫生监测系统中收集的，可用于识别疾病率最高的领域。图 6-3 显示密苏里州各县的乳腺癌死亡率数据，提供的信息有益于决定是选择在死亡率最高的这些县实施新的降低乳腺癌死亡率项目还是在全州实施。假如目标人群的大小规模和发病例数足够提供准确的患病率，在发病的大城市区域，可依据邮政编码、人口普查和相邻街道来分层估计地区的疾病率。这可能提供额外的信息以查明艾滋病病毒感染、凶杀案或婴儿死亡率最高的社区。其他一些重要的变量，例如人口密度与迁移模式，也可以用疾病分层率表达，但这些变量通常不能在公共卫生监测系统中得到。

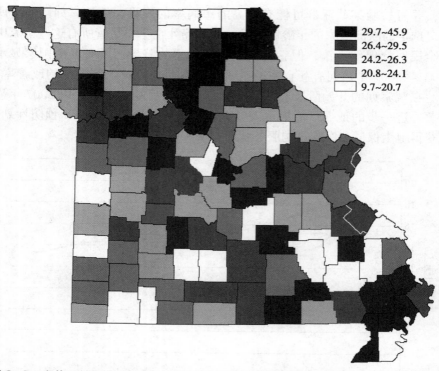

图6-3　密苏里州女性在 1997 – 2007 年间各县的年龄修正后的乳腺癌死亡率（来源：纽约州卫生局）

按时间估计分层率

　　基于公共卫生监测系统的数据，特定时间类别发生率可见于每年的例行报告。随着在某目标人群中的公共卫生项目的实施、医疗保健政策的改变或其他已发生的事件，比较逐年报告中的分类率可发现显著的变化。图 6-4 显示了 1975 – 2005 年间美国妇女白人和黑人的年龄修正后的乳腺癌的发病率和死亡率。在这两个群体的妇女的观察中，死亡率总体下降[13]，但在非裔美国妇女中仍有较高的死亡率，X 线筛查提示社会经济差距有所增加[14]。

　　虽然按出生队列分类的疾病率不经常计算，但它却是另一种寻找随着时间推移产生的疾病变化的模式。图 6-5 显示，美国的男性肺癌死亡率，除了 85 岁及以上的人口外，似乎随着时间推移，按特定年龄段分类的肺癌死亡率显示近年出生的队列较高。例如，对于出生在 1896-1905 年之间年龄为 65~74 岁的男性肺癌死亡率是约每十万人中 300 人死亡。在随后的出生队列中，1916-1925 年间，这个同年龄组的肺癌死亡率继续增加，死

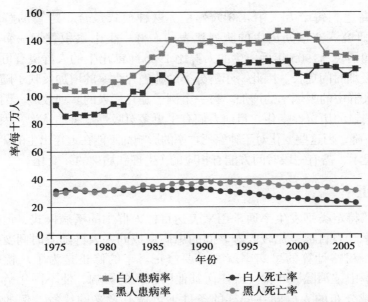

图6-4 美国女性在 1975 – 2006 年间每年的年龄修正后的乳腺癌患病率和死亡率

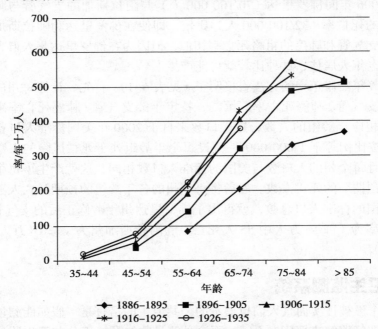

图6-5 按美国男性出生队列统计的气管，支气管和肺癌的死亡率

实线表示 2000 年统计时的年龄类别死亡率。虚线划分的长方框与出生队列的各对应年龄中标记的交集点表示不同年代出生的各年龄组别的死亡率

亡率最高达到每十万人中 430 人死亡。这种模式最合乎逻辑的解释是在 2000 年研究调查期间出生的队列代表的人群一生中累积香烟暴露量的差异。换句话说，1905 年后出生的人群比 1905 年前出生的人群更有可能是吸烟者及吸烟时间更长。因此，年龄分类的肺癌死亡率的增加反映了随后出生的队列人群中的吸烟率的增加。另一个例子是几代人的队列效应。因为吸烟模式有明显的历史性变化，目前人们有了更多对吸烟危害的认识，因此吸烟率正在下降，但这些变化对于肺癌死亡率的影响尚不能在近年出生的年龄段的人群中显示，需有一段时间方能有相应的（生理和病理的）变化。

修正率

虽然特定类别发生率通常用来表达目标人群中的疾病模式，但有时需要修正率。当目标是比较人群之间的患病率或同一人群随着时间变化的患病率时，粗略计算的患病率就有必要修正。率的修正是为了从粗略计算的疾病率中"消除"年龄（或任何其他因素）的影响，使不同年龄构成或不同区域分布的人群间在同样的条件下可做有意义的比较。例如，将在 1999–2006 年间佛罗里达（70/100 000 人）与阿拉斯加的支气管与肺癌粗略计算的死亡率（32/100 000 人）比较，即使在佛罗里达和阿拉斯加的年龄分类支气管和肺癌的粗略死亡率相似，但因为在佛罗里达州人群含有相对多的老年人居住，这种比较就可能产生误导。

计算年龄修正率的方法直接明了（见表 6–1）。首先，计算每州的年龄分类的支气管 / 肺癌死亡率。第二，特定年龄支气管 / 肺癌死亡率乘以每个州的相应年龄组的人数，这人口数来自于 2000 年美国标准人口普查报告（已按比例等于 1 000 000）。假设每个年龄组处于死亡风险的人数是相同的，且每个州的人口数与美国的标准人口数相同，这就产生了每个年龄组中"预期"的死亡人数。然后将每个州的各年龄组的预期死亡人数总和除以美国的标准人口总数，就得出了佛罗里达州年龄修正后的支气管 / 肺癌死亡率为（每 10 万人中 55 人死亡）和阿拉斯加州为（每 10 万人中 53 人死亡）。

公共卫生监测系统

一个已被证实而且人们也信奉的公共卫生的格言是"假如能测量某个问题，即能够解决那问题[15]"。而这种测量往往开始于公共卫生监测即为了防治控制疾病，损伤和其他健康问题持续进行系统的收集、分析、解释，并交流健康数据[16]。联邦、州和地方级政府各自有其公共卫生监测

表 6-1　1999–2006 年间佛罗里达州与阿拉斯加州的直接修正后的肺癌死亡率（死亡人数 /10 万）

年龄 （岁）	佛罗里达州			阿拉斯加州		
	肺癌 死亡数	2000 年美国 标准人口	预期 死亡数	肺癌 死亡数	2000 年美国 标准人口	预期 死亡数
<5	0.0	110 589	0.0	0.0	110 589	0.0
5~14	0.0	145 565	0.0	0.0	145 565	0.0
15~24	0.1	138 646	0.1	0.0	138 646	0.0
25~34	0.4	135 573	5.4	0.0	135 573	0.0
35~44	6.6	162 613	10.7	3.7	162 613	6.0
45~54	36.9	134 834	49.8	23.4	134 834	31.6
55~64	119.8	87 247	104.5	90.1	87 247	78.6
65~74	259.6	66 037	171.4	277.7	66 037	183.4
75~84	354.1	44 842	158.8	414.2	44 842	185.7
85+	316.8	15 508	49.1	306.7	15 508	47.6
总数		1 000 000	549.8		1 000 000	532.9

佛罗里达州居民的年龄修正后的肺癌死亡率 =549.8/100 万 =55/10 万

阿拉斯加州居民的年龄修正后的肺癌死亡率 =532.9/100 万 =53/10 万

系统持续收集信息，可以用来估计疾病的频率和目标人群的其他的健康状况。公共卫生监测系统至少有五个主要目的可以来描述：①评估健康和监测健康状况和健康风险因素；②追踪疾病相关的事件和趋势；③规划、实施、监测和评估健康项目和政策；④进行财务管理和监测信息；⑤开展公共卫生研究[17]。目前存在的仅有少数监测系统可以提供关于出生、死亡、传染病、癌症、出生缺陷和健康行为的信息。每个系统通常包含足够的信息来估计流行率或患病率，并以人群、地点、时间几方面分层来描述疾病或健康状况的频率。虽然从监测系统的数据可用来获得目标人群基础线和后续测量的信息，但使用数据来评估干预在某个特定人群的效能时，还是有其局限性。在这种情况下，人们有必要通过使用特殊的普查或在本章后面将描述的研究设计之一来获得目标人群的疾病频数或其他健康状况的数据。

生命统计

生命统计是基于出生和死亡证明的数据，并用于监测目标人群内和人群之间的疾病模式。出生证明包括关于母亲 / 父亲 / 新生儿的人口统计信息，怀孕期间的生活方式和所暴露的各种风险，医疗史，所有活产婴儿的历史，助产过程，及所有与分娩相关的并发症。胎儿死亡证书包括（与出生证明）相同的数据，除了死亡原因，还包括所有的低于最小的胎龄和（或）死亡胎儿的出生体重。鉴于 1989 年联邦建议的标准基础上修改了胎儿死亡证明书的设计，故所收集的出生和胎儿死亡的数据在许多州和地区是相似的。虽然有些变量比其他变量更可靠，但表格从"填写"改变为"复选框"格式使整体数据的可靠性也有改善。此外，与出生相关的状况，如母亲吸烟、早产分娩和胎儿的死亡率都可通过使用出生和胎儿死亡证书的数据进行常规监测。

正如出生证明，死亡证明书亦提供了在目标人群中所有重大事件的完整的信息。死亡证明书包括人口统计学资料和死亡原因的数据。这些数据可计算疾病和特定伤害的死亡率。假如死亡人数和目标人群的规模足够大，即可提供当地人群的精确的死亡率。出生和死亡证明都是当地收集，并由州卫生局保存。国家和州立部门通常将出生和死亡证明书的数据进行分析，并制成电子版资料储存于州卫生部门和国家卫生统计中心。关于其他国家特定的死亡率数据也可在数据系统中能查到，如"欧洲健康"的所有数据库，和世界卫生组织保存的数据资料[18]。

疾病报告

除了生命统计，要求所有的州和地区报告某些疾病。虽然报告疾病的类型可能会因不同的州或地区有所区别，但通常包括特定的童年疾病，食物传播、性传播的疾病和其他传染病。这些疾病由医生、其他卫生保健提供者和当地公共卫生有关部门报告，并用以监测社区的疾病流行的早期迹象。这些数据由地方和州卫生部门保存并每周提交报告给美国疾病预防控制中心，用于全国监测和报告。疾病频率是按年龄、性别、族裔／种族、居住地分类，由 CDC MMWR 常规地报道。然而，报告会受到诸多因素，如疾病严重程度、现有的公共卫生测量、公众关注、报告难易程度、医生对社区公共卫生实践重视程度的影响[17, 19]。

登记处

疾病登记即常规地监测目标人群，从而提供非常可靠的疾病频率估计。美国 50 个州具有州或联邦政府支持的癌症登记，这些登记表可提供一个社区的癌症的发病信息。如果癌症的数量和目标人群足够大，此种登记表可以用来计算特定地点社区的某种癌症精确的发病率数据。自 1973 年以来，联邦政府资助的癌症监测、流行病学和最终结果（SEER）项目根据 10% 至 15% 的总人口的检测估算了全国癌症发病率[20]。该监测系统与州癌症登记处一起，可提供特定类型的癌症患病率，并以人群、地点、时间特征分类。所有州居民登记的浸润性癌症并经病理证实的都因监测和研究的目的备有电子版记录。这些记录还与死亡证明书相联系，以进一步提供有关特异性疾病的生存率的信息。

在 1998 年，美国国会通过了出生缺陷预防法案，授权疾病预防控制中心收集、分析和提供出生缺陷相关的数据；在各区域组织出生缺陷预防的流行病学研究；并告知和教育公众关于预防出生缺陷的常识。随后，疾控中心与一些州签订合作协议，以解决妨碍出生缺陷的监测及阻碍将数据应用于预防和干预项目的主要问题。CDC 还资助一些尚无监测系统存在的州去建立新的监测系统，以支持新的系统，或改进现有的监测系统。出生缺陷登记是主动或被动的检测报告系统，旨在确定无论为死胎和活产婴儿的出生缺陷的诊断。如果工作人员和从医院、实验室和其他医疗机构来源的可搜索的医疗记录，提供有关目标人群中所有诊断为出生缺陷的信息，此谓主动报告监测系统，可提供较可靠的特定出生缺陷的发病率的估计。被动报告监测系统的设计是利用计算机来链接和搜索，如出生证明书、死亡证明书、病人的摘要系统，以及其他现成的电子数据库来确认的出生缺陷的患病率。

普查

有几个联邦政府赞助的调查，包括国民健康访问普查（NHIS），全国健康和营养普查（NHANES），并有 BRFSS，都被设计为监测国民的健康状况。这些调查的目的是测量众多的健康指标，包括急性和慢性疾病、伤害、残疾，以及其他健康相关的结果。一些监测是每年持续进行，而另一些则是定期进行。这些监测通常估计在美国的成年人和儿童中特定疾病的患病率。虽然监测也可以提供地区和个别州的患病率估计，但目前他们尚不能被用来估计较小的区域和规模较小的人群的患病率。

使用互联网和其他现成的工具

为评估新的公共卫生干预的效能，一些数据源和工具很容易在互联网上获得，可以用来估计所需要评估的基础线和随访率。一些国家和州的公共卫生监测系统的数据也可以在互联网上获得，或由主持赞助机构的网站的报告得到。本章最后给出了网站的实例。

分析流行病学的设计概述

如前所述，描述性流行病学提供目标群体中的有关疾病模式的信息，可以用来形成有关病因或干预假设的基础。这些假设可以通过使用研究设计和分析方法包括分析流行病学的原则来验证。大多数研究设计可用于提供第 1 类的证据以支持可改变的和不可改变的（如吸烟等生活行为）风险因子与特定疾病之间的因果联系。一旦有足够的第 1 类证据，需要额外的工作确定公共卫生项目能否有效地减少风险因子在目标人群中的流行。一般使用实验和类实验研究设计，但取决于可用的资源和时间，以评估新公共卫生项目的效能。有关项目和政策评估的问题将在第 10 章中讨论。

实验研究设计

实验研究设计可提供一项新的公共健康项目是否有效的最有说服力的证据。如果研究参与者被随机分组，这项研究设计通常被称为随机对照试验。在建立两组时，研究参与者随机分配给任一组，新的干预（或治疗）组，或分配给对照组。这两组的研究参与者都遵循预期计划进行，在观察期结束时计算各组的疾病（或与健康相关的结果）患病率。因为这两组除了干预外，其他所有方面都是相同的，如果一个较低的患病率出现在干预组就意味着这种干预是有效的。

同样的研究设计也可用于随机分配人群小组而不是随机分配个体研究参与者以评估社区卫生行为干预的有效性。这样的设计称为随机小组试验，如一个州系统内的或社区内的学校，被随机分配接受干预或作为对照组的研究。最初，根据各小组类似的特点，随机小组可以配对。然后，每配对的小组将被随机分配给干预组或对照组。这有助于平衡研究参与组的类似特点分布，增加其可比性和减少潜在的研究偏倚。所有在干预组的个人均将接受干预，而对照组的个人不接受或延迟接受干预。在基础线和在观察期结束时测量和确定干预组和对照组的疾病发生率是否存在显著差异。随机小组设计已用于评估旨在提高免疫接种，减少烟草的使用，并增加运动量的公共卫生干预措施的效能[21]。

准实验研究设计

实验研究设计被认为是金牌标准，因为研究参与者的随机化减少了潜在的研究偏倚。然而，在评估新的公共卫生项目时使用这一研究设计并不总是可行的。这在政策评估时特别具有挑战性因政策往往是不可能随机化实施的[22]。类实验研究设计是经常用来评估新项目的效能。在类实验研究中，设计与实验性研究是相同的，只是研究参与者并没有被随机分配到干预组或对照组。研究参与者在每一组中都按一个预先确定的周期进行随访，并且对每个组的结果（例如疾病发生率、行为风险因子）进行计算以确定是否干预有效。在实验性研究设计的情况下，基础线（或试验前）测量是至关重要的，因为研究者必须确定干预和对照组在干预前状况类似的程度。理想情况下，执行该项研究之前的时间基础线结果应该是相同的。按研究小组的人群、地点和时间的所有特征进行检验，将减少由于对其他影响社区疾病风险因子的历史因素的忽视因而得出干预是有效的降低风险因子的错误结论的概率。

即使一个比较对照组不合用，类实验研究设计仍可用来衡量公共卫生干预对同一个特定目标人群的某一健康结果的影响。事实上，类实验研究设计时常用于比较新的公共卫生措施对总体人群的影响。

Reichardt 和 Mark[23] 已经描述了四个典型的类实验研究设计：①前 – 后；②中断时间序列；③不等组；④回归非连续性设计。这些设计中的每一项的设计特点都可以被改变使它们更为复杂（例如多个对照组、处理的变化、多个结果变量）[23, 24]。在前 – 后的设计项，介绍了参与者如何进行治疗前测试（前测）和治疗后测试（后测）。治疗效果在与前测和后测是有差异的。中断时间序列设计是一个前 – 后的设计项延伸的方法，即在随着时间的推移，它增加了进一步的测量。在治疗之前和之后多个时间点测量所感兴趣的结果（见知识点 6–2[25-27] 和图 6-6）。在不等组设计项中，比较一些被非随机性分配到不同治疗组的受试者。这类问题和需求可能当参与者基于个人爱好选择一个治疗条件时会提出[23]。因此，对内部真实性的主要挑战包括所有治疗小组的选择偏倚。在回归非连续性设计中，参与者被冠以定量分配变量（QAV）并根据变量的一个临界值而被分配到某治疗组[23]。因此，使用统计技术（多回归）来估计治疗效应与各治疗组的 QAV（参与者）的所感兴趣观察的某变量结果的相关性。表 6-2 描述了这些设计的各自的优势和弱点。

观察性研究设计

因为在所有研究设置中都使用实验或类实验研究设计可能有违伦理学，故研究者可以使用观察性研究设计来评估预先暴露可能增加某种特定疾病风险的假设。一般来说，观察性研究设计是用于研究在过去已有或并未经历过某种暴露的人群中所发生特种疾病的模式，由此提供第 1 类型的证据。有关这项设计过去有一个好例子就是吸烟与肺癌的关联性。因为人们选择吸烟或不吸烟（研究者并不会分配人们去吸烟与否），我们可以通过追踪吸烟者和不吸烟者一段时期的肺癌发病率来评估是否吸烟者增加了患肺癌的风险这一假设。

知识点 6-2　平卧睡眠运动

　　在 1992 年美国儿科学会推荐让健康婴儿仰卧或侧卧前，有一个丰富的国际研究历史，其结果表明，这种婴儿睡眠姿势的改变是必要的。特别是英国在 1990 年和新西兰在 1991 年的病例对照研究中有很强的说服力并达到了广泛的共识[26]。根据美国儿科学会学院的推荐，全国范围内公共卫生干预于 1994 年开始，被称为"平卧睡眠运动"，目的是改变习惯于让婴儿俯卧压迫他们的肚子的睡眠姿势。在华盛顿州的进一步研究提示某些与高风险的睡眠姿势模式相关的风险因素，并表明旨在改变高风险的睡眠姿势的行为的公共卫生项目需要进行调整。例如，母亲的族裔，居住环境和平等的权利[27]。全国一年一度的电话普查监测了从 1993 年到 2007 年间与婴儿睡眠姿势相关的最近的趋势和影响因素，并报告已取得显著的进步。婴儿俯卧睡眠明显减少和仰卧睡眠显著增加，与种族不再有统计学意义的差异。自 1993 年，这些作者报告，调整后的比值表明婴儿仰卧睡眠增加超过五倍。此外，白人采用婴儿仰卧睡眠姿势率最高，而非洲裔美国人采用率最低[25]。如图 6-6 所示反映了伴随着婴儿睡眠姿势的变化，突发性婴儿死亡综合征的死亡率从 1996 年的 0.78/1000 下降到 2005 年的 0.54/1000。

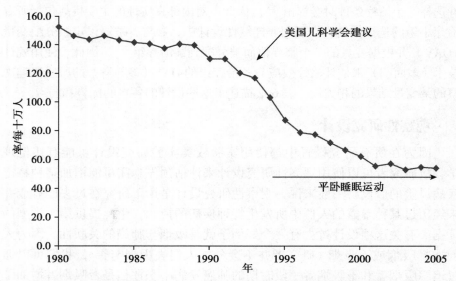

图 6-6　美国 1980 – 2005 年间婴儿死亡综合征死亡率的时间序列分析

表 6-2　准实验研究设计的比较

设计	设计原理图*	长处	弱点
1. 前 – 后	0×0	最简单的措施；快速结果；证明实施干预的可行性；可能表明更多的系统评估的价值	有效性的挑战：历史，成熟，季节性，测试，仪器仪表磨损，回归的意义
2. 中断时间序列	00000×00000	没有前 – 后设计的挑战（有效性成熟，季节性，回归意义）；推论性更强；无对照组的必要；可以使用多重干预，群体，结果	多观测需要资源；设计排列可以要求复杂统计程序；自相关必须解决
3. 不等组	×00	易于实施观察；小量中断服务；自然实验机会容易获取；设计排列允许灵活性测量、比较和干预	随机分配参试者组受激励影响组间的比较难以评估；组内的试验前后评估复杂；复杂统计程序对于评估可比性是必要的
4. 回归非连续性设计		按统计标准分组完成；统计学分组相对清晰，无有效性的挑战统计结果更可信	要求几乎 3 倍于一个实验设计配组的样品量，当一个实验设计不可行时可能是有用的

*0 = 观察；×= 方案的实施

　　队列研究和病例对照研究是两种观察性研究设计，可用于研究评估人群中以前的暴露和患某疾病的风险程度的关联。队列研究就是比较暴露组和非暴露组的患病率。参与者在基础线普查时并无疾病，随访一段时间后评估计算两组的患病率。队列研究往往适用于当社区中发生了某种罕见的所关心的暴露，因此所有被暴露的人都易被识别并随访以确定是否他们患有某种特定的疾病率明显高于该人群中的未暴露者。研究饮食或锻炼对特定疾病或健康状况问题的影响的研究也是队列研究的很好的例子[28]。

　　病例对照研究则是研究并比较最近被诊断出患有某疾病的患者（病例组）与未患此疾病的人（对照组）以前所经历的某种暴露的频率。病例对照研究的设计比较适于研究罕见的疾病，尤其是对有较长潜伏期的疾病，它们是有效的。正如所有的研究设计一样，选择合适的对照组和获得可靠

的先前的暴露估计值对于评估任何一个假设，即一个先前的暴露是否增加
（或减少）特定疾病的风险都是至关重要的。最近的一项研究提供了一个
非常大的病例对照研究的例子是检查意大利国家不同职业背景的人群的肺
癌患病例[29]。

为了探索可能遭遇到的暴露而引起的健康问题，公共卫生专业人员对
典型病例对照设计的修改产生了可能更温和并有用的横断面研究设计。这
是第三种类型的观察性研究设计，可以相对快速并经济地观察暴露和疾病
之间的关联。因为设立某项研究时有关潜在暴露和现有疾病的信息测量对
于研究参与者是同时进行的，横截面的研究是无法确定参与研究者中暴露
是否发生在患病之前。因此，横截面的研究主要是用来建立假设。即便如
此，横截面的研究常用于公共卫生规划和评估。例如，如果一个公共卫生
管理者想知道多少生育年龄期的妇女在怀孕期间吸烟，了解社区孕妇吸烟
的流行率是重要的。如果可能的话，了解人群中每个分类亚组中的母亲吸
烟率将有助于确定干预的目标。横截面的研究也被用于在考虑疾病负荷危
害的基础上帮助制定研究的优先次序。例如，在中国农村两个县医院的横
截面研究能够建立一个快速筛选试验有效地检测 14 种型别的高风险导致
肿瘤的人类乳头状瘤病毒。

总结

由于建立、实施和评估新的公共健康干预项目的需要，公共卫生专业
人员应掌握一套流行病学基本技能来量化目标人群的疾病的频率。

章节要点

• 在实施任何新的公共健康计划项目之前，了解人群中的疾病的频率
是非常重要的，可以帮助集中精力针对人群中的高危亚人群来减少疾病负
荷危害。

• 公共卫生监测系统提供必要的数据来测量有些疾病频率，但在特定
目标的人群中往往需要特殊的调查，以获得其他疾病的基础线数据。

• 公共卫生监测数据目前可通过互联网查到某些疾病信息，也可通过
人群，地点和时间的相互影响来了解其疾病的模式。

• 理解不同的研究设计的利弊权衡，将提高我们如何评估各种公共卫
生计划和政策的影响。

建议阅读和推荐网站

建议阅读

Aschengrau A, Seage G. *Essentials of Epidemiology in Public Health*. 2nd ed. Sudbury, MA: Jones and Bartlett; 2008.

Bauman A, Keopsell T. Epidemiologic issues in community interventions. In: Brownson RC, Petitti DB, eds. *Applied Epidemiology: Theory to Practice*. 2nd ed. New York, NY: Oxford University Press; 2006:164–206.

Friis RH, Sellers TA. *Epidemiology for Public Health Practice*. 3rd ed. Gaithersburg, MD: Aspen Publishers; 2009.

Gordis L. Epidemiology. 4th ed. Philadelphia, PA: Saunders Elsevier; 2009.

Shadish W, Cook T, Campbell D. *Experimental and Quasi-Experimental Designs for Generalized Causal Inference*. Boston, MA: Houghton Mifflin; 2002.

Teutsch SM, Churchill RE, eds. *Principles and Practice of Public Health Surveillance* 2nd ed. New York, NY: Oxford University Press, 2000.

Wholey J, Hatry H, Newcomer K, eds. *Handbook of Practical Program Evaluation*. 2nd ed. San Francisco, CA: Jossey-Bass; 2004.

推荐网站

CDC BRFSS <http://www.cdc.gov/nccdphp/brfss> The BRFSS, an ongoing data collection program conducted in all states, the District of Columbia, and three U.S. territories, and the world's largest telephone survey, tracks health risks in the United States. Information from the survey is used to improve the health of the American people. The CDC has developed a standard core questionnaire so that data can be compared across various strata.

CDC WONDER <http://wonder.cdc.gov> CDC WONDER is an easy-to-use system that provides a single point of access to a wide variety of CDC reports, guidelines, and numeric public health data. It can be valuable in public health research, decision making, priority setting, program evaluation, and resource allocation.

National Center for Health Statistics <http://www.cdc.gov/nchs/> National Center for Health Statistics is the principal vital and health statistics agency for the U.S. government. NCHS data systems include information on vital events as well as information on health status, lifestyle and exposure to unhealthy influences, the onset and diagnosis of illness and disability, and the use of health care. NCHS has two major types of data systems: systems based on populations, containing data collected through personal interviews or examinations (e.g., National Health Interview Survey and National Health and Nutrition Examination Survey), and systems based on records, containing data collected from vital and medical records. These data are used by policymakers in the U.S. Congress and the administration, by medical researchers and by others in the health community.

Epidemiology Supercourse <http://www.pitt.edu/~superl/> This course, coordinated by the University of Pittsburgh School of Public Health, is designed to provide an overview on epidemiology and the Internet for medical and health–related students around the world.

Kansas Information for Communities <http://kic.kdhe.state.ks.us/kic/> The Kansas Information for Communities (KIC) system gives data users the opportunity to prepare their own queries for vital event and other health care data. The queries designed into this system can fulfill many health data requests. As KIC is implemented, more data will be added. KIC programs will allow users to generate their own tables for specific characteristics, year of occurrence, age, rate, sex, and county.

Missouri Information for Community Assessment < http://www.dhss.mo.gov/MICA/> The Missouri Information for Community Assessment (MICA) system is an interactive system that allows anyone to create a table of specific data from various data files including births, deaths, hospital discharges, and others. The user can also produce a map with counties and/or cities shaded according to user-defined criteria.

County Health Rankings <http://www.countyhealthrankings.org/> The County Health Rankings are being developed by the University of Wisconsin Population Health Institute through a grant from the Robert Wood Johnson Foundation. This website serves as a focal point for information about the County Health Rankings, a project developed to increase awareness of the many factors—clinical care access and quality, health-promoting behaviors, social and economic factors, and the physical environment—that contribute to the health of communities; foster engagement among public and private decision makers to improve community health; and develop incentives to encourage coordination across sectors for community health improvement.

Texas Health Data <http://soupfin.tdh.state.tx.us/> Texas Health Data allows a user to generate a table showing frequencies, frequencies and rates, and frequencies and percents by column or row and a map showing frequencies or frequencies and rates by quartiles or quintiles. At present, the years of data available for births are 1990 through 1999. Population estimates and projections are available for 1990 through 2010.

参考文献

1. Porta M, ed. *A Dictionary of Epidemiology*. 5th ed. New York, NY: Oxford University Press; 2008.
2. Terris M. The Society for Epidemiologic Research (SER) and the future of epidemiology. *Am J Epidemiol*. 1992;136(8):909–915.

3. Brownson R, Seiler R, Eyler A. Measuring the impact of public health policy. *Prev Chronic Dis.* In press.

4. Screening for breast cancer: U.S. Preventive Services Task Force recommendation statement. *Ann Intern Med.* 2009;151(10):716–726, W-236.

5. Estimated county-level prevalence of diabetes and obesity: United States, 2007. *MMWR Morb Mortal Wkly Rep.* 2009;58(45):1259–1263.

6. Andresen EM, Diehr PH, Luke DA. Public health surveillance of low-frequency populations. *Annu Rev Public Health.* 2004;25:25–52.

7. Centers for Disease Control and Prevention. Smoking-Attributable Mortality, Morbidity, and Economic Costs (SAMMEC). http://apps.nccd.cdc.gov/sammec/methodology.asp

8. State-specific smoking-attributable mortality and years of potential life lost—United States, 2000–2004. *MMWR Morb Mortal Wkly Rep.* 2009;58(2):29–33.

9. Rosen M, Nystrom L, Wall S. Guidelines for regional mortality analysis: an epidemiological approach to health planning. *Int J Epidemiol.* 1985;14(2):293–299.

10. Bjorkenstam C, Edberg A, Ayoubi S, et al. Are cancer patients at higher suicide risk than the general population? *Scand J Public Health.* 2005;33(3):208–214.

11. Heron M, Hoyert D, Murphy S, et al. *Deaths: Final data for 2006. National vital statistics reports.* Hyattsville, MD: National Center for Health Statistics; 2009.

12. Miller M, Hemenway D. Guns and suicide in the United States. *N Engl J Med.* 2008;359(10):989–991.

13. Horner M, Ries L, Krapcho M, et al. *SEER Cancer Statistics Review, 1975–2006.* Bethesda, MD: National Cancer Institute; 2009.

14. Harper S, Lynch J, Meersman SC, et al. Trends in area-socioeconomic and race-ethnic disparities in breast cancer incidence, stage at diagnosis, screening, mortality, and survival among women ages 50 years and over (1987–2005). *Cancer Epidemiol Biomarkers Prev.* 2009;18(1):121–131.

15. Thacker SB. Public health surveillance and the prevention of injuries in sports: what gets measured gets done. *J Athl Train.* 2007;42(2):171–172.

16. Thacker S. Historical developments. In: Teutsch S, Churchill R, eds. *Principles and Practice of Public Health Surveillance.* 2nd ed. New York, NY: Oxford University Press; 2000:1–16.

17. Teutsch S, Churchill R, eds. *Principles and Practice of Public Health Surveillance.* 2nd ed. New York, NY: Oxford University Press; 2000.

18. World Health Organization Regional Office for Europe. European Health for All database. http://www.euro.who.int/HFADB

19. Thacker SB, Stroup DF. Future directions for comprehensive public health surveillance and health information systems in the United States. *Am J Epidemiol.* 1994;140(5):383–397.

20. Jemal A, Siegel R, Ward E, Murray T, Xu J, Thun MJ. Cancer statistics, 2007. *CA Cancer J Clin.* 2007;57(1):43–66.

21. Zaza S, Briss PA, Harris KW, eds. *The Guide to Community Preventive Services: What Works to Promote Health?* New York, NY: Oxford University Press; 2005.

22. Brownson RC, Royer C, Ewing R, McBride TD. Researchers and policymakers: travelers in parallel universes. *Am J Prev Med.* 2006;30(2):164–172.

23. Reichardt C, Mark M. Quasi-experimentation. In: Wholey J, Hatry H, Newcomer K, eds. *Handbook of Practical Program Evaluation.* 2nd ed. San Francisco, CA: Jossey-Bass; 2004:126–149.

24. Shadish W, Cook T, Campbell D. *Experimental and Quasi-Experimental Designs for Generalized Causal Inference*. Boston, MA: Houghton Mifflin; 2002.

25. Colson ER, Rybin D, Smith LA, Colton T, Lister G, Corwin MJ. Trends and factors associated with infant sleeping position: the national infant sleep position study, 1993–2007. *Arch Pediatr Adolesc Med.* 2009;163(12):1122–1128.

26. Dwyer T, Ponsonby AL. Sudden infant death syndrome and prone sleeping position. *Ann Epidemiol.* 2009;19(4):245–249.

27. McKinney CM, Holt VL, Cunningham ML, et al. Maternal and infant characteristics associated with prone and lateral infant sleep positioning in Washington state, 1996–2002. *J Pediatr.* 2008;153(2):194–198, e191–e193.

28. Hu FB, Manson JE, Stampfer MJ, et al. Diet, lifestyle, and the risk of type 2 diabetes mellitus in women. *N Engl J Med.* 2001;345(11):790–797.

29. Consonni D, De Matteis S, Lubin JH, et al. Lung cancer and occupation in a population-based case-control study. *Am J Epidemiol.* 2010;171(3):323–333.

30. Qiao YL, Sellors JW, Eder PS, et al. A new HPV-DNA test for cervical-cancer screening in developing regions: a cross-sectional study of clinical accuracy in rural China. *Lancet Oncol.* 2008;9(10):929–936.

第7章
检索科学文献并组织信息

何处可以找到我们在知识中遗失了的智慧？哪儿可以寻回我们在信息中遗失了的知识呢？

———T.S.Eliot

当你建立一个问题陈述并开始了解一个特殊的公共健康问题的流行病学性质及其干预选项时，科学文献是关键的信息来源。因为可供公共卫生工作者查阅的信息大量增长，故有必要遵循一个系统的方法检索文献。循证过程的基础很大程度上取决于高效并无遗漏地找到可信的优质的证据的能力。系统的搜索过程也有助于确保其他人可以进行类似的试验并得到相同的结果。随着现代信息技术发展，特别是个人电脑和互联网的发展似乎无所不能，传播媒介为所有的公共卫生工作者提供了快速找到有价值的信息的极好机会。现已公布的信息资源对于任何一个人来说只要有互联网连接均可获得，使专业人士可在其各大机构工作地点以外通过对所需资源搜寻就能进行其专业工作。

本章提供了关于如何搜索科学文献的指南。它侧重于文献搜索的重要性、在何处寻找、如何寻找证据、如何组织检索的结果。而在其他章节中则讨论了证据的质量和评估（主要是第2章、第3章和第10章）。

背景

正如第1章所指出的，公共卫生项目和政策的证据有许多种类和来源。有关理论与实践的科学的信息（即"科学文献"）可见于教科书、政府报告、科学期刊、政策咨文及科学会议。阅读科学文献的三个层次过去已有描述：①浏览——快速浏览书籍、文章和浏览在互联网上相关网站的主题来寻找感兴趣的东西；②为信息阅读——为寻找一个特定问题的答案阅读文献；③为研究阅读——为了获得一个特定主题的现有状态知识的综合视图[1]。实践中，大多数人通过浏览可获得信息[2, 3]，但是，为进行有效地构建循证公共卫生的项目来回顾文献时，重要的是要采取一个更系统结构化的方法。我们的重点应主要在期刊文章，因为他们已经通过同行评审的过程，提高了信息的质量，是最接近可用信息的“金标准”（见第2 章）。

在进行科学文献检索时，有四类出版物可检索：

1. 原创性研究论文：是由进行研究的人撰写的论文。这些文章提供了所用的方法、结果及其应用的详细信息。仔细阅读原创研究文章方能得到一个完整的和全面的文献总结。

2. 综述性文章：一个特定主题的现有知识的总结。综述文章介绍了原始研究论文的总结。公共卫生年度综述是一个很好的关于不同主题的综述文章来源（http：//arjournals.annualreviews.org/loi/publhealth）。但综述文章的局限性在于他们并非总是遵循系统化的方法，故有时不免会有不一致的结果[4]。

3. 定量分析综合结果的综述类文章：定量综合分析涉及定量方法的一个过程，如荟萃分析，提供了一个系统的、有组织的、结构化的方法，整合分析每一个研究的调查结果[5、6]。这一类的综述通常被称为系统综述（见第 3 章）。在荟萃分析中，研究者们对测量结果的相关性进行了统计学评估的总结。例如，Cochrane 的协作网，一个由临床医生、流行病学家和其他人组成的国际组织对各种医疗保健干预措施的有效性进行了定量评价，实践覆盖范围广泛（www.cochrane.org）。在这个网站上，有很多信息是可用的。通过所需的组织成员资格可下载完整的报告。

4. 指南：实践指南是对临床医生、公共卫生从业人员、管理医疗机构及公众对如何提高临床和公共卫生干预的有效性和影响力提出建议的正式文件。实践指南是将研究与示范项目转变成公共健康实践者易于接受且方便使用的信息。几个有价值的指南的例子[7-9]显示，所使用的术语因世界不同区域而有所不同。因此，在欧洲共同体中，指令是强于建议的，而建议又强于指南[10]。北美却没有这样的层次关系存在。

对于许多忙碌的公共卫生工作者因没有时间阅读多个公共健康主题的文献，综述文章和指南就经常为他们提供一个有用的捷径。

除了出版物的类型，科学信息的时限性是值得考虑的重要问题。为了替医疗决策寻找质量最好的证据，Sackett 和同事甚至建议公共卫生工作者烧掉他们的（传统的）教科书[11]。虽然这办法看似激进的，但它确实提示了教科书提供的疾病病因、诊断、预后或治疗信息的局限性。为了跟上临床实践的发展步伐，教科书可能需要每年修订。然而，研究和期刊出版的结果是一个审议过程：一种思想的萌发，获取资金，进行研究，分析数据，撰写结果，提交到一个杂志，并等待同行评审过程及杂志出版滞后，故往往需要多年的时间。

自 1940 年以来，科学出版物的数量已有大量增加[12]。估计世界上已有 24 000 种科学期刊，每年出版约 140 万篇新的研究论文。即便为了吸收这大量证据中的一部分，公共卫生工作者也需要寻求方法来利用大量可用的科学信息，并快速查找信息。公共卫生专业人士对简易检索文献方法的兴趣日益增加，不再直接依靠主要来自图书馆的资源支持，而是更倾向于随时获取可用的科学出版物。最近的研究报告，4.6% 的文章变为立即可查阅，另外的 3.5% 的文章在限定的一段时期后也可随意浏览[13]。此外，11.3% 的文章也可在特定主题、某些机构资料库或作者的网站查阅。这些作者建议获得文章最有效的方法是使用谷歌网站的"学术搜索"功能。因此，可能有近 20% 的文章是容易获得的，专业人士也可以使用 PubMed 作者信息获得作者的电子邮件地址，直接向他们提出请求。由于获取摘要的便利，以及越来越多的获得研究文章的机会，尽管他们所属的机构资源有局限性，但公共卫生专业人士可以就他们关心的科学文献积极的工作。

文献检索方法已发生显著变化。三十年前，公共卫生工作人员希望找到一个特定主题的信息会通知图书馆员他所寻求的信息类型，也许还要提供一个样本的文章，以便于选择一些关键词。图书管理员会进行搜索，咨询公共卫生工作人员找到的文章是否符合他所需的类型，或者需修改搜索的关键词重新搜索，而后再与公共卫生工作人员商量，等整个反复搜索过程完成可能需要数周。而现在公共卫生工作人员从互联网连接可以直接搜索世界的科学文献，以及与训练和经验相关的信息，辨别其相关性和质量，从而改进公共卫生的实践。还有在线培训模式可学习如何检索文献，如网站 www.ebbp.org。

进行科学文献检索

虽然任何检索法并不完善，但一个系统的文献检索方法可增加寻找相关信息的机会。图 7-1 描述检索文献并组织检索结果的过程。以下主题将分步解释这一过程[12]。

我们的重点是使用 PubMed，因为它是最大的和最广泛使用的书目数据库，包括 1900 万篇来自 Medline 和科学期刊的文章。我们也重视检索同行评审过的证据项目、研究及其他研究人员和公共卫生人员审阅的数据。

综述问题的陈述和检索的目的

根据第 4 章所描述的问题的陈述，我们应该明确概述检索的目的。毋庸置疑，检索是一个重复的过程，关键是问一个或更多的可回答的问题。虽然检索的目标是确定所有相关的材料而非其他的目的，但在实践中是很难实现的[6]。而这一系列的问题包括："哪一个证据和我的问题有关？"和"基于搜集到的文献制定的有效的干预方法，可以得出什么结论？"[14]。

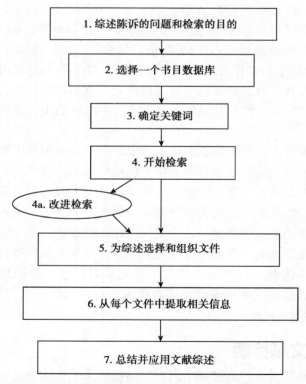

图 7-1　组织科学文献检索的流程图（后面的步骤，特别是第 5 步和第 6 步，主要是基于 Garrard 建立的一套方法[12]）

选择一个书目数据库

现在网上有很多书目数据库（表7-1）。我们建议读者熟悉其中一个或多个。表7-1中的一些数据库需要一定的费用，但如果一个人能够进图书馆，图书馆的费用可能已经包含了此费用。

这些资源可在 PubMed 网站 http：//www.ncbi.nlm.nih.gov/sites/entrez 查到，使它成为一个公众寻找并广泛使用的美国生物医学的文献数据库。它由国家医学图书馆建立维护并有几个其他数据库所没有的优势——它对用户免费开放，经常更新并相对方便实用。Medline 数据库不提供文章的全文，但列出标题、作者、作者的出版物、作者的摘要（如果有的话）、关键字、主题标题和其他一些提供有关出版物的信息的"标签"。对于某些期刊（例如，英国医学杂志，可以通过链接访问搜索结果，可获得文献的全文。还有许多其他各种各样的卫生保健专业和专科的证据数据库。但公共卫生专业数据库目前尚不具备，所以建议公共卫生工作者熟悉 medline 和类似的数据库。

表7-1 计算机存储的书目数据库

数据库	日期	主要内容	费用	网站
MEDLINE（PubMed）	1966年至今	主要的生物医学文献书目来源；包括超过5200种期刊的索引和摘要	无	www.ncbi.nlm.nih.gov/PubMed
Current Content ® 流行内容（分类：临床医学，生命科学，或社会和行为科学）	去年起，每周更新	世界领先学术期刊最近数期的内容和书目，按出版日期索引和装订	有	http：//science.thomsonreuters.com/training/ccc/l
PsycINFO®	1887年至今	世界最全面的心理学和行为科学文献来源，特殊子集文件 clinpsyc；数据库有 >150 万记录	有	http：//www.apa.org/psycinfo/

续表

数据库	日期	主要内容	费用	网站
Dissertation abstract Online	1861 年至今	美国和加拿大博士论文	有	http://library.dialog.com/ bluesheets/html/bl0035.html
CANCERLIT	1966 年至今	与癌症相关的期刊文献，政府与技术报告，会议摘要，特殊出版物和论文	无	http://cancernet.nci. nih.gov/search/cancer_ literature
TOXLINE®	1980 年至今	广泛的与生化，药理学，生理学，药品和其他化学品的毒理学效应数组索引和文献	无	< http://toxnet.nlm.nih. gov/html >

确定关键词

关键词是描述将要综述的主题特点的术语。一个有用的检索策略取决于所使用的关键词的灵敏度和准确度。"敏感度"是指能够确定所有相关材料的能力，而"准确度"是检索到的信息中含有相关材料的数量[6、15]。因此，敏感度是要解决"是否错过了相关文章"的问题；"准确度"是要解决"是否包括了不相关文章"的问题。大多数书目数据库都要求使用标准化的关键词。这些关键词见于医学主题词（Medical Subject Heading，MeSH）术语列表。PubMed 网站有一个使用数据库的信息教程，包括识别和选择 MeSH 术语。PubMed 的搜索页面右侧有 2 个小方框屏幕帮助检索。一个名为"检索标题"将允许用户查阅其他已发表的与自己的检索信息相似的文章，以便核查所使用的检索术语。查阅这些主题可能提示应该包括的额外的检索术语。另有一个右侧的小方框屏幕是"检索细节"，其中包括 MeSH 术语。在检索中输入它可能是有用的，仅提示 MeSH 术语可能是一个更好的选择。为了在 Medline 检索文献，这些关键词的来源很有用（知识点 7-1）：

1. 确定两篇涵盖同一个所感兴趣主题的科学论文———一篇是近期的，另一篇则不是[6]。这些文献可以在 PubMed 检索到。Medline 摘要、MeSH

术语表也可提供。反过来，这些在随后的检索中可以使用。

2. 关键字可以在 MeSH 术语按字母顺序列表中找到，可在网上 <http：//www.nlm.nih.gov/mesh/meshhome.html >。

3. Medline 和"Current Contents"不要求用户使用标准的关键词。因此，您可以选择您自己的关键字，这些都可在所检索的文章的标题和论文摘要里得到。一般来说，使用非标准的关键词比使用标准化的术语可能检索到不那么准确的文献。然而，因 medline 检索文献有标准化和非标准化关键词两个检索界面，即便没有一个详细的 MeSH 术语知识，用户也可以完成一次全面的检索。

知识点 7-1　寻找心血管健康项目的有效性证据

美国密西西比州卫生部的"健康心脏"项目协调员启动以社区为基础的干预项目，以促进心血管健康。她已考虑好初步的问题说明，现在希望检索文献。她上网连接 PubMed 并开始检索。首先，她使用非标准化的关键词，包括"心血管病"和"社区干预"，第一次检索到 1786 篇引文。然后，她限制检索过去 10 年出版的文献。使用同样的关键词，这次得到 1133 篇引文。在第三次重复检索中，用相同的关键字，限定过去 10 年的文献，但只选综述文章。这次结果为 162 篇并有论文摘要。显然这仍然是需要大量时间阅读的文章量，他们筛选约 9 个参考资料并认为这是合理的阅读量。查阅这些摘要后，项目协调员获得了所需主题的最基本相关文章的全文副本。

协调员接下来进行了同样主题的第二轮检索，使用了标准的 MeSH 术语"心血管疾病"和"健康教育"。初步检索得到 14 538 篇引文。然后检索限于过去的 10 年，得到了 8272 篇。最后检索，仅限于综述文章，取得了 1616 篇。再进一步检索过去 5 年内出版的文章，仍然得到了 905 篇文章，这样进行实际文献检索需要花太长时间。在这种情况下，提示需要进一步修改使用标准的 MeSH 术语检索以缩短实际文献检索的时间。

在这个例子中，非标准化的关键词的使用似乎更好地有助于协调员确定所需要类型的文章。

进行搜索

在确定数据库和初选的关键字后，就可开始检索。初始检索得回的出版物的数量可能会很大，包括许多不相关的文章。PubMed 网站的设计特征能帮助用户限制检索范围至最相关的文章。图 7-2 显示通过 PubMed 使用关键字"循证公共卫生"检索的一部分结果。

　　• 搜索也可以限制在英语出版物内，指定某个特定日期的出版物，或限制某些人口统计的参与者条件如年龄和性别。这些通过点击"限制"图标可发现这些标签。

　　• 具体的名称，如"社论""信"或"评论"可以被排除，或检索可以限定为"期刊文章"，初始检索时可以主要选择出版物类型的综述文章。检索综述文章的引用文献列表可帮助找出特别感兴趣的原创研究文章。

　　• 用 PubMed 只需点击每一个引文右边的一个图标上就可链接到其他"相关文章"。

　　• 如果找到一篇特别有用的文章，也可以检索到其他类似的研究作者的名字。同一作者往往会有同一主题的多篇出版物。为避免不相关的检索，使用 PubMed 时，你应该使用作者的姓（英文名字的父姓位于名字末尾那个单词）、名和中间名（如果有的话）的首字母检索。

　　• 几乎在每一种情况下，都有必要修改检索方法。一旦查到文章，关键字和检索策略可通过"滚雪球"的方法改进，可使用户熟悉文献并收集更有用的文章[12]。检索到的文章还可在 PubMed 上"发送到"各个副标题中被保存。

　　• 检索可以使用布尔运算符（Boolean Operator），将与检索条件相关的词相互关联，从而增加了检索的范围，帮助扫描不同的数据库以提供更多的信息。最常见的布尔运算符（英文应大写）是："和""AND"、"不是""NOT"、"或者""OR"、"近似""NEAR"，并加用括号"（）"。运算符"和"（AND），用这种方式可结合检索条件包括了文章或包括两者。一个例子是：乳腺肿瘤"和"青少年，故限制 PubMed 引入的"综述文章"约为 700 篇文章。另一个运算符例子"不是"（NOT）：是事故不是汽车，以确认主体。运算符"或"（OR）允许耦合 2 个检索条件，因它也可能是另一个类似的词组。为选择一篇文章，可用运算符"近似"（NEAR）即定义限定为两个检索字词必须出现在 10 个字内。使用圆括号将定义一个搜索词，必须显示与所列出的类同。例如，检索词（学校诊所），必须出现的短语是"学校诊所"，而不是将检索词"学校"和"诊所"分开。在指定检索条件方面，布尔运算符条件是非常有用的，可以方便并更有效检索。（这一英文检索的逻辑思维也许亦见于中文文献检索，请读者参考。译者注）

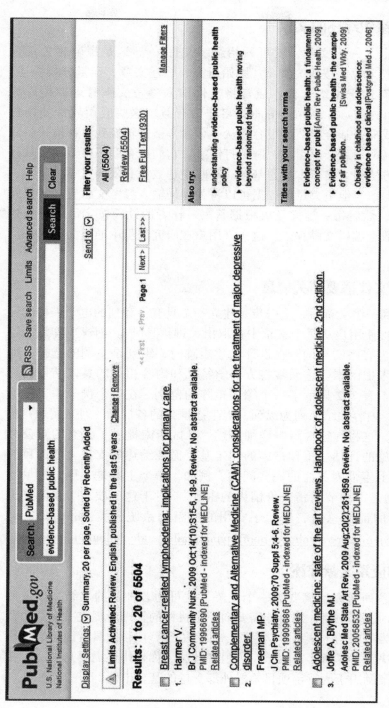

图 7-2 PubMed 文献检索的网站（http: //www.nlm.nih.gov）

选择和组织综述的文献

一旦确定了一组文章，就可开始组织文件[12]。这是提取相关信息的阶段。一般来说，按研究类型（原始研究、综述文章、定量分析综述、指南）分类有助于组织文件。通常将文件输入参考文献管理数据库如EndNote®（http：//www.endnote.com）将非常有益。这些应用软件使用户在制定报告或准备基金申请时很容易从一个参考格式转换到另种格式，并可直接从互联网下载杂志引文，避免打错字。它们也有助于检索和文献分类。系统的方法组织文章本身是基础。某些主题数量有限的文章可以用三环合订夹来保留，但更大量的证据可以将关键词输入参考文献管理数据库如 EndNote®；然后每一篇文章可根据其第一作者的姓氏按字母顺序排列或简单地以数字编码文献存入。这允许用户在研究过程中通过关键字来检索数据库。

从每个文件摘要相关信息

当搜集到一组文章后，下一步是建立一个具有行和列的电子表格的证据矩阵，这可使用户从每个文章中提取出关键信息[12]。创建矩阵是为了把信息组织为有序的结构。在设计构建矩阵时，纵列是主题的选择，即一个关键的考虑因素。它通常将方法学特征和内容相关的具体结果列为纵列的标题。表 7-2 显示了一个综述矩阵的范例。在这个例子中，各项研究（方法、内容、结果列为纵列）以生态框架的各层面（列为横列）构成证据矩阵，这将在第 8 章中详细描述。社区指南提供了优秀的对公共卫生项目措施的评估。干预措施的制定基于循证综述的支持文献，目的是解决公共卫生强烈关注的一些问题。例如，一个主题是"预防过量饮酒"，副标题是"调节酒精廉价销售的密度"。对于这一项，工作队提出了一个优秀的证据总结表展示了实用的文献的系统分类：http：//www.thecommunityguide.org/alcohol/supportingmaterials/setalcoholoutletdensity.pdf

总结和应用文献综述

一旦一系列研究已摘要为一个矩阵，就可为各种目的总结文献。例如，为了一项预算项目，您可能需要向一个机构的管理者提交一个新的背景信息。因为最好的干预科学信息可增加有关预算项目的具有说服力的机会，使关键决策者了解必需的特定项目或政策。你也许还需要总结一下文献才能建立案例用于为特定项目争取外部支持的基金申请。

表 7-2 在不同的生态环境下，促进体力活动文献的证据矩阵的范例

主要作者，文章题目期刊引文	年	方法学特征				与内容相关的结果		
		实验设计	研究人群	样本规模	干预措施特征	结果	结论	其他评论
个体水平								
Browson et al.Patterns and correlates of physical activity among women aged 40 years and older, United States.*Am J Public Health* 2000; 90: 264–270	2000	横断面研究	美国不同民族 40 岁及以上	2 912	N/A 不是一种干预措施	美国非洲裔和印第安妇女体力活动最低（优势比 =1.35 和 1.65）；按一个复合定义，72% 妇女活跃；但农村不及城市。	少数族商妇女是美国最不活跃的亚人群	横断面研究局限了因果关系推断，电话普查也许不能有完全代表性。
人际水平								
Simons et al.A pilot urban church.Based program to reduce risk factors for diabetes among Western Samoans in New Zealand. *Diabetic Medicine* 1998; 15: 136–142	1998	前瞻性研究非随机化	新西兰南奥克兰，西 Samoan 教堂的成员 34% 男性 66% 女性	干预 =78 对照 =144	社会支持、健康教育，监督和结构化锻炼	接受干预的教堂成员体重维持稳定，而对照教堂则增加（p=0.05）受干预的教堂成员的腰围降低（p=0.001），糖尿病知识增加，和定期锻炼的比例增加相关（p=0.05）	基于改变生活方式，提高糖尿病意识，目标针对高危社区的降低糖尿病危险的项目能显著降低将来患 II 型糖尿病危险因素。	参与率：介绍演讲 =93%；灵像部分 18%；锻炼部分 =84%

155

续表

主要作者，文章题目期刊引文	年	方法学特征			干预措施特征	与内容相关的结果		
		实验设计	研究人群	样本规模		结果	结论	其他评论
组织水平								
Sharpe et al.Exercise beliefs and bahaviors among older employees.a health promotion trial.Gerontologist 1992; 32: 444-449	1992	按工作地点随机分组	大学雇员，年龄50-69岁，53%是男性，9%为白人，6%为黑人。	250人开始研究，121人进入分析	健康咨询和锻炼	散步或其他锻炼的变化从基线到1年的随访干预组和对照组无显著差异。	基线锻炼频率是1年后锻炼行为的唯一指标。	
社区水平								
King et al.Increasing exercist among blue-collar employees: the trailoring of worksite programs to meet specific needs. Preventive Medicine.1988; 17 (3) 357-365	1988	前瞻性研究准实验性	加州 Palo Alto 斯坦福大学高级贸易系雇员，100%男性，平均年龄45岁	22	16周的就地全程锻炼项目，通过合作，鼓励策略，公共监督，竞赛，奖励活动	与非参与者比，参与者表现出健康水平增加（$p < 0.0001$），体重下降（$p < 0.05$）；参与者也对锻炼的能力表现出更大的自信心。	低成本的项目表明能影响健康和体重。	需要研究长期项目的参与和影响。
健康政策水平								
Linenger et al.Physical fitness gains following simple environmental change.America Journal preventive Medicine. 1991 7 (5)：298-310	1991	非随机分组试验	圣地亚哥海军航空站的成员（干预组）和两个对照社区干预组85%男性	2 372	改变体能活动的环境（如自行车道，新的锻炼设备，运动会，组织政策的干预措施）（鼓励延长放松时间）	与对照社区或海军内的样本比，干预社区的体能锻炼（PRT）和15英里跑步都有显著改善；干预组1987年12.4%未通过PRT，而1988年仅有5.1%未通过。	相对简单的项目改善了健康。	应考虑将此干预措施推广到非军队人群。

寻求可搜索文献以外的资源

大量的关于公共健康主题的重要证据无法在已发表在杂志上的文章和书籍中找到[6, 16]。检索已发表的文献的局限性原因包括以下：①许多研究者和从业者因为竞争的项目和其他事务的时间要求未能写出他们的研究；②杂志编辑们面临着出版什么类型文章的艰难决定并显著地倾向于发表干预有阳性结果的研究（发表偏倚），以及③在世界一些地区，缺乏资源，难以进行系统的和有经验的研究。下列方法有助于寻找科学文献以外的证据。

"散在"文献

"散在"或"灰色"文献，包括政府报告、书籍章节、会议记录及其他无法从在线数据库如 Medline 找到的其他材料。这些文献在做荟萃分析总结或成本效益分析时特别重要（见第 3 章）。通常这些"灰色"文献很难找到。相关专题的专家们可能是最好的来源，你可以写信或电子邮件请他们提供相关的信息来查找通过数据库检索无法得到的文献。更广泛的搜索可进行上网使用搜索引擎如谷歌或 www.metacrawler.com。这些搜索引擎的优势是他们有能力找到大量的资源。主要的缺点是用户无法控制反馈信息的质量。从互联网上收集的信息我们必须仔细查核[17]。研究组合在线报告工具（RePORTER）数据库、由美国国立卫生研究院提供的研究项目总结有助于查到一些在同行审阅发表文献之前的信息（http: //projectreporter.nih.gov/reporter.cfm）。

访谈关键信息提供者

通常一个公共卫生工作者不仅要了解一个项目或政策的结果，也要了解干预的制定和实施的过程（见第 9 章）。许多过程中的问题很难从科学文献中查到，因为在发表的文章的方法部分可能不够全面，难以显示干预的所有方面。一个项目可能会随着时间的推移而发展，在已发表的文献中的状况可能不同于目前的状况。此外，许多良好的项目和政策评估尚未发表。

在这种情况下，关键信息提供者的采访极为有用。关键信息提供者是某个特定课题的专家，可能包括在某个特定的干预领域有多年经验的大学研究人员或一个有现场工作经验的当地项目经理，并知道如何设计和实施有效的干预措施。采访"关键信息提供者"的过程包括几个步骤：

1. 确认可以帮助搜集信息的关键信息提供者。可以在文献中或通过专业人员的网络，或迅速发展的互联网上询查和确认（http://www.profnet.com 是帮助记者和愿意分享专业知识的科学专家建立联系的网站）。

2. 确定所需信息的类型。列出一些简短的特别感兴趣采访的开放式问题简表是有帮助的。这有助于规范会谈内容和最有效地利用时间。与专家对话之前，可电子邮件告诉他们这些问题，以便他们预先思考采访时的回复。

3. 收集数据。如果提前列好了感兴趣的问题的框架，可以通过一个15~30 分钟的电话完成。

4. 汇总已收集的数据。会话可以录音并可编成正式的研究技术文稿使用。通常作好笔记并记录谈话。将每个关键信息提供者的谈话内容摘记要点。

5. 根据需要进行随访。与文献检索一样，关键信息提供者访谈经常导致滚雪球式的效应，一位专家会提到另一位知名专家。随着信息变得重复，采访者可以判断在某个时间点已收集到足够的信息（可以停止）。

专业会议

每年有多种公共卫生相关和有益的专业会议。从大型的如美国公共卫生协会，到规模较小的专业会议如糖尿病预防和控制的年度会议。重要的干预研究往往是在这些会议上提出的。如有区域性的公共卫生协会举行会议，将是一个非常好的建立人脉和发展资源的机会。小型会可使大家有一个非正式的与研究人员交谈的机会，以了解他或她的工作细节，以及如何在特定的场合应用。公共卫生工作者应寻求使用同行评审摘要的会议，有助于确保设计出高质量的研究。一般在会议之前或在会议期间会介绍报告人及其摘要。但许多公共卫生工作者因差旅费资金有限无法参加各种专业会议。

总结

文献检索也许是一门不精确的科学，因为公共卫生的范围宽，且检索策略不一致[18]。但系统化检索文献是循证决策的关键。

章节要点

• 重要的是要了解不同类型的专业文献的各种用途，如原创研究文章、综述文章、含定量分析的综述和指南。

　　• 系统的文献检索方法将提高检索过程的灵敏度和准确度。

　　• 在其他有价值的科学资料来源中可包括灰色文献、关键信息提供者的访谈和专业会议。

　　虽然本章已尽量提供了帮助尽快找到科学资料的基本信息，但这不能代替读者调整必要的检索步骤。

建议阅读和推荐网站

建议阅读

Galvan, Jose L. Writing Literature Reviews. Third Edition. Glendale CA: Pryczak Publishing. 2006.

Garrard J. *Health Sciences Literature Review Made Easy. The Matrix Method.* 2nd ed. Sudbury, MA: Jones and Bartlett Publishers; 2006.

Greenhalgh T. How to read a paper. Getting your bearings (deciding what the paper is about). British Medical Journal. 1997;315:243–246.

Pan, M. Ling. Preparing Literature Reviews: Qualitative and Quantitative Approaches. 3rd Edition. Glendale, CA:. Pryczak Publishing. 2008.

推荐网站

The Agency for Healthcare Research and Quality <http://www.ahrq.gov/>. The Agency for Healthcare Research and Quality's (AHRQ) mission is to improve the quality, safety, efficiency, and effectiveness of health care for all Americans. Information from AHRQ's research helps people make more informed decisions and improve the quality of health care services.

　　Annual Review of Public Health <http://publhealth.annualreviews.org/>. The mission of Annual Reviews is to provide systematic, periodic examinations of scholarly advances in a number of scientific fields through critical authoritative reviews. The comprehensive critical review not only summarizes a topic but also roots out errors of fact or concept and provokes discussion that will lead to new research activity. The critical review is an essential part of the scientific method.

　　The Cochrane Collaboration <http://www.cochrane.org/>. The Cochrane Collaboration is an international not-for-profit and independent organization, dedicated to making up-to-date, accurate information about the effects of health care readily available worldwide. It produces and disseminates systematic reviews of health care interventions and promotes the search for evidence in the form of clinical trials and other studies of interventions. The major product of the Collaboration is the *Cochrane Database of Systematic Reviews,* which is published quarterly as part of *The Cochrane Library.*

Evidence-based behavioral practice <http://www.ebbp.org/>. The EBBP.org project creates training resources to bridge the gap between behavioral health research and practice. An interactive website offers modules covering topics such as the EBBP process, systematic reviews, searching for evidence, critical appraisal, and randomized controlled trials. This site is ideal for practitioners, researchers and educators.

Google Scholar <http://scholar.google.com/>. Google Scholar provides a simple way to broadly search for scholarly literature. From one place, you can search across many disciplines and sources: articles, theses, books, abstracts and court opinions, from academic publishers, professional societies, online repositories, universities and other web sites. Google Scholar helps locate relevant work across the world of scholarly research.

National Academy of Sciences: Institute of Medicine <http://www.iom.edu/>. The Institute of Medicine (IOM) is an independent, nonprofit organization that works outside of government to provide unbiased and authoritative advice to government, the private sector, and the public. This site includes IOM reports published after 1998. All reports from the IOM and the National Academies, including those published before 1998, are available from the National Academies Press.

Partners in Information Access for the Public Health Workforce <http://phpartners. org/>. Partners in Information Access for the Public Health Workforce is a collaboration of U.S. government agencies, public health organizations, and health sciences libraries which provides timely, convenient access to selected public health resources on the Internet.

PubMed <http://www.ncbi.nlm.nih.gov/pubmed/>. PubMed comprises more than 19 million citations for biomedical articles from MEDLINE and life science journals. Citations may include links to full-text articles from PubMed Central or publisher web sites.

The Research Portfolio Online Reporting Tool <http://report.nih.gov/index. aspx>. The Research Portfolio Online Reporting Tool (RePORT) provides access to reports, data, and analyses of NIH research activities. The RePORT Expenditures and Results (RePORTER) query tool provides details on NIH-supported research projects.

参考文献

1. Jones R, Kinmonth A-L. *Critical Reading for Primary Care*. Oxford, UK: Oxford University Press; 1995.
2. Greenhalgh T. How to read a paper. Getting your bearings (deciding what the paper is about). *Br Med J*. 1997;315:243–246.
3. Makela M, Witt K. How to read a paper: critical appraisal of studies for application in healthcare. *Singapore Med J*. 2005;46(3):108–114; quiz 115.

4. Breslow RA, Ross SA, Weed DL. Quality of reviews in epidemiology. *Am J Public Health*. 1998;88(3):475–477.
5. Glass GV. Primary, secondary and meta-analysis of research. *Educ Res*. 1976;5:3–8.
6. Petitti DB. *Meta-analysis, Decision Analysis, and Cost-Effectiveness Analysis: Methods for Quantitative Synthesis in Medicine*. 2nd ed. New York, NY: Oxford University Press; 2000.
7. Canadian Task Force on the Periodic Health Examination. The periodic health examination. Canadian Task Force on the Periodic Health Examination. *Can Med Assoc J*. 1979;121(9):1193–1254.
8. US Preventive Services Task Force. *Guide to Clinical Preventive Services*. 2nd ed. Baltimore, MD: Williams & Wilkins; 1996.
9. Zaza S, Briss PA, Harris KW, eds. *The Guide to Community Preventive Services: What Works to Promote Health?* New York, NY: Oxford University Press; 2005.
10. Porta M, ed. *A Dictionary of Epidemiology*. 5th ed. New York, NY: Oxford University Press; 2008.
11. Straus SE, Richardson WS, Glasziou P, Haynes R. *Evidence-Based Medicine. How to Practice and Teach EBM*. 3rd ed. Edinburgh, UK: Churchill Livingston; 2005.
12. Garrard J. *Health Sciences Literature Review Made Easy. The Matrix Method*. 2nd ed. Sudbury, MA: Jones and Bartlett Publishers; 2006.
13. Bjork B, Roos A, Lauri M. Scientific journal publishing: yearly volume and open access availability. Paper 391. *Inform Res*. 2009;14(1).
14. Bartholomew LK, Parcel GS, Kok G, Gottlieb NH. *Planning Health Promotion Programs: Intervention Mapping*. 2nd ed. San Francisco, CA: Jossey-Bass; 2006.
15. Dickersin K, Scherer R, Lefebvre C. Identifying relevant studies for systematic reviews. *BMJ*. 1994;309(6964):1286–1291.
16. Muir Gray JA. *Evidence-Based Healthcare: How to Make Health Policy and Management Decisions*. New York, NY/Edinburgh, UK: Churchill Livingstone; 1997.
17. Schindler JV, Middleton C. Conducting public health research on the World Wide Web. *Int Elect J Health Educ*. 2001;4:308–317.
18. Rimer BK, Glanz DK, Rasband G. Searching for evidence about health education and health behavior interventions. *Health Educ Behav*. 2001;28(2):231–248.

第8章
制定并优先考虑干预方案

对于每一个复杂的问题，简单直截了当的处理都可能会是一个错误的解决方案。

——H.L.Mencken

公共卫生面临的一个核心挑战是如何根据公共卫生学的广泛定义和应用多学科方法明确阐明过早死亡和残疾的根本原因并采取行动[1]。在实施循证框架的过程中，有许多项目和政策可供选择。然而，在这些选项中鉴别与选择并不是简单易行的任务。前几章旨在帮助读者明确阐明一个问题，并建立一系列的干预方案供选择。例如，描述流行病学和公共卫生监测的方法可以用来概括一个问题的严重程度；经济评估等工具则有益于评估干预措施的效益和成本。

在许多选项被确定之后，需在各种备选方案中择优。一般来说，将开发临床干预确定为优先事项比社区干预更好些，部分是因为有效性的临床干预措施比以社区为基础的研究有更多的证据。还有一个原因是临床干预研究的成本效益有更强的基础。然而，即使是最认真和善意的临床医生在病人每次就诊期间，考虑到竞争性的需求，也不太可能把所有推荐的预防性服务纳入其中[2、3]。且进行哪项临床服务也是部分由病人的需求而定。最近的报道表明，医生对患者所进行的医学知识教育，也有充分的补偿（患者和医药保险公司分别付费）[4]。在临床上患者可能存在几个健康问题，医生循证医学过程的一部分是要决定先解决患者的哪一个问题。同样，社区有许多公共卫生的挑战，系统的计划有助于考虑优先次序。在社区设置中，许多可用于识别和选择优先干预措施的工具和方法仍在开发和测试之中。

本章分为四个主要部分。首先介绍了一些一般原则有助于决定检查选项的优先次序。第二部分概述了已应用于临床和社区卫生并证明有助于优先选择疾病预防和促进健康的干预措施的分析方法和模型。第三部分是简述了在方案选择方面的新概念和创意。最后一部分描述在制定和优先选择方案方面的分析框架的建立和使用。这一章重点介绍第 1 类证据（病因和严重度），和它在鉴别和优先考虑公共卫生问题的作用。关于第 2 和第 3 类证据的详细信息（选择和应用具体的干预措施）将在其他章节中介绍。

背景

公共卫生资源始终是有限的。公共卫生领域的项目在许多方面都是"零和博弈"，即所有提供公共卫生项目和服务的可用资源不可能逐年大幅度增加。只有很少的方案例外，如已经在美国几个州投资的烟草控制项目，带来了可观的公共卫生福利[5]。因此，仔细循证并检查可选择的方案以确保采取最有效的方法提高公众的健康是必要的。关键是要遵循一个系统性、客观性和高效性的体系，并结合考虑科学与现实环境的可行性[6]。

在宏观上，慎重确定优先顺序的部分目的是将决策过程从以资源为基础转变为以人群为基础。20 世纪的美国发生了不同程度的改变。在以资源为基础的规划周期中，提高资源的配置供应和社会对资源的需求增加推动了医疗保健的费用螺旋型增长，然而某些人群的健康状况却不断下降[7]。相反，以人群为基础的规划周期更注重人群的需求和健康结果，包括生活质量，并已成为制定政策的出发点[7]。在全球范围内，千年发展的目标[8]需要设置一个广泛的优先事项并需要涉及健康以外的许多部门（例如，经济、教育），以期有所改善（表 8-1）。以人群为基础的、跨部门的规划周期是所需的框架，这将会在整章中或明确或隐喻反复提及。

当检查项目选项时，至少有六个不同的信息来源，有几个在前几章已经讨论过。这些来源可以分为 2 大类：科学信息和"其他专家"信息。在科学信息来源方面，公共卫生工作者可在来自同行评审出的项目中选择，这可能包括杂志文章或循证医学概要文件如临床或社区指南。

表 8-1　健康千年发展的目标

目标	焦点
1	消除赤贫和饥饿
2	实现普及初级教育

续表

目标	焦点
3	促进性别平等和赋予妇女权力
4	降低儿童死亡率
5	改善产妇健康
6	防治艾滋病毒 / 艾滋病、疟疾和其他疾病
7	确保环境可持续性发展
8	建立和发展全球伙伴关系

就"其他专家"的广泛信息方面，人们也可以从工作场所的同事、专家会议或通过关键的利益相关者寻求专业的建议（见第 4 和第 5 章）。搜集所有这些类别信息目的是寻找鉴别可选的项目的机制。电子技术如互联网的方法，对于繁忙的公共卫生人员特别有用。使用互联网、计算机可以快速搜索项目选项。在本章的末尾将提供一些优秀且有用的互联网网站帮助项目的选择。

在考虑项目选项和确定一个干预行动方案的同时，重要的是要区分决策和解决问题的不同。解决问题涉及确定一个问题的正确解决方法，就像解决一个数学问题。相比之下，组织中决策是从一组合理的项目中做出选择的过程。在选择一个公共卫生的方案时，往往并非仅有一个"正确"的答案，而是在一套项目中做出选择并确定其优先顺序[9、10]。公共卫生环境中的决策经常在并不确定性的背景下做出。而前面第 2 和第 6 章中已讨论了流行病学的研究设计并解释了不确定性。还有其他因素影响决策过程，包括政治因素、法律问题、经济力量和社会价值观。现代决策理论已认识到决策者会受到其个人的价值观、潜意识、技能和习惯的影响[11]。在众多不确定的因素下，要做出有效的决策，需考虑以下要素：

- 获得所有备选方案的充分证据；
- 用理性和系统的方式来解决问题；
- 信靠经验，直觉和判断。

重要的是要了解制定决策时往往涉及一些风险因素，而这些风险可以发生在不同的阶段。对于一个项目，选择的方案可能不是最优选择，或可能不是当地实施所选择的方案，从而限制了某项目达到预定目标的可能性。在一个部门内，项目工作人员可能会犹豫是否提供关于不同的选项中客观的数据，特别是当一个负面的结果可能导致项目中断（和失去工作）时。但是即使存在风险，支持创造力和创新的组织和领导者也会鼓励新的设想。

确定健康问题与项目选项中优先考虑度的分析方法

在公共卫生实践中有许多不同的方法用于确定项目和政策问题的优先顺序的选择。虽然一个方法是不可能"适合所有状况"，但有几个工具和信息资源已经证明对大多公共卫生环境都是适用的。除了使用各种分析方法，优先顺序的选择，还需考虑不同的地理和政治情况。一个国家可能建立广泛的卫生工作的优先事项。在荷兰，已应用了提供卫生服务的一套综合方案，包括在卫生技术评估的投资，使用的指南和建立一批有待开发项目的优先发展的标准。提供这套综合方案的基础是他们相信并排除了某些特定医疗保健服务对于确保所有的公民得到基本保健的必要性[12]。在克罗地亚，采取了"自下而上"的结合定量和定性的方法，让每个县以当地人群的健康需要为基础，设置其优先项目[13]。由此，克罗地亚也提供了一个例子，即一个国家可以避免采取一个集中化并"一刀切"的做法，因为它可能并非有效。

在其他情况下，各州或省可以进行各自的优先项目选择程序。根据11 位消费者和卫生保健专业人员小组的建议，俄勒冈州采用了成本效能分析和各种定性测量，对其医疗补助计划所涵盖的公共卫生服务进行了评估排名，以便将高优先级服务的覆盖范围扩大到这个州的更多贫穷居民[14, 15]。这些方案往往需要考虑社区价值。以俄勒冈州为例，在 47 个县社区的一系列会议产生了 13 个主要的评估标准。基本分成三类：社会评价，需要服务的个人的评价，对必不可少的基本医疗保健的保障（例如预防、生活质量）[16, 17]。俄勒冈卫生服务委员会对低收入人群评估，把他们所需的医疗服务从最重要至最次要来排列等级，州立法机构已确认医疗服务计划的配置的考虑也受益于此[16]。

新西兰和澳大利亚的经验表明，利益相关者的投入对于建立优先顺序发展社区行动规划是有价值的[18, 19]。（知识点 8-1）。宏观上，许多已经应用的方案可用于一个公共卫生部门，或自愿服务的卫生机构，或在一个卫生保健组织，或在一个城市或县一级的优先项目或政策的规划。

知识点 8–1 确定环境干预的优先考虑因素来预防肥胖

肥胖症正以这样的速度增长，甚至现在有些人认为它是一种流行病。新西兰和澳大利亚研究人员提出了一个解释肥胖的生态框架，包括生物学，个人行为，与环境的影响[18]。他们开发了安吉洛（对肥胖相关的元素的分析网格）模型，已被用来优先考虑规划干预措施以解决肥胖问题。安吉洛方法利用一个网格，其中包括一个轴上含有 2 个大小的环境因素（即微观环境，如社区和学校，和宏观环境，如运输系统和卫生保健系统）。在另一个轴上，含四种类型环境（物理、经济、政治和社会文化）与第一个大小环境因素轴交叉成网格。这个网络框架已用于澳大利亚，新西兰，斐济和汤加的六个不同的肥胖预防项目，模型所用的数据是从当地居民群体与个人（包括利益相关者和健康工作者）的访谈所收集[19]。利益相关者提交了一系列的潜在的促"肥胖"的因素。并根据这些因素与他们已知的社区状态相关性的紧密程度和其潜在的可变性的大小来排列这些因素的等级序列。事实证明，安吉洛框架能够反映社区的需求和最新的科学知识，也是一种灵活并高效的确定行动规划和优先事项的工具[18]。

确定临床预防服务的优先顺序

目前尚很少有系统尝试建立并采用客观标准来确定临床预防服务的优先顺序。正如在第 3 章中指出的，初级保健提供者的服务指南的建立有益于确立临床干预的优先顺序。这些服务指南包括来自于加拿大的定期健康检查专责小组[20]，和美国预防服务工作组[21] 的大量工作。

Coffield 和他的同事们合作出版的"临床预防服务指南"第三版首先提出了确定临床预防服务的优先顺序的方法[4, 22, 23]。他们采用这分析方法，将临床干预按两个维度进行分级：每项服务由其所需承受的预防疾病的负荷及平均成本效能两个维度评级。疾病负荷是由临床可预防的负荷（CPB）来描述：即通常情况下，如果某项服务提供给 100% 的目标人群时，其所能预防的疾病的总数量。CPB 是以测量质量修正生命年（QALY）来表达，正如第 3 章所陈述的定义。成本效能（CE）是净成本与预防的疾病负荷的比率，即（预防成本 – 可避免的成本）/挽回的QALYs。每项服务按 CPB 和 CE 评分从 1~5（按 5 分法），5 是最佳评分。将每项服务的得分相加，最后的得分在 1~10 之间（表 8–2）。

表 8-2　美国人口的临床预防服务的优先度的排列

临床预防服务	CPB	CE	总分
讨论每日服用阿司匹林：男 ≥ 40 岁，女 ≥ 50 岁	5	5	10
儿童免疫接种	5	5	10
戒烟的建议和帮助戒烟：成人	5	5	10
酒精筛查和简短咨询：成人	4	5	9
结直肠癌筛查：成人 >50 岁	4	4	8
高血压筛查和治疗：成人 >18 岁	5	3	8
流感免疫：成人 >50 岁	4	4	8
视力筛查：成人 >65 岁	3	5	8
宫颈癌筛查：女性	4	3	7
胆固醇筛查和治疗：男性 >35 岁，女性 >45 岁	5	2	7
肺炎球菌免疫：成人 >65 岁	3	4	7
乳腺癌筛查：女性 >40 岁	4	2	6
沙眼衣原体筛查：性活跃女性 25 岁以下	2	4	6
讨论补充钙：妇女	3	3	6
视力筛查：学龄前儿童	2	4	6
叶酸预防：育龄妇女	2	3	5
肥胖症筛查：成人	3	2	5
抑郁症筛查：成人	1	4	4
听力筛查：成人 >65 岁	2	2	4
伤害预防咨询：0~4 岁孩子的父母	1	3	4
骨质疏松筛查：女性 >65 岁	2	2	4
胆固醇筛查：男性 <35 岁，女性 <45 岁，高危人群	1	1	2
糖尿病筛查：成人的高危人群	1	1	2
饮食咨询：成人的高危人群	1	1	2
破伤风白喉助推器：成人	1	1	2

　　值得注意的是，得分并不与临床价值成比例的。例如，总 8 分虽然更有价值，但不一定是真正具有总得分为 4 的两倍的临床价值[24]。表 8-2 提示用这种方法，得分排列在最高的优先级的三项干预措施分别是：讨论

40 岁及以上年龄的男性，50 岁以上的女性每天服用阿司匹林，预防各种传染病的儿童接种疫苗以及对成年人的戒烟建议。

也有人试图使用流行病学的风险概念，并在某些情况下将其应用于经济成本评估，制定和应用人群健康行为的优先标准。这其中一个模型是健康风险评估（HRA）。HRA 是由咨询工具发展而成。它原来是内科医生和健康教育者用来咨询他们的病人的。现在发展成了一个模拟模型。该模型预测针对特定人群的行为改变的项目的结果。HRA 包含三个基本特征：①基于病人或客户的问卷调查信息的个人健康习惯和危险因素的评估；②对个人未来死亡风险或不良健康结果的定量或定性评估；③如何提供降低健康风险的教育信息[25]。因许多不良健康行为的改善减少了疾病风险从而降低了所需的医疗费用。因此可评估为节省的医疗成本[26]。

确定社区层面的公共卫生问题的优先度

确定社区的公共卫生问题优先事项有定性和定量两种方法。虽然"社区"一词已有许多并且不同的定义，我们定义它为一群居住相近，共享一个空间，有社会交往关系并共同负有社会与政治责任的个体[27]。实际上，许多数据系统是按地理位置编组，社区也常由地域而定，当一个健全的优先发展方案在社区有良好的记录和支持，就可以得到对解决公共卫生问题的广泛的支持[28]。

将人群健康问题与"理想"或"可实现的"人群的健康状况进行比较的优先排序方法，有时是用来挑选一组客观有限的健康问题来推进政策决策的过程。通常优先排序涉及确定一个可使流行病学的测量，比如死亡率、发病率（或流行率）达到一个理想的最低的水平的方案。根据优先排序提示，有一个能将死亡率降至最低的方案，实际上已经在某个时间和地点的某部分人群实现了。从死亡率计算，即消除已知的风险因素后达到的死亡率水平[29]。即限制风险因素的死亡率。这类方法可以用来确定种族/族裔，性别，或在其他人群分组的差别所致的不同的死亡率水平。类似的方法已应用于美国[30, 31]、日本[32]和西班牙[33]。

许多研究人员和公共卫生工作者团体就社区层面如何优先考虑所存在的公共健康问题都提出了标准[6, 13, 28, 34-38]。虽然这些标准各有不同，但他们至少有三个共同的元素。首先，每一个标准都要测量它的负荷程度，无论是测量死亡率，发病率或几年的潜在寿命损失率。每一种方法也试图将可预防性的结果定量化（即测量干预方案的潜在影响）。最后，在决策过程中，往往是要强调资源问题。它涉及干预的成本和组织实施某一特定项目或政策的资源。在考虑优先选择项目排序过程中经常使用的两种分析方法是经济评估和一种前面陈述的将人群中实际存在的健康问题与"理想"的或"可实现"的人群的健康状况比较的方法[29]。有几种方法使用三个常见的元素来分类和确定各种干预措施优先排序。作者将在这里分别简要讨论，并各举一个基于经济数据和可实现的人群健康状况而分析的方法案例。

　　马里兰州卫生健康部与 24 个市或县地方司法管辖专区合作使用了不同的方法。他们采用美国联邦设定并公布的指标和各州数据与全美国的平均数据率及发展趋势进行比较建立了一个确定优先度的方法[29]（图 8-1）。他们称他们的模型为"金色钻石"。这个模型允许州和地方司法管辖专区基于发病率和死亡率来比较不同的疾病。这种指标的分类和排序有助于州和地方司法管辖专区决定其资源配置供应的重点。这最初的优先度的确定仅基于数据，不包括定性因素。这个模型的主要优点之一是它基于现有的数据集，因此相对容易开展。

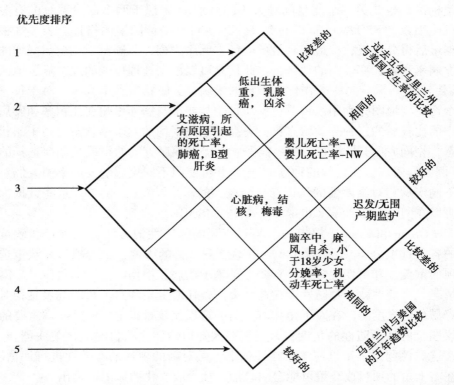

图 8-1　1989—1994 年美国（Consensus，人口普查）调查指标对应马里兰州的数据及其优先度的排序

另一种优先排序的方法是由 Hanlon 和 Pickett 首先提出的[34]，主要是基于定量的分析方法。后来 Vilnius、Dandoy[6]、Simoes 和同事们[37] 对这一方法作了进一步阐述。这一模型，又叫基本优先分级（BPR），是基于以下公式：

$$BPR= [(A+B) C]/3 \times D$$

A 是问题的大小，B 是问题的严重性，C 是干预的有效性，D 是经济状况、可接受性、资源和合法性。公式的每一部分都是从比率和等级转换成评分。这些定量评级系统的更详细的介绍可参考原来的出版物[6, 34, 37]。

另一个例子是密苏里州卫生和老年人服务部使用普查监测系统收集的数据确定优先度的方法[37]。他们在扩展 Vilnius 和 Dandoy 的工作基础上增加了早期的标准（问题的大小、严重程度、紧迫性、可预防性）作为社区支持的新标准。两个新加的有关严重程度的指标（残疾，住院的天数）；两个额外的紧迫性的指标（发病率和流行率趋势），即一个种族差异的测量标准，也是另一个测量问题大小的级别，（来源于两个测量系统的有关危险因素的流行率），同时也是一个测量可预防性因素的指标。表 8-3 根据最后得分排级，按最高到最低的优先顺序排列，并确定了比全州平均的发病率和死亡率较高的地区县。此信息可以根据地理位置的地图显示地区（县），并且确定每一个需优先干预的疾病、健康状况和市或县。对于每一个情况，地图分别用三种颜色反映每个县或市与密苏里州在死亡率和发病率的比较后的三种分类状态：显著高于全州平均的发生率状态，高于州状态，相同 / 低于州状态。这些数据显示优先顺序方案的结果是如何选择的（例如，残疾，死亡数的种族差异），并可能因不同疾病的发病率使人们对不同疾病相对重要性的认识有一个较大的影响[37]（表 8-3）。这些数据都可以在网站 http://www.dhss.mo.gov/PriorityMICA/ 查到。

Green 和 Kreuter 提出一个相对直观的和定性的方法显示项目和政策的各种选项分类[39]（表 8-4）。在这 2 列 2 行的表内，根据项目和政策选项的重要性和可变性分类。重要性是基于疾病、损伤、伤害的负荷或暴露情况。可变性就是预防性。在这个表内，在左上角和右下角的选项是相对容易分优先度的。在左下角和右上角的选项就较难确定。一个非常重要的议题，但从预防性的角度看，很少有人知道，建立项目时应该关注创新。在这类议题里，重点应该放在评估上，可对新的项目的有效性进行评估。在右上角的项目或政策可能会因政治，社会或文化的原因而提出。

表 8-3　根据不同标准的疾病排序，密苏里州，2002 年

排序	所有的检测	具体标准		
		小于 65 岁者的死亡	残疾	种族差异的死亡
1	糖尿病	心脏病	情感障碍	镰刀细胞贫血
2	酒精和滥用药品相关疾病	肺癌	酒精和滥用药品相关疾病	攻击 / 凶杀案
3	心脏病	机动车事故	关节炎 / 狼疮病	结核
4	慢性阻塞性肺病 *	自杀 / 自我造成的损伤	阿尔茨海默氏病 / 痴呆 / 衰老	艾滋病毒 / 艾滋病
5	关节炎 / 狼疮病	酒精和滥用药品相关疾病	慢性阻塞性肺疾病	口腔健康问题
6	肺炎流感	婴儿健康问题	糖尿病	妊娠难题
7	机动车事故	攻击 / 杀人	哮喘	哮喘
8	攻击 / 杀人	脑卒中 / 其他脑血管病	焦虑有关精神障碍	烧伤（失火）
9	脑卒中 / 其他脑血管病	慢性阻塞性肺疾病	铅中毒	虐待 / 忽略
10	婴儿健康问题	乳腺癌	脑卒中 / 其他脑血管病	宫颈癌

*COPD= 慢性阻塞性肺病

表 8-4　设置项目优先级的考虑

	重要	次要
可变性强	最优先考虑的项目重点 例如：增加儿童，青少年和成年免疫接种覆盖面的干预措施	除了展示改变政治或其他目的，优先度低 例如：开展预防与工作相关的尘肺的项目
可变性弱	需优先评估的创新项目 例如：预防精神损伤和障碍的项目	无干预的项目 例如：预防霍奇金氏病的项目

　　尽管可供使用的方法很多，确定社区优先度的第一阶段是决定选择标准。整个方案包括前面所描述的方案之一，或包括不同方法的综合。一

且标准确立了，下一步是组织工作队或专家组，收集所有需要的数据以完成优先度选择的程序。需要建立一个程序让利益相关者可输入并查阅，并要设立一个程序，在固定的间隔时间回顾所选的优先问题。Vilnius 和 Dandoy[6] 推荐 6~8 人成立一个小组，以指导 BPR 工作。这小组应包括内部和外部机构的人员。图 8-2 提供了优先级设置工作一览表[28]。此表提供了工作小组开始它的工作之前通常需要收集和总结信息的一些指导意见。

待采用 √	样本标准（通过调整使所有评估的健康议题达到均可使用的标准）	测量（如有可能，引述测量方法和资料来源）	评分（获得数据，按已知方法的层次分级划分）	加权 *（按设计的标准评估）	加权评分（将所设计的标准的评估相加）	优先评分（将所有的标准的评分相加）
	流行率					
	死亡率					
	生产力丧失（如残疾、卧床天数）					
	未成年死亡率（如潜在损失生命年数）					
	医疗费用（或社区经济损失）					
	可预防性					
	其他					

图 8-2　设定优先排序的通用工作表

* 说明：加权意味着某些特征比其他特征在最后优先分级中有更大的影响。一种公式是：2（流行率评分）+ 社区重视评分 +3（医疗费用评分）= 优先评分。在此，流行率加权为 2，医疗费用加权为 3。使用者可输入数据，或将每一标准的评分填好，按公式算出某一卫生事件的总分

其他需考虑和注意的事项

在设定公共卫生优先排序时，重要的是需考虑几个与领导和测量相关的问题。没有一个公共卫生优先事项的确定能够仅简单归结到数字问题，价值观、社会正义与政治气候都在其中发挥作用。

公共卫生的领导的更换呈现出一个独特的挑战。一个州的公共卫生官员平均任期仅约 2 年[40]，市和县卫生官员平均使用年限略长些（约 6 年）[41]。这种领导关系的更替可能导致公众健康优先项目缺乏长期连续性的关注。每一优先排序的分析方法有特定的优势和弱点。有些方法很大程度上依赖于定量数据，但真实的和可用的数据不易得到，特别是对较小地理区域，如城市或街区。有时也可能是很难确定适当的指标来比较各种不同的健康状况。例如，仅使用死亡率就可能忽略将关节炎与其他慢性疾病相比时关节炎所致的残疾负担。一个有效的测量指标（如 QALYs，即质量修正的生命年数）在比较各种疾病和危险因素是有其优越性的。但确定排序时，尤其是级别相近时，应该谨慎评估。一个有用的方法是将一个健康议题按区域分布分成四或五组，每组相互比较。此外，一些关键利益相关者可能会发现，用定量分析方法来确定优先排序未必能提出一个整体面貌。因此需要使用定量和定性分析相结合的方法。

项目发展中的改革与创新

在项目发展中考虑的另一个因素是创新。创新已被定义为"一种新的方法、想法或产品"[42]。在许多情况下，需要在通过查阅科学文献了解的项目循证规划的水平与创新项目水平之间权衡决定。例如，项目分析的证据表明，促进安全带使用，可减少机动车的损伤。因此，强有力的证据支持进行强制性使用安全带的项目，可有效减少机动车造成的伤害[43]。如果你打算建立一个项目，你会遵循别人已做过的方法还是去尝试一个新的（也许是更具创新性的）方法？在实践中，有几个理由提示搜索现有的方案和尝试新方案是至关重要的。第一，一个证明在某个人群或地理区域成功的项目未必一定会在另一个地方产生相同的结果（见第 2 章的外部真实性探讨）。第二，由于在许多公共卫生干预领域中的证据基础相对薄弱，不断发现新的和有创意的方法是至关重要的。第三，创新项目的发展可激励执行项目的人及与他们合作的社区成员。

在开发备选方案中的创新

创造性和它在有效决策中的作用至今尚未完全理解。创新是建立原创的，富有想象力的和改革的方案的过程[42]。了解创意在决策中的作用，有助于了解创新的性质和过程及其培养支持创新的技术。

研究人员试图了解具有创新性的人的特点。在智商上高于阈值的人，并没有表现出一个很强的创造力与其高智商之间的相关性[44]。创造力似乎在男性与女性之间并无什么差异[45]。不过，其他几个特征始终表明与创造力密切相关。人生中最富有创造力的时期似乎是 30 岁和 40 岁之间。似乎富有创造力的人比不太有创意的人更不容易受到社会影响。

创新的过程可描述为四个阶段：准备、孕育、洞察力和确认[46]。准备阶段是高度依赖于个体所投入创新过程所受的教育和培训。孕育通常包括经过一段时间的准备后一个放松的时期。人类的大脑收集和整理数据，然后需要时间思维融汇成形。在孕育期，往往将精力放在一些其他的追求上，尔后再返回到手头的创新任务上，这是个很有效的方法。在洞察阶段，一个人可能是逐渐地或迅速地意识到一个新的想法或方法。最后，在确认阶段，个人会将想法或解决方案去验证其对现实情况的适合性。在商业领域中，这将包括消费者调查或焦点小组测试对新产品的接受度。

在一个组织机构内，许多个过程都可以提高决策的创造性。重要的是要确定如何创造一个信任的工作环境和奖励在一个组织内的创新，并鼓励员工有适当的冒险精神，确保个人自由和自主权不受限制。一位经理总结创新的风险："创造力带来不确定性。当你有不确定性的时候，人们会感到不舒服和不安全。如果（一个创新的决策）不成功，发生在你身上的消极负面的事情将比积极的事情大十倍"[47]。

集体决策提高创新

在大多数公共卫生的领域，重要的和创新的决策是由群体制定并完善的。通常这是个集体决策的过程，某些议题可达成共识。集体决策有利有弊（表 8-5），但利还是大于弊[48]。可能，最大的优点是当集体决策时，可以提供更多更好的信息便于作决定。其他的优点还包括较易接受最后的决定。可增强彼此沟通，有利作出更准确的决定。

集体决策的最大缺点是决策过程需要更长的时间。然而，管理文献表明，在一般情况下，个人用于决策的时间越多，作出正确的决定的可能性越大，并且更有可能执行该项决定[49]。其他潜在的缺点包括优柔寡断，妥协的决定，一个人支配整体。此外，集体决策群为要达到共识和凝聚力的欲望，直至"人云亦云"的结果超过了最好的决策的愿望[49, 50]。弥补集体决策的缺点"人云亦云"的方法之一是更新决策群的成员。

表 8-5　群体决策的利弊

优点	缺点
提供更多的信息和知识	过程需要更长的时间，成本可能高些
可能有更多的选择机会	优柔寡断可能最终会产生妥协
执行决定的人往往更易于接受最后的决策	个人意见可能强加给集体
可能加强决策的沟通	可能出现人云亦云
可能达到更准确，更有创意的决策	

　　下面简要概述了三个流行的群策群力的方法，对于建立和管理一个有效的集体决策组的过程是非常有用的：即 Delph（德尔菲）法，名义小组技术和情景规划。其他关于从个人及团体中收集信息的技术（例如，焦点小组，关键知情人访谈）已在第 4 章和第 10 章中描述。

　　德尔菲法

　　德尔菲法是兰德公司在 20 世纪 50 年代开发的。它是以古希腊的预言家的名字命名的，这位预言家曾经在许多情况下就正确的行动方针提供建议[51]。德尔菲法是预测和预报的判断工具。它由一个匿名专家小组组成，通过搜集密集的问卷调查和反馈而获得一个特定议题的共识[52, 53]。虽然在过去数年中它几经修改，至今仍然在各个领域使用，并被认为是一个取得专家经典意见的非常有用的方法。德尔菲法最适合广泛和长期的问题比如战略规划与环境评估。不适于常规决策。它对于分散在各地的专家组特别适用。有三种类型德尔菲法：古典的，政策性和决策性[54]。决策性的德尔菲法与公共卫生是最相关适用的，因为它为我们的决策提供了一个论坛。虽然反馈是匿名的，但是参与的专家小组成员并不匿名。且目标是要获得一个明确和支持的结果。该方法的另一个重要特点是通过多轮回的资料收集，叠加分析信息而提供精确的反馈。

　　德尔菲法的第一步涉及专家小组成员的选择。该小组一般应包括公共卫生领域的专家、公共卫生工作者、研究人员和资助者。成员通常为 30人或更少[55]。德尔菲法可用一系列的问卷调查（通过邮件或电子邮件），问卷开始时是普通问题，随着了解的深入，几个星期或几个月后问题变得更具体。开放自由回答的问题可能用于早期，而后期问卷则是多选题。图8-3 显示一个典型的德尔菲法流程图[56]。　德尔菲法的"同意共识"因不同情况而异—从完全同意到大多数同意，这应在一开始就指定。一个成功的德尔菲法的过程的关键要素：包括确定一个合适的专家小组成员，设计一套有用的问题，总结每个人的答案[56]。

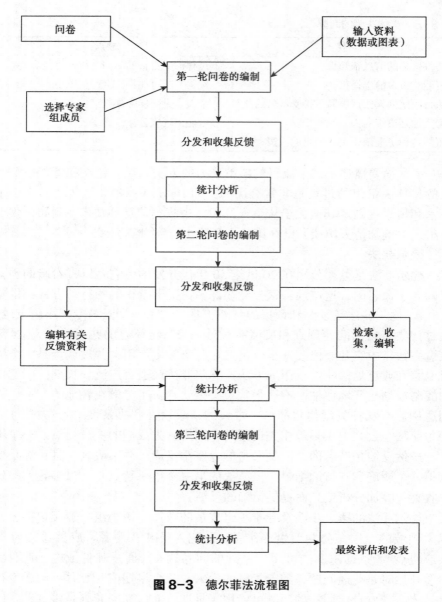

图 8-3　德尔菲法流程图

名义小组技术　另一个有用的方法是名义小组技术（NGT）[57]。与德尔菲法不同的是，德尔菲小组成员彼此不见对方，NGT 涉及人与人在同一个房间里直接相互交流。然而，6 到 10 个成员只代表一个名义上的小组，不总是像在一个典型的工作环境中作为一个组的成员一样相互作用。

NGT 可用于建立创造性和创新性的替代方案。与德尔菲法相比，NGT 更适合于常规决策。NGT 成功的关键是具有一位经验丰富并有能力的调动主管者，这调动者可将小组成员积极性组织调动起来，并提供他们概述好了的问题。十分重要的是还需向小组成员强调特殊守则[55]。通常，也要将数据和信息，例如，社区评估数据，在会前就发给小组成员，并要求他们写下所想到的不同方案。然后让他们轮流陈述这些想法，并记录在活动挂图或黑板上。小组会的讨论仅限于将问题简单明了化。在列出所有的备选方案后，再分别进行更详细的讨论。当讨论完成后，有时会经过一系列的会议，然后对各种不同的备选方案投票并将评分排序。NGT 的主要优点是，它可以鉴别大量的备选方案，同时最大限度地减少个人或集体意见对他人观点的影响。主要的缺点是，团队领导或管理员可能并不支持评价排名最高的备选方案，因此有可能抑制小组的热情，尤其是如果他或她的工作提案被拒绝。

情景规划 通常在企业部门使用，是第三种为决策搜集信息的有效组合方法。这个方法是根据某特定目标时间范围内对事件或系统的看法来规划未来的方案。情景规划对于存在大量不确定性并且对未来也没有清晰的蓝图的环境中特别有用[58]。目标是对将来似乎有真实可能的情况作出合理的规划[59]。许多情景规划方法的特征和步骤与环境评估的过程类似，第 5 章战略背景下的规划已有讨论。

虽然对于制定情景规划方法的指导方针尚不多，但已提出八个主要步骤：

1. 用情景规划方法可操作的术语来定义所感兴趣的总体领域或系统。

2. 为情景建立一个具体的时间范围跨度规划。

3. 确定可能会影响感兴趣的地区或体系的外部约束或因素（例如，社会、经济、政治、技术等方面的问题）。

4. 描述在系统内有可能增加或减少其达到预期的目的和具体目标的机会的因素。

5. 确认并阐明有助或阻碍成功的因素的发生率。

6. 根据步骤 3~5 所产生的各种假设情况，提出一个或多个（通常为三个）备案。

7. 请其他人测试和审查这些备案。

8. 将某个成熟的备案用于指导策略和未来实施方向。

虽然制定情景备案对于计划是非常有用的，但它们也很难制定。故建议新手写情景规划方案时，咨询有经验的人。

设计和使用分析框架

分析框架（也被称为逻辑模型或因果框架）使公共卫生领域的实践受益甚多，特别是在建立和实施临床和社区卫生指南时[60-62]。一个分析框架简图，通常描绘了项目资源、干预活动、结果、短期内的干预结果和长期的公共健康结果的相互关系。分析框架的主要目的是找出干预有效性的结论所依据的各种联系。一个潜在的假设是，这各种联系代表"因果关系的途径"，而其中有些是可变的且可以被干预。Battista 和 Fletcher 描述了许多类型的分析框架[63]。

设计公共卫生干预措施的人们心目中往往有一个分析框架。一般该框架提出了由该项目干预的投入工作开始至测量并达到预期的健康结果的全过程。对于规划和评估的目的来说，必须将利普西（Lipsey）称之为干预的"小理论"尽早明确，往往以一个图表的形式来表达是非常重要的[64]。目的是以图的形式表示项目的开始投入，干预中间介入成分和行动输出的时间，重要的是要确定中间介入成分是位于某个特定干预的"上游"或"下游"的位置[65]。作为一种分析框架的建立，该图还需明确制定数据收集计划时所要考虑观察的受干预影响且与健康相关的关键结果。这些也就是谓之公共卫生指标（例如，在健康项目中的目标是否达到所期待改善的健康结果的测量程度）。除了帮助确定要收集的关键信息，分析框架也可以被看做是一组关于项目行动的假设，包括发生项目相关变化的时间顺序，这些可以指导数据分析。如果实施的项目随后成功地影响了这个因果链的最后的结果，获得中间步骤的测量指标有助于解释这些影响是如何来的。相反，如果观察到最终结果的变化不大，而中间步骤的测量指标可以帮助诊断因果链的哪个环节发生问题[66]。

分析框架可能是相对简单的也可能是较复杂的，这是因为在危险因素、干预措施和健康结果之间都可能会形成各种不同的关系。图 8-4 显示出一个通用的分析框架[63]。图 8-5 以一个更全面的分析方法描述潜在的干预、中间结果、健身活动和长期的健康结果的关系。还有一种分析框架（又称逻辑模型）用于项目计划，如口腔健康，请见图 8-6[67]。通过设计这类的分析框架及相关图表，研究人员和公共卫生工作者能够①描述一个特定的干预所需的投入；②表明可改变相关的结果的各种干预措施；③指出干预措施的分类；④描述受干预措施影响的干预输出行动指标和健康结果；⑤表明干预活动（包括在一个项目内或项目外）的不同形式[68, 69]

文献中可找到许多其他分析框架的实例。有些重点放在较大项目领域如促进体力活动[70]、药物滥用的预防[71]和乳腺癌筛查[72]。其他一些则着重于在实施项目规划过程[38, 73]和评估[61, 74]则用应用图来表示评估过程中的因果关系途径。

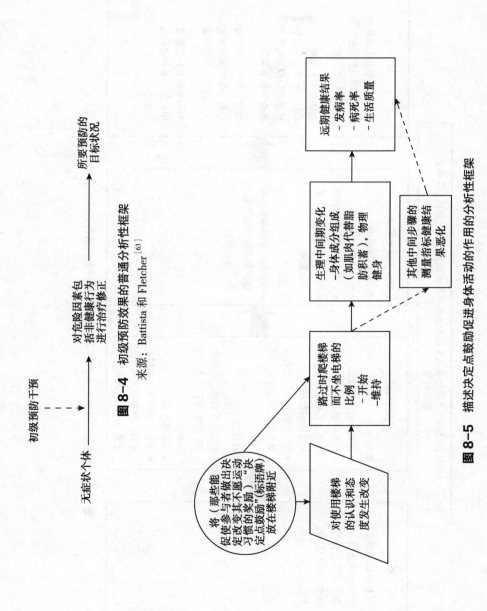

初级预防干预

无症状个体　$\longrightarrow$　对危险因素包　$\longrightarrow$　所要预防的
　　　　　　　　　　括非健康行为　　　　　　目标状况
　　　　　　　　　　进行治疗修正

图 8-4　初级预防效果的普通分析性框架

来源：Battista 和 Fletcher [63]

图 8-5　描述决定点鼓励促进身体活动的作用的分析性框架

179

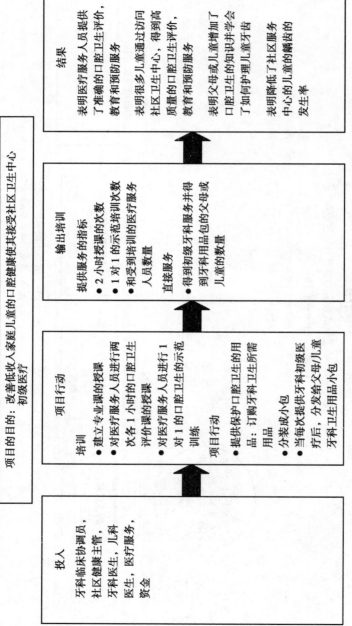

项目目的：改善低收入家庭儿童的口腔健康使其接受社区卫生中心初级医疗

投入

牙科临床协调员，
社区健康主管，
牙科医生，儿科
医生，医疗服务，
资金

项目行动

培训
● 建立专业课的授课
● 对医疗服务人员进行两
  次各 1 小时的口腔卫生
  评价课的授课
● 对医疗服务人员进行 1
  对 1 的口腔卫生的示范
  训练

项目行动
● 提供保护口腔卫生的用
  品：订购牙科初级医药
  用品
● 分装成小包
● 当每次提供牙科初级医
  疗后，分发给父母儿童
  牙科卫生用品小包

输出培训

提供服务的指标
● 2 小时授课的次数
● 1 对 1 的示范培训次数
● 和受到培训的医疗服务
  人员数量

直接服务
● 得到初级牙科服务并得
  到牙科用品包的父母或
  到牙科用品包的父母或
  儿童的数量

结果

表明医疗服务人员提供
了准确的口腔卫生评价，
教育和预防服务

表明很多儿童通过访问
社区卫生中心，得到高
质量的口腔卫生评价，
教育和预防服务

表明父母或儿童增加了
口腔卫生的知识并学会
了如何护理儿童牙齿

表明降低了社区服务
中心的儿童的龋齿的
发生率

图 8-6 描述旨在改善低收入家庭儿童的口腔健康的项目的分析框架（逻辑模型）

构建分析框架

建立一个针对特定的健康问题的干预选项的分析框架可用简图来表达。有几种方法和信息是有益的。首先，开始一个全面的科学文献搜索是必不可少的。第 7 章概述的方法可供检索之用。由此，公共卫生工作者可找到分析框架的文章。虽然这些文章可能在完整性和细节上会有所不同。建立一个分析框架的另一个重要问题是识别在因果关系的途径中可变和不可变的因素。一个特定的健康问题的可变因素可能被大众媒体频繁报道。相反，一个不可变的因素常与个体有关。

通过专业工作组建立分析框架是有帮助的。专业工作组的优势是双重的：①在文献收集后，该组的几个成员可以分别独立地在同一主题上各自提出初始的分析框架；②一旦原始框架可用，经小组审查可很容易得到改善提高。重要的是要注意，分析框架的构建不应该被视为一个静态过程。随着越来越多的文献查阅和干预的实施过程，该框架应该进行修改，以反映知识的更新。如果工作组发现太难构建一个分析框架，它可能表明该项目太复杂或没有良好的基础。

考虑广阔的环境

在建立分析框架和随后的干预时要考虑的一个关键组成部分是导致健康状况低下的"上游"原因[75, 76]。这些因素越来越得到社会流行病学的重视，即社会环境决定了健康的状况，比如，贫困和社会隔离对健康的影响[77]。如表 8-6 所示，大环境，包括物理性的、社会的、法律的和文化等

表 8-6　不同疾病预防措施的比较

卫生领域	个人	环境政策 [a]
吸烟	戒烟	增加烟草税收
	催眠术	室内清洁空气立法
	尼古丁贴片	限制香烟广告条例
压力	减压课	减少工作量
		提供廉价托儿服务
		预防犯罪计划
饮食 / 减肥	锻炼计划	公共交通
	烹饪课	提供能负担的工作场所附近的住房
	如何阅读食品标签	城市公共游憩区
		食品安全计划
		农民市场资金

[a] 包括物理、法律、社会、文化环境

因素，都需要作为干预对象来充分考虑[78]。越来越多人认识到对环境和政策因素的重视和关注，是一种有效的公共卫生干预途径[78~80]。

虽然最终的目标是个人的行为改变，但也可在几个不同的水平设计环境规划。在工作地点可建立对个人行为变化的社会支持体系，在社区广泛的政策制定也可促进人们养成健康行为习惯。这些所谓的生态干预在第4和第9章中有更详细的讨论。

总结

公共卫生工作人员者有许多工具来确定项目和政策中优先选择顺序。本章总结了几种已证明对公共卫生工作人员有用的方法。应用这些方法时，须记住以下几个关键点：

章节要点

- 在公共卫生决策中，往往没有一个"正确"的答案。
- 虽然有时需要在不确定性和风险的背景下作出决策，但经典的决策理论表明，当决策人员有充足的信息时，他们可以合理决策。
- 群体决策有利有弊，但在大多数情况下利大于弊。
- 优先顺序不应单凭定量因素来考虑。
- 将一个优先排序过程首先应用在一个较小的范围内通常是有用的。
- 分析框架有助于制定决策、审查证据、项目规划，和方案评估。

建议阅读和推荐网站

建议阅读

Battista RN, Fletcher SW. Making recommendations on preventive practices: methodological issues. *Am J Prev Med* 1988;4(sSuppl):53–67.

Griffin RW. *Management.* Boston, MA: Houghton Mifflin Company, 2001.

Krueger RA, Casey MA. *Focus Groups: A Practical Guide for Applied Research.* 3rd ed. Thousand Oaks, CA: Sage Publications, 2000.

Simoes EJ, Land G, Metzger R, Mokdad A. Prioritization MICA: a Web-based application to prioritize public health resources. *J Public Health Manag Pract.* 2006;12(2):161–169.

Vilnius D, Dandoy S. A priority rating system for public health programs. *Public Health Reports.* 1990;105(5):463–470.

推荐网站

The CDC Working Group on Evaluation <http://www.cdc.gov/eval/resources.htm>. The CDC Working Group on Evaluation has developed a comprehensive list of evaluation documents, tools, and links to other websites. These materials include documents that describe principles and standards, organizations and foundations that support evaluation, a list of journals and online publications, and access to step-by-step manuals.

Disease Control Priorities Project <http://www.dcp2.org>. The Disease Control Priorities Project (DCPP) is an ongoing effort to assess disease control priorities and produce evidence-based analysis and resource materials to inform health policymaking in developing countries. DCPP has produced three volumes providing technical resources that can assist developing countries in improving their health systems and, ultimately, the health of their people.

The Guide to Community Preventive Services (the *Community Guide*) <http://www.thecommunityguide.org/index.html>. *The Guide to Community Preventive Services* (the *Community Guide*) provides guidance in choosing evidence-based programs and policies to improve health and prevent disease at the community level. The Task Force on Community Preventive Services, an independent, non-federal, volunteer body of public health and prevention experts appointed by the director of the CDC, has systematically reviewed more than 200 interventions to produce the recommendations and findings available at this site. The topics covered in the *Community Guide* currently include adolescent health, alcohol, asthma, birth defects, cancer, diabetes, HIV/AIDS, STIs and pregnancy, mental health, motor vehicle, nutrition, obesity, oral health, physical activity, social environment, tobacco, vaccines, violence, and worksite.

Healthy People <http://www.healthypeople.gov/>. *Healthy People* provides science-based, 10-year national objectives for promoting health and preventing disease in the United States. Since 1979, *Healthy People* has set and monitored national health objectives to meet a broad range of health needs, encourage collaborations across sectors, guide individuals toward making informed health decisions, and measure the impact of prevention activity.

Millennium Development Goals <http://www.un.org/millenniumgoals/>. This site provides information and resources on the Millennium Development Goals established by 189 world leaders at the United Nations Millennium Summit in 2000.

Partners in Information Access for the Public Health Workforce <http://phpartners.org/>. Partners in Information Access for the Public Health Workforce is a collaboration of U.S. government agencies, public health organizations, and health sciences libraries that provides timely, convenient access to selected public health resources on the Internet.

参考文献

1. Beaglehole R, Bonita R. *Public Health at the Crossroads: Achievements and Prospects*. Cambridge, UK: Cambridge University Press; 1997.
2. Jaen CR, Stange KC, Nutting PA. The competing demands of primary care: a model for the delivery of clinical preventive services. *J Fam Prace*. 1994;38:166–171.
3. Stange KC, Flocke SA, Goodwin MA, et al. Direct observation of rates of preventive service delivery in community family practice. *Prev Med*. 2000;31(2 Pt 1):167–176.
4. Maciosek MV, Coffield AB, Edwards NM, et al. Prioritizing clinical preventive services: a review and framework with implications for community preventive services. *Annu Rev Public Health*. Apr 29 2009;30:341–355.
5. Siegel M. The effectiveness of state-level tobacco control interventions: a review of program implementation and behavioral outcomes. *Annu Rev Public Health*. 2002;23:45–71.
6. Vilnius D, Dandoy S. A priority rating system for public health programs. *Public Health Reports*. 1990;105(5):463–470.
7. Green LW. Health education's contribution to public health in the twentieth century: a glimpse through health promotion's rear-view mirror. *Annu Rev Public Health*. 1999;20:67–88.
8. World Health Organization. *Health in the Millennium Development Goals*. Geneva: World Health Organization; 2004.
9. Savitz DA. *Interpretting Epidemiologic Evidence. Strategies for Study Design and Analysis*. New York, NY: Oxford University Press; 2003.
10. Savitz DA, Poole C, Miller WC. Reassessing the role of epidemiology in public health. *Am J Public Health*. 1999;89(8):1158–1161.
11. Simon HA. *Administrative Behavior: A Study of Decision-Making Processes in Administrative Organizations*. 4th ed. New York: Free Press; 1997.
12. Ham C. Priority setting in health care: learning from international experience. *Health Policy*. 1997;42:49–66.
13. Sogoric S, Rukavina TV, Brborovic O, et al. Counties selecting public health priorities—a "bottom-up" approach (Croatian experience). *Coll Antropol*. 2005;29(1): 111–119.
14. Eddy DM. Oregon's methods. Did cost-effectiveness analysis fail? *JAMA*. 1991; 266(3):417–420.
15. Klevit HD, Bates AC, Castanares T, et al. Prioritization of health care services: a progress report by the Oregon health services commission. *Arch Internal Med*. 1991;151:912–916.
16. Oregon Department of Human Services. *Oregon Health Plan. An Historical Overview*. Portland, OR; 2006.
17. Oregon Health Services Commission. *Prioritization of Health Services. A Report to the Governor and Legislature*. Portland, OR: Oregon Health Services Commission; 1995.
18. Swinburn B, Egger G, Raza F. Dissecting obesogenic environments: the development and application of a framework for identifying and prioritizing environmental interventions for obesity. *Prev Med*. 1999;29(6 Pt 1):563–570.
19. Simmons A, Mavoa HM, Bell AC, et al. Creating community action plans for obesity prevention using the ANGELO (Analysis Grid for Elements Linked to Obesity) Framework. *Health Promot Int*. Dec 2009;24(4):311–324.

20. Canadian Task Force on the Periodic Health Examination. The periodic health examination. Canadian Task Force on the Periodic Health Examination. *Can Med Assoc J*. 1979;121(9):1193–1254.

21. US Preventive Services Task Force. *Guide to Clinical Preventive Services: An Assessment of the Effectiveness of 169 Interventions*. Baltimore: Williams & Wilkins; 1989.

22. Coffield AB, Maciosek MV, McGinnis JM, et al. Priorities among recommended clinical preventive services (1). *Am J Prev Med*. 2001;21(1):1–9.

23. Maciosek MV, Coffield AB, Edwards NM, et al. Priorities among effective clinical preventive services: results of a systematic review and analysis. *Am J Prev Med*. 2006;31(1):52–61.

24. Maciosek MV, Coffield AB, McGinnis JM, et al. Methods for priority setting among clinical preventive services. *Am J Prev Med*. 2001;21(1):10–19.

25. DeFriese GH, Fielding JE. Health risk appraisal in the 1990s: opportunities, challenges, and expectations. *Annu Rev Public Health*. 1990;11:401–418.

26. Yen LT, Edington DW, Witting P. Associations between health risk appraisal scores and employee medical claims costs in a manufacturing company. *Am J Health Promot*. 1991;6(1):46–54.

27. Patrick DL, Wickizer TM. Community and health. In: Amick BCI, Levine S, Tarlov AR, Chapman Walsh D, eds. Society and Health. New York: Oxford University Press; 1995:46–92.

28. US Department of Health and Human Services. *Healthy People 2010 Toolkit*. Washington, DC: US Department of Health and Human Services; 2001.

29. Hahn RA, Teutsch SM, Rothenberg RB, Marks JS. Excess deaths from nine chronic diseases in the United States, 1986. *JAMA*. 1990;264(20):2654–2659.

30. Carvette ME, Hayes EB, Schwartz RH, et al. Chronic disease mortality in Maine: assessing the targets for prevention. *J Public Health Manag Pract*. 1996;2(3):25–31.

31. Hoffarth S, Brownson RC, Gibson BB, et al. Preventable mortality in Missouri: excess deaths from nine chronic diseases, 1979–1991. *Mo Med*. 1993;90(6): 279–282.

32. Fukuda Y, Nakamura K, Takano T. Increased excess deaths in urban areas: quantification of geographical variation in mortality in Japan, 1973–1998. *Health Policy*. 2004;68(2):233–244.

33. Regidor E, Inigo J, Sendra JM, Gutierrez-Fisac JL. [Evolution of mortality from principal chronic diseases in Spain 1975–1988]. *Med Clin (Barc* 1992;99(19):725–728.

34. Hanlon J, Pickett G. *Public Health Administration and Practice*. Santa Clara, CA: Times Mirror/Mosby College Publishing; 1982.

35. Meltzer M, Teutsch SM. Setting priorities for health needs and managing resources. In: Stroup DF, Teutsch SM, eds. Statistics in Public Health. Quantitative Approaches to Public Health Problems. New York: Oxford University Press; 1998:123–149.

36. Murray CJ, Frenk J. Health metrics and evaluation: strengthening the science. *Lancet*. 2008;371(9619):1191–1199.

37. Simoes EJ, Land G, Metzger R, Mokdad A. Prioritization MICA: a Web-based application to prioritize public health resources. *J Public Health Manag Pract*. 2006;12(2):161–169.

38. Simons-Morton BG, Greene WH, Gottlieb NH. *Introduction to Health Education and Health Promotion*. Second ed. Prospect Heights, IL: Waveland Press; 1995.

39. Green LW, Kreuter MW. Commentary on the emerging Guide to Community Preventive Services from a health promotion perspective. *Am J Prev Med.* 2000;18(1S):7–9.

40. Gilbert B, Moos MK, Miller CA. State level decision-making for public health: the status of boards of health. *J Public Health Policy.* 1982;March:51–61.

41. Turnock BJ. *Public Health: What it is and How it Works.* 3rd ed. Gaithersburg, MD: Aspen Publishers, Inc.; 2004.

42. McKean E, ed. *The New Oxford American Dictionary.* 2nd ed. New York, NY: Oxford University Press; 2005.

43. Centers for Disease Control and Prevention. Motor-vehicle occupant injury: Strategies for increasing use of child safety seats, increasing use of safety belts, and reducing alcohol-impaired driving. A report of the Task Force on Community Preventive Services. *MMWR.* 2001;50(RR-7):1–16.

44. Cicirelli V. Form of the relationship between creativity, IQ, and academic achievement. *J Educ Psych.* 1965;56(6):303–308.

45. Anastasi A, Schaefer CE. Note on the concepts of creativity and intelligence. *Jf Creative Behav.* 1971;5(2):113–116.

46. Busse TV, Mansfield RS. Theories of the creative process: a review and a perspective. *J Creative Behav.* 1980;4(2):91–103.

47. Ford C, Gioia D. Factors influencing creativity in the domain of managerial decision making. *J Manag.* 2000;26(4):705–732.

48. Griffin RW. *Management.* 7th ed. Boston, MA: Houghton Mifflin Company; 2001.

49. Von Bergen CW, Kirk R. Groupthink. When too many heads spoil the decision. *Manage Rev.* 1978;67(3):44–49.

50. Janis IL. *Groupthink.* Boston, MA: Houghton Mifflin; 1982.

51. Last JM. *A Dictionary of Public Health.* New York: Oxford University Press; 2007.

52. Crisp J, Pelletier D, Duffield C, Adams A, Nagy S. The Delphi Method? *Nursing Res.* 1997;46(2):116–118.

53. Dalkey N, Helmer O. An experimental application of the Delphi method to the use of experts. *Management Science.* 1963;9:458–467.

54. Rauch W. The decision Delphi. *Technological Forecasting and Social Change.* 1979;15:159–169.

55. Witkin BR, Altschuld JW. *Conducting and Planning Needs Assessments. A Practical Guide.* Thousand Oaks, CA: Sage Publications; 1995.

56. Krueger RA, Casey MA. *Focus Groups: A Practical Guide for Applied Research.* 3rd ed. Thousand Oaks, CA: Sage Publications; 2000.

57. Delbecq AL, Van de Ven AH. *Group Techniques for Program Planning.* Glenview, IL: Scott, Foresman; 1975.

58. Ginter PM, Swayne LM, Duncan WJ. *Strategic Management of Health Care Organizations.* 4th ed. Malden, MA: Blackwell Publishers Inc.; 2002.

59. Schwartz P. *The Art of the Long View. Paths to Strategic Insight for Yourself and Your Company.* New York, NY: Currency Doubleday; 1991.

60. Woolf SH, DiGuiseppi CG, Atkins D, Kamerow DB. Developing evidence-based clinical practice guidelines: lessons learned by the US Preventive Services Task Force. *Annu Rev Public Health.* 1996;17:511–538.

61. McLaughlin JJ, GB. Logic models: A tool for telling your program's performance story. *Eval ProgrPlan.* 1999;22:65–72.

62. Zaza S, Briss PA, Harris KW, eds. *The Guide to Community Preventive Services: What Works to Promote Health?* New York, NY: Oxford University Press; 2005.

63. Battista RN, Fletcher SW. Making recommendations on preventive practices: methodological issues. *Am J Prev Medicine*. 1988;4 Suppl:53–67.

64. Lipsey M. Theory as method: small theories of treatments. *New Direct Eval*. 2007;114:30–62.

65. MacKinnon DP, Dwyer JH. Estimating mediated effects in prevention studies. *Evaluation Research*. 1993;12:144–158.

66. Koepsell TD, Wagner EH, Cheadle AC, et al. Selected methodological issues in evaluating community-based health promotion and disease prevention programs. *Annu Rev Public Health*. 1992;13:31–57.

67. Horsch K. Using Logic Models for Program Planning and Evaluation. *Place-Based Education Evaluation Collaborative*. Richmond, VT 2008.

68. Briss PA, Brownson RC, Fielding JE, Zaza S. Developing and using the Guide to Community Preventive Services: lessons learned About evidence-based public health. *Annu Rev Public Health*. Jan 2004;25:281–302.

69. Briss PA, Zaza S, Pappaioanou M, et al. Developing an evidence-based Guide to Community Preventive Services—methods. The Task Force on Community Preventive Services. *Am J Prev Med*. 2000;18(1 suppl):35–43.

70. Dwyer JJ, Hansen B, Barrera M, et al. Maximizing children's physical activity: an evaluability assessment to plan a community-based, multi-strategy approach in an ethno-racially and socio-economically diverse city. *Health Promot Int*. 2003;18(3):199–208.

71. Pentz MA, Dwyer JH, MacKinnon DP, et al. A multicommunity trial for primary prevention of adolescent drug abuse. Effects on drug use prevalence. *JAMA*. 1989;261:3259–3266.

72. Worden JK, Mickey RM, Flynn BS, et al. Development of a community breast screening promotion program using baseline data. *Prev Med*. 1994;23:267–275.

73. Green LW, Kreuter MW. *Health Promotion Planning: An Educational and Ecological Approach*. 4th ed. New York, NY: McGraw Hill; 2005.

74. Centers for Disease Control and Prevention. Framework for program evaluation in public health. *MMWR*. 1999;48(RR-11):1–40.

75. McKinlay JB. Paradigmatic obstacles to improving the health of populations—implications for health policy. *Salud Publica Mex*. 1998;40(4):369–379.

76. McKinlay JB, Marceau LD. Upstream healthy public policy: lessons from the battle of tobacco. *Int J Health Serv*. 2000;30(1):49–69.

77. Berkman LF. Social epidemiology: social determinants of health in the United States: are we losing ground? *Annu Rev Public Health*. 2009;30:27–41.

78. Yen IH, Syme SL. The social environment and health: a discussion of the epidemiologic literature. *Annu Rev Public Health*. 1999;20:287–308.

79. McKinlay JB. The promotion of health through planned sociopolitical change: Challenges for research and policy. *Soc Sci Med*. 1993;36(2):109–117.

80. McKinlay JB, Marceau LD. To boldly go. *Am J Public Health*. 2000;90(1):25–33.

第9章
制订行动计划并实施干预措施

即使你思路正确，如果不采取行动，那你也将一无所获。

————Will Rogers

一旦一个特定的干预项目或政策已经确定，全面合理仔细规划可以确保该项目有效地实现。虽然对"规划是最基本、最重要的行政管理职能"[1]这一观点尚有争论，在社区变化的情况下，缜密的行动计划是预测成功的关键因素之一[2]。本章的重点是行动计划，即规划一个特定的、结果取决于时间的项目或政策，与正在计划的组织内日常运行功能进行比较。

有效的行动计划有几个关键的特点[1, 3]。第一，他们有明确的方向和具体目标。第二，阐明和尊重重要利益相关者的角色作用和责任。第三，有明确的责任追究机制。第四，计划须全面，包括描述特定的步骤、限定的时间线，以及作用和责任。虽然公认重要的是利用多个干预战略（例如，通信、行为、政策、监管、环境）创造变化，每一个战略应该有一个具体的综合实施计划。这一综合计划包括所有可能的行动步骤和预期的变化，是一个缜密分析框架（见第8章）。它在描述潜在的干预措施及其影响时特别有用。该计划还必须有评估机制。最后，在行动计划中制定的干预策略需要基于坚实的科学证据。

在简单的术语中，干预项目或政策的制定包括规划、实施与评估（图9-1）。这本书前面的章节描述了所需要的工具、策略和步骤，以确定哪些问题应该通过公众卫生干预解决。在这一章中，我们的注意力转向了实施这一主题："我们可以采取什么具体的行动最有可能产生我们寻求达到的健康和（或）健康行为的变化"？为阐述一个成功的行动计划所涉及的基本问题，这一章分五个主要部分，旨在强调生态框架，列举了可以增加有效的干预措施的可能性的行为科学理论的例子，回顾重点规划原则，概括行动计划步骤，并描述联合干预措施的重要部分。

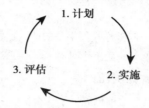

图9-1　项目制定与实施的简要计划流程图

背景

　　全面的行动计划基本需要考虑到本书其他章节提到的所有的问题和方法。例如，让我们假设一个广泛关注的公众社区卫生需求。早期，多个利益相关者和社区成员加入合作确认了共同关注的主要问题并建立了干预计划，由此建立了一个伙伴关系。这个过程从社区评估开始。首先通过查阅流行病学数据和确定议题的优先排序，以选择要解决的健康问题。一旦根据定量数据描述确立了主要健康问题，随后的工作是社区评估（定量和定性分析）来确定与存在的健康问题相关的社区人群的具体需求及社区内的社会、政治、经济背景。通过这个过程，确定具体的人群和背景问题有助于解释和利用广泛的当地数据集来指导决策[4、5]。应该从整个生态框架模型来考虑各种因素，如第4章中描述的那样进行分析。除了全社区的评估，系统性的文献检索和成本效益的系统评估研究将有助于规划人员确定可能的干预方法.一旦确定一个小范围的干预措施是有效的，然后就可考虑准备将指定的干预在社区推广实施。

　　推广干预中的一个条件是社区或组织具有执行特殊干预的能力。以前的工作已表明一些因素可用来考虑和确定哪项干预可在某个指定的社区实施，和（或）某个社区具备条件执行一项特殊的干预措施[6~8]（表9-1）。

　　正如第4章所述，这些资料可以收集作为一个社区全面评估的最重要的问题的一部分，此外，适合社区兴趣需要的干预可有助于获得社区、组织的和政治上对方案的支持。为确定干预（项目、环境变化或政策）是否最适合一个特定的社区，并确定用于实施干预的具体的内容和过程，所有这些步骤都是很有必要的。同时，对于干预措施的监测和评估是很关键的（见第10章）。

表 9-1　考虑关于社区准备干预实施的问题

- 在社区成员和领导之间对问题的性质及其决定因素有共识吗？
- 有以社区为基础的组织，并有员工、资源、领导的支持，且有能力进行所需的干预实施吗？
- 干预是否需要各机构组织一起工作？如果是的话，这些组织有能力（如沟通模式、基础、信任、团队工作技能）一起工作吗？
- 社区是否具备实施干预所需要的技能？
- 在这个社区和其他类似的社区之前已经做了什么？
- 干预能被修改以适应这个社区在文化、地理、教育水平及其他重要因素方面的需要吗？
- 所选举、任命、非专业的领导人支持干预吗？
- 社区支持该方法吗？
- 是否有资源来实施该方案？
- 现有的社区基础设施能支持干预吗？如果没有，可以加强或建造基础设施吗？

除了确定一个社区是否具备实施一个干预的条件，重要的是考虑如何调整干预适合某社区的人群、文化和需求[9]。这需要社区成员和现有的社区为基础的组织在研究过程发挥积极的作用，包括对社区的初步评估和干预措施的制定、实施和评估。这种类型的方法与社区为基础的参与的研究（CBPR）是一致的。Israel 和同事们[10]将 CBPR 定义为一个合作的方法来研究其成员的公平参与，这涉及，如：研究所合作的社区成员、组织代表、和研究人员在整个研究过程中的各个方面均公平参与。这些合作伙伴贡献各自独特的长处并分担责任，以提高对一个既定现象与社区的社会文化动态的理解。这可以提高整合通过行动获得知识的能力，来改善社区成员的健康和福祉[10]。基于追求社会或环境正义公平的价值[11]，CBPR 创建了一个所有合作伙伴从事研究过程所需的结构机制。这些结构机制是由所有的合作伙伴共同创建的，并为所有的合作伙伴提供了彼此学习（合作学习）的机会[12, 13]。

将一个项目干预方案应用于新社区时经常遇到的一个挑战是既要忠实于或保持已有的成功干预的关键成分，又需调整改变干预方案以适应社区的需要。同样，将一个国家的干预应用到另一个国家需要考虑许多因素，在一定程度上，决定因素的考虑在于这两个地理位置不同的国家有否可比性及他们在政治和卫生保健体系的差异[14]。甚至在同一个国家的干预方案从一个地方到另一个地方也需要考虑许多因素[15]。Lee 和同事创建了一个有用的计划调整方法，包括四个步骤：①研究以证据为基础而变化的理论；②确定人群差异；③调整项目内容；④调整评估策略。

要使已经行之有效的干预从一个人群推广到另一个设置和人群而进行调整时，有几个因素需要考虑。尤其是对适用性方面，（即有关干预方案是否可用于当地），包括决定性影响的因素。例如，政治环境、公众对于干预的接受的程度、与干预计划相关的文化规范、在社区及组织的实施干预之间的历史关系、社区对干预的制定与实施的参与，以及可供项目使用的资源。其他还需考虑的因素涉及效能的可转让性，（即是否干预在当地设置的效果与原始设置研究的类似），以及干预实施前的危险因素的状况、目标人群的特征和所具备实施干预的条件[15~17]。举例来说，王和同事[15]应用其他有效的干预方案预防中国人群的艾滋病毒感染 / 艾滋病时分析了大量影响干预的适用性和效能可转让性因素（表 9–2）。这说明他们考虑到跨越生态水平的行为干预文献来防治中国男性的艾滋病毒感染 / 艾滋病。

表 9–2　影响预防艾滋病的行为干预的类型在中国当地男同性恋的适用性和效果可转用性因素的评估

影响干预的因素	行为干预的类型		
	个体	小群体	群落
适用性			
政治环境	++	++	++
社会可接受性	+	--	+
文化适应性	++	++	++
资源的影响	++	++	++
目标人群的教育水平	++	++	++
地方组织结构与当地干预的技能	+	+	+
效能可转让性			
实施干预前的风险行为或艾滋病毒感染的患病率	±		±
目标人群的特征	+		±
实施干预的能力	+		±

　评估：++ 非常有利；+ 有利；± 不确定；-- 非常不利

行动规划的生态学框架

正如在社区评估中一样，生态框架在考虑制定干预行动计划中也是很重要的。生态框架表明个人、人际互动、组织、社区（社会与经济）和健康政策因素非常重要，因为这些变量影响个体行为的变化，并对健康有直接影响[18]。总之，一个生态学的框架建议在两个主要领域进行干预：改变人或改变环境[19]事实上，最有效的干预措施可能在多个层面上（如上述个人，组织，政策）采取行动，因为社区是由个人组成并在各种社交网络和在一个特定的背景下互动的。社区的需要和资源的分析、文献回顾，以及对所有的资料的评估应该有利于指导在哪一生态框架的层面（或综合层面）是适于实施干预方案的层面。

生态框架是组织目标和确定干预方法的有用途径（表 9-3）。专注于改变个人行为的项目可能提供信息和传授技能，使个人改变他们的行为。这些项目可能会专注于改变知识、态度、信念和行为。各种理论有利于指导公共卫生工作者制定改变个人行为的合适的方案（见下文）。有些理论，如生态框架中变化－阶段的理论，提示不同的方法可能或多或少都会有用，但效果取决于个人改变其行为的意愿[20~22]。

表 9-3　生态学框架跨层次的目标和干预方法总结

		个体	人际	组织	社区	健康政策
目标	知识	项目		项目	项目	条例
	态度	实践		实践	实践	规则
	行为	社会支持		政策	政策	法律
		社会网络		建造环境	建造环境	政策
方法	信息	发展新的社会关系		组织改变	社会变化	政治行为
	教育	设立健康顾问		构建网络	媒体宣传	游说
	培训	同伴支持组		组织发展	联盟建立	媒体宣传
	咨询			环境改变	社区发展	政策宣传
					环境变化	联盟建立

　　为了解决人际关系的因素，许多项目包括加强社会支持的策略，如 Israel 所描述的[23]。这些项目可以有不同的方式。例如，一些项目可以试图通过与家人和朋友合作来加强现有的人际联络。另外，一些项目也可以通过社会支持团体开发新的人际网络关系，或可以提高人们的自发帮助人的愿望和能力，这样使一个社区的人们得到尊重的位置，并提供与健康有关的信息和援助。这一项目旨在加强现有的社会联系网络，以促进个人的行为改变，他们可能会邀请家庭成员加入健身设施或在一起参加烹饪课程。项目还可能通过设立健康顾问提高整个网络[23]。设立健康顾问就是使一些通常需要寻求建议、情感支持和切实帮助的人们可向其求助[24]。设定健康顾问可以提供有关特殊的健康危险因素或行为的信息，或者提供服务，以满足人们不同的健康需求。他们也可以帮助人们提高他们的沟通能力或建立他们与健康和大众服务机构的联系以便得到有效和适当的指导[25]。在有些情况下，建立社会关系可能是一个项目的次要目的，主要重心集中在其他类型的以社区为基础的活动。

　　在组织机构层面上，一个组织的特点可以支持积极的行为改变。人们可能试图改变组织本身，因组织机构在其他设置中已被证明是传播和延伸干预措施的一个理想且有用的场所。在组织机构如日托设施、学校和工作场所，增强公共卫生都是特别重要的，因为人们三分之一到二分之一的时间生活在这样的场所。

　　公共卫生干预也可能试图创造社区和健康政策因素的变化。这些努力往往注重改变社区结构、社区运行过程和政策。改变社区结构或作用可能包括建立社区公园、图书馆或教育设施，也可能涉及决策结构的变化，以纳入前所未闻的观点。在政策变化方面，这些项目可以做到，例如创建无烟的公共场所支持改变个人吸烟的行为，并试图改变社区吸烟的规范。此外，还可以致力于创造其他社会和社区的政策和环境变化，或经济因素的变化，如住房、就业、工资、教育和影响健康和卫生行为的物理结构[26, 27]。例如，一个干预可能会成功地改变人们增加健康饮食水果和蔬菜的态度和愿望，但没有工作因此没有钱去购买这些食品，或提供的就业机会不能支付足够的工资购买食品及购买冷藏和加热这些食品所需的设施及维护费用。干预旨在鼓励经济发展和提高生活工资使人们具备改变行为的能力。

　　生态学框架表明，个人、人际、组织、社区和健康政策因素是相互关联的，而针对一个层面的项目可能会提高针对其他层面项目的结果[28]。生态学框架的各层次是相互重叠的。当一个新的健康政策在工人占全镇很大人口比例的工厂实施时，可能会导致整个社区的社会规范的变化。值得注意的是，无论是考虑分类的项目（集中在一个特定的疾病过程）还是广泛定义的社区计划即社区发展，生态学框架都是非常重要的。例如，重点在一个疾病类别，如乳腺癌的项目，如果也考虑到人际因素和组织因素的影响而采取相应的干预的话，接受此类病的项目资金会更有效地改变个人的行为（如，得到乳房 X 光检查的机会）[28, 29]。这可能包括需要提供低成本或无成本的乳房 X 光检查，改变州的现行政策让更多的妇女有资格接受低成本或无成本的乳房 X 光检查，建立健康顾问的方法以提高乳腺癌症筛查或改变运输系统，让妇女更方便地获得筛选检查和治疗服务。这些干预可能会同时或相继发生。

总之，在尝试记录证明使用生态学框架导致健康行为变化的机制和有效性方面，生态学模型的使用超过了评估研究的进度[28]。如知识点 9–1 所示，生态学框架可以修改并适用于如 HIV 预防这样复杂的问题[30, 31]。在加拿大的 44 项健康促进项目研究发现，大多数项目（68%）仅限于一个层面的干预计划，如一个组织中的 44 个项目中，只有 2 个显示 4 个层面水平的干预计划[32]。最近，在美国和荷兰的 47 个项目研究发现，生态学干预措施有针对性的平均仅有 2.15 个层面，最常见的研究目标是在组织机构层面[32]。越来越多的文献表明，行动计划若以生物学框架为基础，将得到改善。

知识点 9–1 在亚太岛屿美国男性人群中 HIV 预防的生态学方法

在美国亚太岛屿居住的男性同性恋人群艾滋病的发生高于白种男性同性恋人群[30]。为了建立一种更有效地预防亚太岛屿居住的男性人群 HIV 的方法，Choi 及其同事[31]回顾了健康行为改变的五种主要模型：健康信念模型、理性行为理论、社会学习理论、传播理论和艾滋病风险降低的模型。作者的结论认为，这五种模式并没有充分解决环境对艾滋病毒传播的影响。最近的经验证据表明，干预措施需要针对个人和艾滋病传染的环境决定因素。为达到 HIV 的多层面预防，Choi 等提出了一个作用于三层面的生态学框架作为一个潜在的有用的组织干预方法。

组织干预：

个人：提高个人接受他的种族或性身份能力的项目。

人际交往：对家庭的干预措施，加强同性恋儿童家庭对性的沟通交流。

社区：大众媒体宣传，对社区进行关于性的教育，在同性恋社区，推广不同种族的男性正面形象。

必须应用明确的评估策略来分析针对生态学框架多层面的 HIV 预防项目的效应影响。

逻辑模型和理论在创建项目和政策中的作用

使用系统的规划框架（稍后介绍）、逻辑模型和理论（如"跨理论模型"、社会学习理论、"政策发展理论"）可以提高公共卫生干预措施的效能[19, 34]。

逻辑模型，或分析框架，在第 8 章中已有描述。当用于项目规划时，一个逻辑模型概述了具体的项目活动，并解释他们将如何完成目标，及这些目标又将如何提高实现项目相关目的的可能性[35, 36]。例如，逻辑模型规定了项目参与者将进行什么活动（参加他们教会的乳腺癌筛查的教育会议），这将导致什么（增加有关乳腺癌的危险因素和乳腺癌筛查方法的知识），同时反过来对项目有何影响（增加乳房癌症筛检率），因此，这将产生一个长期的预后健康结果（降低乳腺癌的发病率）。虽然几位作者概括这个过程有所不同，但总体意图是，项目或政策的制定需要有特别的行动以实现某些目标，并预计将对健康结果无论是短期还是长期有明显的影响。

所制定的特定项目或政策需进行的活动计划，应取决于这些活动可达到逻辑模型中概述的项目或政策目标的能力，并建立在合理的行为与社区变化的理论或模型基础上。具体的活动要注意与框架和规划工具（稍后描述）一致。理论有助于公共卫生工作者提出适宜的问题，并了解为什么人们不采取更有利健康的生活方式或听取医疗建议。而计划框架描述了在制定项目和政策之前需要做什么。因此，理论和计划框架都有助于辨别并确定评估期间应该监测或测量的指标[19]。

理论

理论是一组相互关联的概念、定义和命题，通过指定变量之间的关系，表达事件或情况的综述，从而解释和预测将发生的事件或状况[19]。理论和模型解释行为并建议人们实现行为改变的途径[19]。正如 Bandura 所指出的[37]，在先进的学科如数学，是理论整合定律，而在较新的领域，如公共卫生或行为科学，则是理论描述或阐明一些导致所关注的生物现象的决定因素。此外，在行动计划方面，理论可以指出重要的干预策略导向。例如，如果理论上认为认识对于保持行为是重要的，那么将能改变认识的策略列入干预计划是至关重要的。同样，如果认为技能对改变行为是重要的，那改变技能的一些策略也必须包括在干预方案中。如果法律和政策条例影响健康和行为，就需要制定政策并强制执行，以支持健康。虽然不可能提供一个在制定干预策略中囊括一切的有用理论，但有一些关于理论如何转变成实践的讨论还是很重要的。因此，以下简要概述两个独立层面的理论并重点介绍如何构建理论指导特定的行动策略。

个体层面的理论

基于由 Glanz 和他的同事们在健康教育、医学、行为科学的期刊上发表的综述，最常用的如何改变个人行为的理论是健康信念模型（HBM）、社会认知理论 / 社会学习理论、自我功效感、理性行动 / 计划行为理论以及阶段变化 / 跨理论模型[19, 38]。需要注意的是，各种理论模型在构建上有许多的重叠，因而有时会有稍微不同的术语。例如，社会学习理论涉及个人时，一个特定的行为有可能与导致一个特定结果的信念有关[37]。这与理性行动理论 / 计划行为理论中的行为信念也密切相关。以下部分简要介绍两种常见的行为改变理论：健康信念模型和跨理论模型。有关各种理论的详细信息，读者可参考其他资料[19, 35-37]。

健康信念模型（HBM）

健康信念模型（HBM）可能是使用最广泛和最著名的健康行为改变的理论框架[39-40]。它是在 20 世纪 50 年代根据结核病筛查项目的经验开发的。HBM 是一个"价值期望理论"（即在与健康相关的行为的背景下，个人持有两种愿望：避免疾病或获得健康【一个价值】，并相信一个特定的健康行动将预防疾病【期望】）。这种期望可以进一步定义为个体估计本身对于疾病的易感性和疾病的严重程度及行动的好处和障碍。HBM 还强调感知行为的作用[39]。根据 HBM 的看法，一个人的意识或认知决定行为。

HBM 确认的四个重要信念范畴，对于健康行为改变极其重要：

1. 感知易感性——个人对患有一定的健康状况的可能性的看法。
2. 感知严重性——个人对一个状况的严重性及其后遗症的看法。
3. 感知好处——个人对所建议的降低风险行动的利益的看法。
4. 感知障碍——个人对建议的行动的确凿结果和心理负担的看法。

最近描述的包括两个行为的行动线索（促进一个人改变其行为的意愿的策略）和自我功效感（一个人对自己采取行动改变其行为的能力的信心[40]）。HBM 在行动计划是有用的[41]，因为它提供了一些有关个人行为改变的要素的概述，并表明认知和感知对于帮助个人改变行为的重要性。例如，基于 HBM，人们可能决定提供信息以帮助改变对一个特定的健康状况的易感性或严重程度的认知（例如，心血管疾病），或提供信息以改变对所采取行动的好处和障碍的看法（例如，增加水果和蔬菜和降低脂肪食用量的好处）。另有一些行动线索表明，干预措施可能包括杂货店和餐厅需标明有关的各种食品的营养成分。

跨理论模型（变化的阶段）

跨理论模型建立的目的在于整合健康行为变化的重要理论相关的原理，并由此而命名[21, 22]。人们的行动通过五个"阶段"之一，就健康行为的改变的过程而言，如果干预所实施选择的人们也正巧有意愿改变行为的话则可以更有效地实现不良行为的改变。在下面的描述中，可从已确立的戒烟这类的行为的时间表例体现，但体育活动计划这类的行为时间表尚未广泛建立。这五个阶段是：

1. 意图前期——在可预见的时间内无意图改变行为（通常是未来 6 个月）；不知道风险；否认危险行为的后果。

2. 意图期——意识到一个问题存在；认真思考克服它，但还没有作出承诺采取行动，预计将在未来 6 个月内采取行动。

3. 准备期——打算在不久的将来采取行动，可能过去采取了一些不持久的行动；采取行动的时间表通常是在接下来的一个月。

4. 行动期——修正行为、经验或环境来克服问题；行为变化相对是最近发生的（一般来说是在过去 6 个月内）。

5. 维持期——努力以防止复发和维持行为一段较长的时间（通常从 6 个月到 5 年）。

此外，第六个阶段（终止期）适用于一些成瘾行为。在终止期时个人将肯定不会返回（复发）不健康的行为，即使在应对压力时亦然[22]。

大量的研究探讨了在健康教育干预中上述阶段性材料的有效性。总的来说，研究发现，阶段性量身定制的材料促使人们经历各个阶段都比通用材料更有效。换句话说，在早期阶段，认知变化的策略更可能有助于个人进入下一阶段，而在后期阶段，技能的建立是比较有用的。知识点 9-2 所示的是饮食变化的阶段性干预的例子[42, 43]。研究人员也在研究个人层面以外关于跨理论模型的应用。他们的研究着眼于下列因素潜在的相互作用：社会支持和变化的阶段、在变化过程中组织阶段，试图使启动的健康政策措施与社区变化的意愿相匹配[22]。

知识点 9-2　促进工作场所增加蔬果食用量之改革干预的阶段

　　最初由加利福尼亚州健康部门所提倡的"每日五蔬果，身体更健康"项目活动，其目的是增加水果和蔬菜的食用消费量，达到与 2010 年和 2020 年的健康国民目标一致。另一个相关的项目，"西雅图每日五蔬果"共有 28 个工作场所被随机分配到干预组或对照组[42]。干预实施在个人和组织层级并且绕着行为模型的阶段变化来发展。该项目强调员工参与建立该项目的归属感。为了使活动参与者从意图前期前进到意图期，该项目早期阶段的活动专注于提高一般的意识和激励关于健康行为变化的思考。宣传活动是用来提醒员工即将来临的新的活动。在第二阶段，举行的活动使参与者从意图期进入准备期。在最后阶段，目标是通过技能培训和在食堂现场的变化，使参与者从准备期行进到行动期，如在购买点提供资讯展示。以饮食频率问卷作为基准线和 2 年的追踪随访所收集的数据显示，仅干预效果就使每日的水果和蔬菜的消费量提高了 0.3 份水果和蔬菜。看来，在变化模型的这种阶段干预形成了一个有用的框架。这种相对简单的干预方法可适用于有食堂的工作场所。这项研究也有助于系统性地审查 11 个工作场所的营养干预，其正面作用在八个研究中得到印证[43]。

各个规划框架的共同原则

　　在过去的几十年里已经提出了许多规划框架。其中最早的方法是一个简单的计划评审技术（PERT）图。正如 Breckon 和他的同事所描述的[44]，这是一个以图形方式显示公共卫生项目的发展和实施所需任务的时间线。随后的方法将项目发展分为不同的阶段，包括需求分析、目标设置、问题定义、方案设计、实施以及评估。还有许多其他的计划框架，已被证明有助于各种干预设置和方法。其中包括：

● 社区健康的计划方法（PATCH）[34]。

● 加强易感疾病的教育 / 环境诊断和评估，与它的实施阶段：在教育和环境发展中的政策，监管和组织构造（PRECEDE-PROCEED）[45]。

● 干预计划图解[46]。

● 社区卫生的多层次方法（MATCH）[39]。

　　前述的每一个框架已用来计划和实施成功的项目。这个 PRECEDE-PROCEED 模式本身有数以千计的促进健康的记录，并已应用在各种设置和多个健康问题。所概括的关键的规划原则已在社区层级上被证明是干预措施的成功的关键，并适用于每一个框架，而非局限于仅提供每一个计划框架的描述而已。这些原则包括以下：

1. 数据应引导项目的开发。在这本书的其他地方，许多数据类型和来源的描述，有益于总结社区的健康现状、需求和资产促进社区的变化。

2. 社区成员应参与这个过程。如在第 4 章所讨论，社区成员的积极参与决定优先事项、规划干预和决策，促进有效的建立和维持许多公共卫生项目。

3. 参加者应制定解决一个以上的生态框架层面的干预策略。基于参与式过程，鼓励社区成员发展跨多个部门的干预策略，其中包括大众媒体、学校和医疗设施。

4. 应增加社区促进健康的能力。一个系统规划的过程可以重复使用以解决不同的健康优先事项。这样的方法旨在通过增加社区在规划和改善健康的技能来提高公众健康的能力。

5. 评估应强调反馈和项目改进。好的评估改善项目的施行，所以及时反馈是必不可少的。

表 9-4　成功的公共卫生干预设计的步骤

1. 与适当的组织、机构和社区成员组织建立伙伴关系。
2. 检查健康数据；确定影响因素。
3. 进行全面社区分析。
4. 系统性地查阅文献和成本效益的研究以评估确定现有的优先项目顺序和政策。
5. 评估组织机构的合作伙伴和受干预的影响的人潜在适应的可行性。确定潜在的障碍和解决方法。
6. 选择和采用特定的干预项目、环境变化以及（或）政策。
7. 得到正在进行干预的环境的支持（例如，社区、健康医疗、学校）。
8. 制定逻辑模型，明确所选择的干预之具体的目的、目标和行动步骤。
9. 制定活动、目标和目的评估计划。
10. 制定工作计划和时间表。
11. 分析资源需求。
12. 识别、培训和监督工作者。
13. 小规模的试验干预和评估。
14. 监控和评估项目或政策。
15. 使用评估结果进行适当的干预修改。

来源：根据"规划社区健康"（PATCH）[37] 和 Davis 等[48] 文献内容改写

成功行动计划的方法与步骤

前述的框架和关键的成功干预有助于形成一个逐步的成功框架的行动计划[47, 48]（表 9–4）。在这 15 步方法中，前几章已经处理了其中一些问题；第 10 章详细讨论评估的问题。本节将突出重点考虑的问题，包括管理、建立行动计划，分析资源需求，并确定和培训员工。审查每个管理或实施问题的细节，虽然这是超越本章或本书的范围，我们仍简短地介绍几个任何成功的干预必不可少的关键问题。

做出正确的管理决策

制定和实施有效的项目和政策需要良好的管理技能。公共卫生管理是对健康问题或一系列与健康相关的问题及其系统性的反应所进行的建设、实施、评估的过程[49]。循证过程的目标之一是理性的决定，即管理功能。重要的决定总是带有一些危险的元素。完善的管理和规划是可重复的，一般不会导致单一的选项，也不会消除判断错误的可能性[49]。除了风险，复杂的公共卫生问题很少通过实施一个项目或政策得到解决。相反，致力改变经常需要一系列的行动。因此，行动计划的目标是，最大限度地提高有效利用资源和有效地完成整体计划中的部分方案和政策。前几章提供的数据以帮助指导如何选择那些该实施的项目或政策的管理决策。本章论述实施——将项目或政策付诸实施的过程。在实施中，旨在完成项目的设置、管理和执行[1]。

制订行动计划

设立行动计划需要制订项目的目标和实现这些目标的具体的活动。因此了解完整的项目目标的各部分内容对于制订行动计划目标来说是重要的[1, 49]。制订计划目标之所以是最重要的，也因为完整的规划和评估是基于一系列的目标。严格地执行与监控目标能确保项目或政策的质量，并允许借由过程评估来做中途修正（见第 10 章）。干预目标应有一个明确的所关注的健康问题或风险因素和易感的人群。也要清楚该健康问题和易感人群的危险因子之现状，以及干预的预期结果。一个明确定义的目标可以指导干预内容的发展和选择适当的沟通渠道。它也有利于建立定量评估措施，可以用于监测干预的成功与否，并确定改进的机会。重要的是，一个明确定义的目标将推动参与干预的各种合作伙伴之间的活动协调。

完善的目标设定有下列几个方面[1, 50]:

- 应该有健全的科学证据来支持这一目标。
- 预期的结果应该是重要的和可以使广泛的群众理解的。
- 目标应该以预防为主，并应强调通过以人群为基础的和（或）健康服务的干预措施可以改善健康。
- 目标应该推动行动，并建议一组近期步骤（中间指标）以便在指定的时间内实现建议的目标。
- 目标的语言应该是精确的，避免使用一般或模糊的动词。
- 目标应该是可测量的，并可能包括一系列测量指标。例如，健康结果、行为危险因素、卫生服务指标，或社区能力的分析。他们应该计算资产和成就，以及预期积极结果。
- 应该描述具体完成目标的时间表。

表 9-5 介绍的目标都是来自国家和地方政府部门的项目策略计划和其他计划材料例子。

表 9-5　目标及其与行动战略的联系的范例

层级 / 组织	目的	行动策略
国家 / 美国卫生与人民服务部	增加 2 岁及以上的人群每天至少摄取两份水果的比例。增加 2 岁及以上的人群每天至少摄取三份蔬菜的比例，其中至少 1/3 是深绿色或橙色的蔬菜。	召开全国指导委员会开发和实现一个多管齐下的国家策略计划并使用社会营销的工具；跨州、地区域和地方层级；并在各层级使用一个公共 / 私人伙伴关系的方法。
州 / 明尼苏达卫生部门（控制肥胖计划）	增加水果和蔬菜摄取。	传播循证的营养信息；增加营销健康饮食信息；与组织合作发展行动策略；支持额外的研究。

制订工作计划和时间表

一个包含工作计划和详细的完成时间表的行动计划，将提高项目成功的机会。定义权限和沟通对一个以社区为基础的干预是至关重要的，其中许多活动可能会同时发生。此外，项目计划或策略的时间表应该仔细地以时间轴的形式反映出来。对外部资助的项目，如补助金和合同，以及与这个时间线对应的资金和工作进展报告期限。时间线是一个图形演示信息，包括所有活动的列表（或里程碑）和指定何时完成。基本时间线包括以下：

- 一个完整的活动列表，按主要类别进行分组
- 确定哪些活动需要先做
- 确定每一个活动需要多长时间
- 确定每一个活动开始和完成的时候
- 建立最合适的时间单位（周，月，年）

图 9-2 显示了一个时间线的范例。虽然有很多方法来组织一个时间线，本范例将活动分为四大类：①管理；②干预发展与实施；③数据收集和评估；④分析和传播。对于内部目的，在这个时间轴上添加另一个组件——执行每项任务的人员，是非常有用的。这样时间轴将允许分析整个项目中不同的时间段的工作量和人员的需要。实施项目的另一个重要组成部分是项目实施的评估：项目实施得如何[51]？这些问题将在第 10 章过程评估的背景中详加说明。

分析资源需求

一个管理机构需要确定实施某特定项目或政策所需的资源。资源可分为五个一般领域：

1. 可用资金：有多少直接可用的资金？来源是什么？资金的使用是否有限制？资金是来自一个项目或机构的内部还是外部？是否"非现金赞助"？

2. 人员：需要多少和什么类型的人员？项目的工作人员会需要什么类型的培训？合作组织给企业以及给这个项目带来了什么样的人员？

3. 设备和材料：什么类型的设备和用品是项目必要的？是否有一定的设备可以从参与合作伙伴的"非现金赞助"中获得？

4. 设施：对某些类型的干预措施，是否需要重要的基础设施（如用作诊所、医院或救护车）？

5. 旅行 / 出差：有没有与项目直接相关的旅行？是否有其他会议或演示的出差费用？

6. 一般的预算计划表在图 9-3 提供。

活动	月份											
	1	2	3	4	5	6	7	8	9	10	11	12
管理												
• 人员的招聘与培训	X	X										
• 召集研究团队	X	X										
• 举行员工会议	X	X	X	X	X	X	X	X	X	X	X	X
• 监督与管理预算	X	X	X	X	X	X	X	X	X	X	X	X
干预措施的制定及实施												
• 召集研究小组以改善干预计划			X	X								
• 小规模的试验干预计划					X	X						
• 确定干预计划，开始实施							X	X	X			
数据的收集和评估												
• 测试和定案问卷					X	X						
• 审查小规模的数据与改善数据收集的方法						X	X					
• 进行过程评估									X	X	X	X
• 进行影响评估									X	X	X	X
分析和传播（第二年或第三年的全部活动）												
• 整理与输入数据												
• 改善与分析												
• 撰写研究报告												
• 在全国和地方上的会议发表研究成果												

图 9-2　公共卫生干预措施实施的时间表范例（仅以第一年为例）

203

明细	内部的资源（新预算的分配）	内部非现金的资源（现有预算的分配）	外部的资源（拨款、合约或其他如政府国有及私人资源）	外部非现金的资源（捐赠的服务及非现金资源）
人员（员工与承包商） 例如： 协调者 数据管理员 卫生教育人员 评估者 行政人员 技术人员 / 顾问 主题专家 会议主持人 绘图人员 市场 / 公关专家 第一作者及主编 网站设计人员 福利				
设备和材料 例如： 办公室设备 会议设备 电脑设备 绘图软件 数据软件 音响设备 专辑报告设备 计算机 / 复印机 维修				
设施及场所 例如： 医疗场所 小组会议场所 大型会议场所				
差旅 例如： 员工出差的差旅费 指导小组的差旅费 项目实施相关的车费及油费				
其他——非人员相关支出 例如： 电话会议的费用 长途电话 网站费用 重点讨论小组会议的打字费				
间接成本与间接费用				
费用总计				

图 9-3　一般的预算计划表

识别和培训员工

当建立一个干预时，足够的工作人员和（或）志愿者培训是干预顺利实施不可或缺的。对缺乏特定干预项目领域背景知识的员工，我们应提供正规的培训，特有的干预项目领域包括政策宣传、健康行为变化、评估、媒体沟通或建立联盟。也应特别注意如规划、预算、人事管理、书面和口头沟通与文化协调等基本技能。当一个项目涉及当地的公民，他们的训练也变得特别重要了[52]。在早期阶段训练合作伙伴，通常是通过确保所有的合作成员（学术、医疗和社区）有足够的技能参与循证卫生的规划与决策过程。此外，对于选择的干预所需的信息和技能也需给予培训。其他类型的培训可能侧重于领导发展或战略规划。工作计划必要的第一步应该包括培训，且负责培训的人应列在工作计划中。在解决培训需求时，应注意几个关键问题：

- 每一工作人员都需要哪个领域的培训？
- 谁应该进行培训？
- 是否有人拥有对项目实施有利的技能尚未得到发挥？
- 如何使社区成员更好地了解项目和得到应有的培训？
- 如何使得培训具有时效性？

小规模的测试干预和评估

先导性（小规模）试验是干预发展的重要组成部分。先导性测试是一个"小规模研究"，一般以少量的人（通常是20人或更少）进行试验，其目的是检测任何干预与评估策略可能产生的问题。因为大规模的干预的风险和耗费较大，在实施一个大规模的干预之前仔细检查小规模试验结果可以排除问题。先导性试验允许我们：

1. 改善原始的假设和（或）研究问题。
2. 产生的信息，将有助于提高评估方法。
3. 改进课程教材或评估工具。
4. 数据补遗及其分析的试验方法。
5. 发现政治上敏感的问题，让项目规划人员更好地预测困难。
6. 估计人员、设备、材料和时间的成本。
7. 确定项目开发中包含的干预措施具备对不同人群的文化协调性。
8. 当先导性测试成功后，加强对高层领导官员的市场宣传干预。

　　在可能的范围内，先导性试验应与大规模的项目措施以相同的方式实施。在某些情况下，一个先导性试验研究可以使用定性的方法，如焦点小组或个别访谈，这不是主要项目的一部分。然而，先导性试验也可以提供一个机会检测定量方法的效用和适当性。先导性试验人员的标准应与实际项目中的相似。一般来说，参加先导性试验的人员不应被纳入主要项目试验，因此，从一个不同的地理区域招募人员进行先导性试验有时是有用的[53]。先导性试验的过程应完整记录以便使项目团队拥有全部汇报所需的信息。

总结

　　本章提供了对各种行动计划的方法及与其相关的几个问题的概述。规划干预时应该牢记重要的注意事项。有人认为，有时在一个规划过程投入了非实际干预措施所需的不成比例的人力和资源[54]。诊断阶段往往需要大量的资源，以避免制定的行动计划造成效果不佳的干预措施。关键是在分析和计划过程中使用足够的资源来确保可以解决潜在的问题和选择正确的干预措施，并且具备足够的资源可用于实际项目的实施。同时有足够的训练有素的公共卫生工作者以确保干预措施的实施是至关重要的。

章节要点

- 理论在识别机制的变化中是特别有用的，因此需要具体的干预措施创造有意义的改变。
- 生态框架鼓励使用综合性、多层次的干预措施。
- 阶段性和系统性的行动计划方法可以提高干预成功的机会。

建议阅读与参考网站

建议阅读

Bartholomew LK, Parcel GS, Kok G, Gottlieb NH. *Planning Health Promotion Programs: Intervention Mapping*. 2nd ed. San Francisco, CA: Jossey-Bass; 2006.

Glanz K, Rimer BK, Viswanath K. *Health Behavior and Health Education. Theory, Research, and Practice*. 4th ed. San Francisco, CA: Jossey-Bass Publishers; 2008.

Green LW, Kreuter MW. *Health Promotion Planning: An Educational and Ecological Approach*. 4th ed. New York, NY: McGraw-Hill; 2005.

McLeroy KR, Bibeau D, Sleekier A, Glanz K. An ecological perspective on health promotion programs. *Health Educ Q*. 1988;15:351–377.

Timmreck TC. *Planning, Program Development, and Evaluation. A Handbook for Health Promotion, Aging and Health Services*. 2nd ed. Boston, MA: Jones and Bartlett Publishers; 2003.

推荐网站

The Community Tool Box <http://ctb.ku.edu/en/>. The Community Tool Box is a global resource for free information on essential skills for building healthy communities. It offers more than 7000 pages of practical guidance on topics such as leadership, strategic planning, community assessment, advocacy, grant writing, and evaluation. Sections include descriptions of the task, step-by-step guidelines, examples, and training materials.

Developing and Sustaining Community-Based Participatory Research Partnerships: A Skill-Building Curriculum <http://www.cbprcurriculum.info/>. This evidence-based curriculum is intended as a tool for community-institutional partnerships that are using or planning to use a Community-Based Participatory Research (CBPR) approach to improve health. It is intended for use by staff of community-based organizations, staff of public health agencies, and faculty, researchers, and students at all skill levels. Units provide a step-by-step approach, from the development of the CBPR partnership through the dissemination of results and planning for sustainability. The material and information presented in this curriculum are based on the work of the Community-Institutional Partnerships for Prevention Research Group that emerged from the Examining Community-Institutional Partnerships for Prevention Research Project.

Health Education Resource Exchange (HERE) in Washington <http://here.doh.wa.gov/>. This clearinghouse of public health education and health promotion projects, materials and resources in the state of Washington is designed to help community health professionals share their experience with colleagues. The website includes sections on community projects, educational materials, health education tools, and best practices.

Knowledge for Health (K4Health) <https://www.k4health.org/node/2>. Funded by USAID and implemented by The Johns Hopkins Bloomberg School of Public Health, the K4Health project's mission is to increase the use and dissemination of evidence-based, accurate, and up-to-date information to improve health service delivery and health outcomes worldwide. The site offers eLearning opportunities, results of needs assessment activities, and toolkits for family planning/reproductive health, HIV/AIDS, and other health topics.

Management Sciences for Health <http://erc.msh.org/>. Since 1971, Management Sciences for Health (MSH), a nonprofit organization, has worked in more than 140 countries and with hundreds of organizations. MSH's resources communicate effective management practices to health professionals around the world. This site, the Manager's Electronic Resource Center, covers topics such as conducting local rapid assessments, working with community members, and developing leaders. The site links to case studies and toolkits from around the world.

National Cancer Institute, Health Behavior Constructs <http://cancercontrol.cancer.gov/BRP/constructs/index.html>. This site provides definitions of major theoretical constructs used in health behavior research and information about the best measures of these constructs. The National Cancer Institute has also published a concise summary of health behavior theories in *Theory at a Glance: A Guide for Health Promotion Practice* with Dr. Barbara K. Rimer and Dr. Karen Glanz as lead authors. It can be accessed from their main site: www.cancer.gov.

The Planned Approach to Community Health <http://wonder.cdc.gov/wonder/prevguid/p0000064/P0000064.asp>. The Planned Approach to Community Health (PATCH), developed by the Centers for Disease Control and Prevention and its partners, is widely recognized as an effective model for planning, conducting, and evaluating community health promotion and disease prevention programs. It is used by diverse communities in the United States and several nations to address a variety of health concerns such as cardiovascular disease, HIV, injuries, teenage pregnancy, and access to health care. The PATCH Guide is designed to be used by the local coordinator and contains "how to" information on the process, things to consider when adapting the process to a community, and sample overheads and handout materials.

参考文献

1. Timmreck TC. *Planning, Program Development, and Evaluation. A Handbook for Health Promotion, Aging and Health Services*. 2nd ed. Boston, MA: Jones and Bartlett Publishers; 2003.
2. Fawcett SB, Francisco VT, Paine-Andrews A, et al. A model memorandum of collaboration: a proposal. [see comment]. *Public Health Reports*. 2000;115(2–3): 174–179.
3. World Health Organization. Framework for countrywide plans of action for health promotion. *Fifth Global Conference for Health Promotion. Health Promotion: Building the Equity Gap*. Mexico; 2000.
4. Soriano FI. *Conducting Needs Assessments. A Multidisciplinary Approach*. Thousand Oaks, CA: Sage Publications; 1995.

5. Witkin BR, Altschuld JW. *Conducting and Planning Needs Assessments. A Practical Guide.* Thousand Oaks, CA: Sage Publications; 1995.

6. Plested BA, Edwards RW, Jumper Thurman P. *Community Readiness: A Handbook for Successful Change.* Fort Collins, CO: Triethnic Center for Prevention Research; 2005.

7. Baker EA, Brennan Ramirez LK, Claus JM, et al. Translating and disseminating research- and practice-based criteria to support evidence-based intervention planning. *J Public Health Manag Pract.* 2008;14(2):124–130.

8. Robinson K, Farmer T, Riley B, et al. Realistic expectations: Investing in organizational capacity building for chronic disease prevention. *Am J Health Promot.* 2007;21(5):430–438.

9. Wallerstein N, Oetzel J, Duran B, et al. What predicts outcomes in community-based participatory research? In: Minkler M, Wallerstein N, eds. *Community-Based Participatory Research for Health: From Process to Outcomes.* San Francisco, CA: Jossey-Bass; 2008.

10. Israel BA, Schulz AJ, Parker EA, et al. Review of community-based research: assessing partnership approaches to improve public health. *Annu Rev Public Health.* 1998;19:173–202.

11. Cargo M, Mercer SL. The value and challenges of participatory research: Strengthening its practice. *Annu Rev Public Health.* 2008;29:325–350.

12. Israel BA, Eng E, Schultz AJ, et al, eds. *Methods in Community-Based Participatory Research for Health.* San Francisco, CA: Jossey-Bass; 2005.

13. Viswanathan M, Ammerman A, Eng E, et al. *Community-Based Participatory Research: Assessing the Evidence.* Rockville, MD: Agency for Healthcare Research and Quality Publication: Evidence Report/Technology Assessment No. 99 (Prepared by RTI—University of North Carolina Evidence-based Practice Center under Contract No. 290–02-0016). AHRQ Publication 04-E022–2; July 2004. 04-E022–2.

14. Cuijpers P, de Graaf I, Bohlmeijer E. Adapting and disseminating effective public health interventions in another country: towards a systematic approach. *Eur J Public Health.* 2005;15(2):166–169.

15. Wang S, Moss JR, Hiller JE. Applicability and transferability of interventions in evidence-based public health. *Health Promot Int.* 2006;21(1):76–83.

16. Lee SJ, Altschul I, Mowbray CT. Using planned adaptation to implement evidence-based programs with new populations. *Am J Commun Psychol.* 2008;41(3–4):290–303.

17. Castro FG, Barrera M, Martinez CR. The cultural adaptation of prevention interventions: Resolving tensions between fidelity and fit. *Prev Sci.* 2004;5(1):41–45.

18. Baker EA, Brownson CA. Defining characteristics of community-based health promotion programs. *J Public Health Manag Pract.* 1998;4(2):1–9.

19. Glanz K, Rimer BK, Viswanath K. *Health Behavior and Health Education. Theory, Research, and Practice.* 4th ed. San Francisco, CA: Jossey-Bass Publishers; 2008.

20. Prochaska JO, DiClemente CC. Stages and processes of self-change of smoking: toward an integrative model of change. *J Consult Clin Psychol.* 1983;51(3):390–395.

21. Prochaska JO. Norcross, JC. *Systems of Psychotherapy: A Transtheoretical Analysis.* 7th ed. Pacific Grove, CA; Brooks/Cole; 2010.

22. Prochaska JO, Velicer WF. The transtheoretical model of health behavior change. *Am J Health Promot.* 1997;12(1):38–48.

23. Israel BA. Social networks and health status: linking theory, research, and practice. *Patient Couns Health Educ.* 1982;4(2):65–79.

24. Israel BA. Social networks and social support: implications for natural helper and community level interventions. *Health Educ Q*. 1985;12(1):65–80.

25. Eng E, Young R. Lay health advisors as community change agents. *Family Commun Health*. 1992;15(1):24–40.

26. Milio N. Priorities and strategies for promoting community-based prevention policies. *J Public Health Manag Pract*. 1998;4(3):14–28.

27. Brennan Ramirez LK, Baker EA, et al. *Promoting Health Equity: A Resource to Help Communities Address Social Determinants of Health*. Atlanta, GA: US Department of Health and Human Services, Centers for Disease Control and Prevention; 2008.

28. Sallis JF, Owen N, Fisher EB. Ecological models of health behavior. In: Glanz K, Rimer BK, Viswanath K, eds. *Health Behavior and Health Education: Theory, Research and Practice*. 4th ed. San Francisco, CA: Jossey-Bass; 2008:464–485.

29. McLeroy KR, Bibeau D, Steckler A, et al. An ecological perspective on health promotion programs. *Health Educ Q*. 1988;15(4):351–377.

30. Operario D, Nemoto T, Ng T, et al. Conducting HIV interventions for Asian Pacific Islander men who have sex with men: challenges and compromises in community collaborative research. *AIDS Educ Prev*. 2005;17(4):334–346.

31. Choi KH, Yep GA, Kumekawa E. HIV prevention among Asian and Pacific Islander American men who have sex with men: A critical review of theoretical models and directions for future research. *AIDS Educ Prev*. 1998;10(3):19–30.

32. Richard L, Potvin L, Kishchuk N, et al. Assessment of the integration of the ecological approach in health promotion programs. *Am J Health Promot*. 1996;10(4): 318–328.

33. Kok G, Gottlieb NH, Commers M, et al. The ecological approach in health promotion programs: a decade later. *Am J Health Promot*. 2008;22(6):437–442.

34. (Entire issue devoted to descriptions of the Planned Approach to Community Health (PATCH)). *J Health Educ*. 23(3):131–192.

35. Goodman RM. Principles and tools for evaluating community-based prevention and health promotion programs. *J Public Health Manage Pract*. 1998;4(2):37–47.

36. Israel BA, Cummings KM, Dignan MB, et al. Evaluation of health education programs: current assessment and future directions. *Health Educ Q*. 1995;22(3):364–389.

37. Bandura A. *Social Foundations of Thought and Action: A Social Cognitive Theory*. Englewood Cliffs, NJ: Prentice Hall; 1986.

38. Glanz K, Bishop DB. The role of behavioral science theory in the development and implementation of public health interventions. *Annu Rev Public Health*. 2010;31:399–418.

39. Simons-Morton BG, Greene WH, Gottlieb NH. *Introduction to Health Education and Health Promotion*. 2nd ed. Prospect Heights, IL: Waveland Press; 1995.

40. Champion VL, Sugg Skinner C. The Health Belief Model. In: Glanz K, Rimer BK, Viswanath K, eds. *Health Behavior and Health Education*. 4th ed. San Francisco, CA: Jossey-Bass; 2008:45–66.

41. Dignan MB, Carr PA. *Program Planning for Health Education and Promotion*. 2nd ed. Philadelphia, PA: Lea & Febiger; 1992.

42. Beresford SA, Thompson B, Feng Z, et al. Seattle 5 a Day worksite program to increase fruit and vegetable consumption. *Prev Med*. 2001;32(3):230–238.

43. Pomerleau J, Lock K, Knai C, et al. Interventions designed to increase adult fruit and vegetable intake can be effective: a systematic review of the literature. *J Nutr*. 2005;135(10):2486–2495.

44. Breckon DJ, Harvey JR, Lancaster RB. *Community Health Education: Settings, Roles, and Skills for the 21st Century*. 4th ed. Rockville, MD: Aspen Publishers; 1998.
45. Green LW, Kreuter MW. *Health Promotion Planning: An Educational and Ecological Approach*. 4th ed. New York, NY: McGraw-Hill; 2005.
46. Bartholomew LK, Parcel GS, Kok G, et al. *Planning Health Promotion Programs: Intervention Mapping*. 2nd ed. San Francisco, CA: Jossey-Bass; 2006.
47. US Dept of Health and Human Services. *Planned Approach to Community Health: Guide for the Local Coordinator*. Atlanta, GA: Centers for Disease Control and Prevention; 1996.
48. Davis JR, Schwartz R, Wheeler F, et al. Intervention methods for chronic disease control. In: Brownson RC, Remington PL, Davis JR, eds. *Chronic Disease Epidemiology and Control*. 2nd ed. Washington, DC: American Public Health Association; 1998: 77–116.
49. Dyal WW. *Program Management. A Guide for Improving Program Decisions*. Atlanta, GA: Centers for Disease Control and Prevention; 1990.
50. U.S. Dept. of Health and Human Services. *Developing Objectives for Health People 2010*. Washington, DC: Office of Disease Prevention and Health Promotion; 1997.
51. King JA, Morris LL, Fitz-Gibbon CT. *How to Assess Program Implementation*. Newbury Park, CA: Sage Publications; 1987.
52. Bracht N, ed. *Health Promotion at the Community Level: New Advances*. 2nd ed. Newbury Park, CA: Sage Publications; 1999.
53. McDermott RJ, Sarvela PD. *Health Education Evaluation and Measurement. A Practitioner's Perspective*. 2nd ed. New York, NY: WCB/McGraw-Hill; 1999.
54. Sleekier A, Orville K, Eng E, et al. Summary of a formative evaluation of PATCH. *J Health Educ*. 1992;23(3):174–178.

第10章
评估项目与政策

别只看表面，要观察入微。

——Sir Arthur Conan Doyle

评估对于循证公共卫生的过程、回答项目需求、实施过程和结果的追踪记录来说都是一个重要的环节[1]。因为评估可以：①有助于提高有效的项目规划的可能性；②允许在实施过程中修正和改变；③有助于确定项目或政策是否有效；及④为规划下一个项目或政策提供信息。本章除了基本原理之外，也为那些有愿望深入了解的读者综述了一些进行评估方面需考虑的关键问题，并提供了丰富的文献链接（包括公共卫生内外方面的领域）。

背景

什么是评估？

评估是分析项目和政策，以及其实施的背景的过程，以确定是否需要在实施过程中进行更改，并评估项目和政策所引发的预期和非预期的后果[1]。这包括但并不仅限于确定是否达到他们的目标和任务。据 2008 年 Porta M. 等编著的第 5 版流行病学字典中对评估的定义是"以尽可能系统和客观的方式来确定项目的相关性、有效性和影响的过程"[2]。有各种评估项目的方法，因而用来描述每一项不同的评估方法所使用的文字也有着很多差异。评估有定性和定量评估的方法和技术，最有效的评估方法通常两者兼备[3, 4]。任何单独一项都难以对评估作全面综合性的回顾，故有许多其他教材侧重于评估的不同方面[5-9]。公共卫生评估的第一本教科书是

212

在四十多年前问世的[10]。因此本章回顾将考虑进行评估方面的一些关键问题，例如，评估的项目本身在所有利益相关者的代表性、评估的类型、如何决定适当的评估方法（例如探索性评估、项目与政策评估之间的比较）和评估结果的报告及推广的考虑。

　　关于各种评估和科学探究的范式方法，在文献上已经有相当多的讨论。范式是一组思维信念或是有助于指导科学探究的模型。许多用于公共卫生上指导探究的范式之差异不外乎两方面：人类的认识论（即反映探究者和可知的事物之间的关系的不同观点）和客观存在论（即体现了现实的本质和有关可知事物的方面的不同观点）。这些将在其他章节中详细讨论[11~14]。而对于这些问题的详细讨论则超出了本章的范围，但重要的是我们必须认识到，个人的因素会影响数据的收集、数据的诠释，以及评估结果的使用[15, 16]。举例来说，在该领域中大多数的人也许都会同意，若没有利益相关者参与而进行的评估，其效用通常降低，可能的原因是在该项目已经完成并已收集数据后才进行评估是不太有用的。正如在本章后续中所深入讨论的，这限制了利益相关者参与决定所关切的问题和数据类型收集的可能性（即什么对他们是重要的）。在这些情况下，评估决策会被项目的规划因素所影响，例如有关时间上的安排和现存有的数据。另外的例子是评估的重点和收集的数据类型是由项目实施者自行决定而没有利益相关者更广泛的参与，因为项目实施者相信利益相关方的参与会对评估的结果有某些"不利影响"。

为何要评估？

　　公共卫生人员需要评估项目和政策的原因有许多。首先，公共部门人员必须向联邦有关部门领导人、州决策者、地方官员和公民解释资源的使用状况[17]。同样的，在私营和非营利部门工作的人必须向他们的支持者负责，包括为项目和政策措施提供资金的人。评估也成了在资源有限的时候做出选择的依据（因为资源总是有限的），也帮助确定各种选项的成本和效益（见第 3 章）。最后，评估也为进行中途的修正、完善计划方案和政策和为将来的计划方案和决策提供信息来源。评估与在第 9 章中描述的计划方案规划问题和步骤是息息相关的（表 10–1）。

　　在规划和评估的早期阶段，考虑一系列因素（或称为"实用标准"）有助于形成采用某一评估的理由[18]（表 10–2）。这些标准框架的一系列问题如下：

表 10-1　项目规划与评估之间的关联

项目规划活动	评估的数据或资源
目的 / 目标	数据结果：评估发病率、死亡率、残疾和生活品质的变化
	社会指标的数据
	人口普查的数据
	国家级、省级和地方调查的数据
任务	中期影响数据：追踪知识，态度，以及行为与技能的变化
	计划性的调高
	国家级、省级和地方调查的数据
	定性的数据（观察、访问、日记和文章内容分析）
行动步骤	数据收集过程：评估项目实施过程
	项目计划的参与记录
	参与者满意度的调查
	环境观察的数据
项目的规划	规划构成的数据：用以决定一个项目是否可行或适当
	个人或群体的访谈
	知识及态度的调查

- 谁需要参与并为评估提供数据？
- 谁应该进行评估？
- 需要回答的基本问题是什么？
- 在评估报告中应包括哪些内容？

利益相关者的角色

　　正如第 5 章所讨论的，利益相关者是指参与了项目操作，项目的受益者，或将使用评估结果的机构和个人[19]。所以在项目或政策的制定及设计实施、评估结果的解释过程中让所有利益相关方的代表参与是很重要的。这种集合非专业和专业角度的意见表达将确保评估者综合考虑各方因素，使各方都将从评估中受益。

表 10-2　评估的使用标准

标准	叙述
识别利益相关者	识别参与或受评估影响的人，以满足他们的需要
评估者的可信度	进行评估的人员应当是可信的，能够胜任结果的评估，以达到最大的可信度和接受度
信息范围与选择	收集的信息应解决项目的有关问题，并强调了客户和其他指定利益相关者的需要和利益
价值认同	用于解释结果的观点，项目计划和理由，应仔细描述，以奠定有价值的和明确的判断的基础。
报告清晰度	评估报告应清楚地描述正在评估的项目，包括内容和评估的目的、项目计划和结果，以便提供必要的信息并易于理解。
报告的及时性	大量中期调查结果和评估报告应传播给预期用户以便及时使用和传播
评估的影响	评估的计划，实施和报告的方式，应该有益于鼓励后续的利益相关者，以提高使用评估的可能性

来源：Joint Committee on Standards for Educational Evaluation.[18]

对于工作人员，参与评估过程是提高他们发展评估设计和解释结果的技巧和能力的机会，这亦能从项目实施的进展与他们的工作经验变化的一致性得到证实（确保工作人员了解项目评估非同于人事评价是至关重要的[19]）。将项目参与者纳入评估过程中，可以增加他们在项目中的投入，并确保在项目和政策的修改时，会考虑他们以前的利益和愿望。管理人员和项目资助者也需要参与，以确保他们明白评估的进行要切合广大的组织或机构的目标，以及回答他们最紧迫的问题[19, 20]。所以无论是谁参与，这些利益相关者在相互信任、尊重和积极的沟通的基础上建立关系是至关重要的。

在评估开始之前，所有关键的利益相关者都需要在项目目标、任务和评估目的上达成一致。每个利益相关者可能对项目的目标和目的评估都有不同的意见，应在制定评估计划和实施之前讨论并解决这些分歧[21]（知识点 10-1）。有好几种小组技术方法有利于解决这些分歧。例如，德尔菲法、名义群体技术和情景规划（见第 8 章）都提供了既可倾听大家的声音、同时又有利于决定优先顺序的机会。

知识点 10-1 一个健康赞助集团：我们在资助什么？

一批慈善组织决定要共同资助与健康有关的项目计划。在审查了项目计划书后，他们决定资助一个项目计划：为平时无法获得医疗服务的贫困家庭提供护理人员登门拜访，为生病的婴幼儿诊治。小组认为该计划如果与教会为主的健康顾问一起工作效果应该会更显著，因此需要该项计划者接受这种合作作为资助的一个条件。这样的合作被认为是特别重要的，因为该项目计划的服务对象有许多非医疗上的需要（如住房、食品、供电、衣服）。当外邀评估者到达以后，她采取的第一步是与 10 个资助者和 2 个机构的代表见面来确定他们的期望。有多达 23 种不同的对该计划项目的期望，如减少婴儿死亡率、加强机构之间的合作，并提供特定类型和数量的家庭访问。根据参与式评估原则[21]，评估者在会议上向资助机构的代表报告了这些众多的期望和观点，与代表们致力于讨论在现阶段项目开发和合作机构的基础上，缩小项目计划的目标并集中在最重要的、有用的、切实可行的评估问题上。

一旦就评估的目的达成共识，下一步是将利益相关者的问题引入到评估设计中。每个利益相关的小组都会就评估及设计创建指导评估的问题和发展收集数据的方法上提出不同的问题，因而有所特定的作用和责任。在某些评估设计中，可能只在决定时通知利益相关者，可能的原因是他们对评估决策只有极小的影响[15]。也有其他的一些评估设计（如参与、合作，或授权评估），有些利益相关者在所有的评估决策上作为平等的合作伙伴，参与全过程，包括回答哪些问题、收集什么数据、如何对结果进行分析和解释。还有一些设计强调利益相关者的参与，以确保评估是反映了利益相关者的需求，而另外有设计也涉及利益相关者，以增加控制权和所有权[15, 12, 22]。利益相关者的角色将部分取决于利益相关者的意愿和指导评估的范式。在所有情况下，每个人都应该清楚地认识他们在评估过程中的作用。

在收集数据之前，所有的利益相关者还应同意对收集到的数据加以保密，不仅要对数据采集的参与者的隐私保密（无条件地保护评估参与者），也要对如何与利益相关者组共享数据的方式保密，包括信息如何将和利益相关者组内共享（所有利益相关者同时获取数据，或有部分人首先获得）。此外，还应就信息在利益相关者以外的群体所分享的方式、时间、还有信息分享的内容达成共识[15]。

评估类型

　　评估的类型有好几种，包括相关的项目计划的形成、背景、过程、影响和结果。每一种类型都有不同的目的，因而在项目或政策的发展的不同阶段是适用的。初步评估应着眼于人群的需求和实施的项目计划活动，通常称为形成性评估或过程评估。影响评估和结果评估只在项目已经运作了足够的时间后足以看到潜在的定量变化时才适合采用。至于具体所需要的时间将取决于项目的性质和预期或期待达到的变化。此外，每一种类型的评估涉及不同的评估设计和数据收集方法。选择哪种评估类型，某种程度取决于各利益相关者的兴趣。

形成性评估

　　形成性评估的目标是确定一个项目计划或政策的因素（例如材料、信息）是可行的、适当的，对于目标人群是有意义的[23]。形成性评估应在确定要实施干预时及项目开始前进行。形成性评估数据可以通过定量（问卷）或定性（个人或群体访谈）的方法收集。在这个阶段有用的信息是记录下背景、或在某些设置中正在发生的健康问题，包括对于社会、经济和物理环境因素的分析[13, 12, 19, 23]。为了要充分地评估项目的背景，记录下潜在项目参与者目前对于某些项目所具有的知识和对于项目有关各种行为的态度及他们的观点是很重要的。例如，假设一个针对学龄儿童的健康饮食新项目，其形成性评估的问题可能包括以下几个：

- 学校官员对拟议的健康饮食计划是什么态度？
- 在健康饮食的政策上，目前的障碍是什么？
- 某些学校比其他学校有更健康的食品环境吗？
- 学龄儿童在对健康食物的选择上的态度是什么？
- 在过去是否曾尝试过健康饮食计划，如果有的话，结果如何？

　　一旦这些数据由选定的利益相关者收集和分析，就应制定一个项目计划（第 9 章详细描述了这一过程），项目计划是评估的关键。项目计划的一个重要组成部分是一个逻辑模型（分析框架）的发展（见第 8 章）。逻辑模型列出了具体的活动并预测他们将如何完成近期工作目标，而这些结果将如何提高实现项目的最终目标的可能性。逻辑模型安排了项目计划的参与者应做的工作（例如参加在教会举办的乳腺癌筛查教育会议），而参加这会议的结果是增加了参与者对乳腺癌的危险因素和特定的乳腺癌筛查的知识，从而影响了初步结果（提高乳腺癌筛查率），因此产生一个长期的结果（降低了乳腺癌的发病率）。虽然有些作者以不同的方式将此过程概念化[15, 22, 24, 25]，总的意图是，项目或政策应该以指定的活动及将有可能影响到的近期和远期的结果的计划目标这样一种方式来表达。很显然，虽然任何逻辑模型在预测重要的方案和政策之意外后果往往是有限的，但许多人仍认为，即使有这种局限性，逻辑模型对于有效地评估项目是必要的。Rossi 和他的同事们指出，缺乏逻辑模型的评估会导致一种如"黑盒子"似的效应，往往只可以提供有关效应的信息，但不是有关过程的信息[15]。此外，由于公共卫生的效果往往要在实施项目后较长时间后才显示（例如用烟草控制计划降低肺癌发病率），所以很有必要确定是否有近期可能达成的目标（如目前的吸烟率下降）。

过程评估

过程评估：评估项目计划实施的方式，而不是评估一个项目计划的有效性[23]。它可以作为质量控制的一种形式，通过评估来比较项目的原定计划与实施。过程评估强调解决下列项目实施的问题：

- 在多大的程度上，该项目正按原定计划方向实施？
- 项目计划材料和内容对服务的人群适当吗？
- 有多少人参加了？谁在参加教育课程？谁不参加？
- 所有潜在的参与者都公平参与了吗？这个项目达到预定的人群了吗？
- 这个项目计划是否有足够的资源？
- 参与者接受的项目计划占项目多大百分比？

这些数据记录对项目所发生的变化，以及使项目计划是否能够在其他地区复制实施都是很重要的。通过定量和定性的方法来收集信息进行过程评估，其中包括观察、实地记录、访谈、问卷调查、项目记录、当地报纸和出版物。有很多优秀的过程评估实例可参考[26~30]。

影响评估

影响评估用来评估项目目标完成的程度。有些观点也将影响评估作为一个评估中期或近期结果的评估类型，这也说明了短期结果的重要性。影响评估可以评估预期以及意外的后果[12]。影响评估可能是公共卫生文献中最常见的评估报告类型。

影响评估要求所有项目有明确规定的目标。而许多项目的目标及他们的变量在利益相关者中的重要性各有不同，这是进行影响评估过程中面临的挑战。例如，同时在许多地点实施一个国家项目[31]。而国家项目很可能要求各地跟踪特定的阶段性和最终目标。但是，每个地区也可能有不同的特殊项目的目标和活动，以达到本地和全国性的目标并得到期待的结果。因此，各地除了根据国家要求报告国家项目的结果之外可能也有兴趣跟踪这些地方性项目活动和目标。因为没有任何评估可以评估所有的项目内容，所以利益相关者在收集数据前应该就什么时候评估哪些目标达成一个协议。

为了满足多个方案和利益相关者的需求，可适当的在计划施行的数月或数年后，更改数据收集的类型。假设评估一个为期 5 年的社区的体育活动的变化。在这个项目计划的初始阶段，收集基线数据以了解环境对身体活动的影响是很重要的。此后在每个时间点，收集每组核心项目的数据可能是重要的（例如，体育活动的比例），但也应交替收集其他相关问题的数据（时间点 2——社会支持作用的数据；时间点 3——对政策态度的数据）。此外，影响评估应该等参与者已经如期完成了计划的项目活动，或政策已经建立并实施一段时间后再进行。又例如，如果一个项目计划包括五个教育课程，而参与者只参加了 2 次教育会议后即来评估教育对目标的影响是没有太大用处的。因而对已经完成项目后的参与者进行评估，以确定那些数据改变是否因项目实施而持续产生效应也是很重要的。

影响评估所分析的项目的目标可能包括知识、态度或行为的变化。例如，对于乳腺癌的危险因素和癌症早期检测的好处的认识变化与教育活动或项目实施关联的影响评估，可通过使用教育活动或项目前后的问卷调查答案来取得。同样的，态度的变化可通过在干预实施前后使用调查问卷来评估参与者对于接受乳房 X 光检查的意图来得到印证。

可靠性（可信度）和有效性（有效度）的重要性

正如在第 2 章的描述，有效性是指一种测量器可在何种程度上准确地测到它预期的目标，而可靠性是指该仪器重复测量某物得到相同的结果的可能性[2]。公共卫生项目相关的变化可以通过使用干预政策前后的问卷调查来追踪。使用已被其他项目用于评估的问卷调查中的问题常常是有帮助的。许多有趣的测试问题都可在同行评审的文章中找到（见第 7 章）。如果测试相关的问题没有被包括在文献中，可以直接与研究人员联系并从中获取测试主题或问卷。

实施者应考虑使用已经被各种监控系统测试的指标。例如行为危险因素监测系统（Behavioral Risk Factors Surveillance System，BRFSS）。

BRFSS 是世界最大的电话健康普查，始于 1984 年。Nelson 和同事们全面综述了用于 BRFSS 的调查问题的可靠性和有效性的研究[33]。在这篇综述中，BRFSS 监测的问题中被认为是高可靠性和高有效性的指标有：目前吸烟者、血压筛查、身高、体重，以及几个人口统计学的特征。中等可靠性和有效性的测量措施包括：上次乳房 X 线照相检查、临床乳房检查、久坐不动的生活方式、激烈的闲暇时间体育活动，以及每天水果和蔬菜的摄入量。

即使所考虑使用的方式已被证明是对于某些人群是有效和可靠的（例如，城市地区的居民），对于项目计划的目标人群再予以测量指标的可靠性和有效性评估亦是重要的（例如，农村人口）。例如，可能有必要将监测问题翻译成其他语言，使受测者了解问题的含义。这可能需要不仅仅是一个简单的词对词的翻译（因为有些词或短语可能有某些文化的定义，可能无法用词对词直接的翻译来表达）。此外，公共卫生的多元文化的性质决定了用于数据的收集、分析以及和数据报告的方法必须反映不同人群的需要。要确定所采用的普查方法是否适合特定的目标人群，普查内容方面是否能够达到项目的目标，调查形式（包括可读性和有效性）以及调查问卷的方法（例如，受访者自主参与和电话问卷）是否适当[32]。技术的变化可能会影响各种数据收集方法的可靠性、有效性和可行性。例如，数据通常是通过打电话来收集，但应答机和来电显示的广泛应用，使得问卷回答率下降，并增加了电话调查的成本[34]。

设计和分析的考虑事项

考虑评估的设计是否最合适用于评估项目或政策的影响是很重要的。虽然这已在第 6 章阐述，还有一些其他评估考虑事项，特别是在进行社区为主的项目需要考虑的问题。一个特别重要的问题是关于对照组与分析组的单位的设立和分配。有些作者建议用某些方式来解决这些问题[35~37]。例如，个人作为分析的单位，可以使用在居住者相对稀少的社区而收集更多的数据，在同一个分析单位中（例如，在社区内或学校内）就个人之间的相关性通过统计方法进行调整[38]。另外，也可以在稠密的社区中收集略少的数据，或将社区分成不同的组别，一些组接受干预政策而其他组被分配到对照组或延迟治疗组。其他人则认为，使用对照组未必是最好的方法。相反的，使用自然的调查和病例对照研究，可就单个或多个案例提供深入的描述，在某些评估中可能是更有用的[12, 36, 39]。

定性数据收集，如个人或小组访谈，也可以用来评估项目的影响，其方法有记录变化、探讨这些变化的相关因素，来确定干预政策在某种程度上影响了这些变化，而不是被其他的因素所影响。此外，用定性数据来评估项目和政策的意外后果也可能特别有用[12]。定性数据也必须坚持高标准和准则，但这些准则是不同于定量测量的标准。Lincoln 和 Cuba[14, 40, 41]制定了一系列的期望和准则，以确保严格地使用定性方法。这变化包括需要从传统的概念内部有效性发展到可信性，外部有效性变成可转让性，从可靠性到依赖性，并从客观性到一致性。最后，在审查项目的影响时，一些利益相关者可能会发现，重要的是进行成本效益或成本功效的分析。在第 3 章中讨论了这些方法的优点和缺点。

结果评估

结果评估对于如健康状况、发病率、死亡率和生活质量的变化这些可能受到项目的影响的因素提供了长期的反馈。这些远期的结果，很难归因于某一个特定的项目，因为它需要很长的时间才能看到效果，而且这些结果的变化会受到项目以外的很多因素所影响。因此，评估项目对这些结果的影响，通常认为需要使用某些类型的评估设计（实验和类实验，而不是观察研究）和长期随访（见第 6 章）。然而某些评估项目，可以依靠文献从近期结果来外延推论其远期的结果。例如，已证实的吸烟和罹患肺癌之间的关联。因此，它可能会从吸烟率的降低推断可防止的肺癌病例数（在第 2 章中所描述的人群归因风险的概念）。

结果评估所收集的数据通常多见于定量数据而非定性数据，其中包括由美国疾病控制和预防中心（CDC）、世界卫生组织（WHO）、州政府卫生部门和当地监控系统如医院或卫生保健系统所收集的社会指标数据。知识点 10-2 显示了一项包括影响和成果数据的评估[42~45]。不过，定性数据对于结果评估也是非常有用的，它可提高理解定量结果的含义和解释，并对许多利益相关者而言又能增加结果的可信度。

有些数据将会提高结果评估的质量。例如，对于有兴趣的项目，如果有施行之前和施行之后的数据是有帮助的。比较组或对照组可以帮助确定所期望的结果变化是由于干预政策还是其他因素所致。同样重要的是要有完整的数据。此外，二级数据，或由监视系统收集的数据，如果它们充分和完全覆盖项目或政策欲影响的亚群人口，那么二级数据是很有用的。例如，如有足够的数据以确定结果是否受到种族、年龄、性别差异的影响是很重要的。此外，无论其数据来源如何，应使用可靠且有效的方法来收集数据，并使用与所测试的问题和所使用的数据类型相契合的技术来分析[36, 46]。

知识点 10-2　加利福尼亚烟草控制的进展评估

在烟草控制领域，数十年的研究以及成千上万的流行病学研究证据显示"吸烟为单一的可预防性的导致过早死亡最重要的因素"[42]。经济学研究表明，提高烟草税是减少烟草消费的一个重要工具。为了解决过早死亡这个问题，加利福尼亚选民在 1988 年度通过了一项特别的烟草消费税法[43]。加利福尼亚将每包香烟的消费税提高了 25 美分，并对其他烟草产品征收 42 美分的初始税。这方面的努力发起了一个最密集和积极的公共卫生干预政策。好几个数据集被用来评估烟草税的影响（影响和结果评估）。对青少年和成年人的调查能计算吸烟起始率和患病率。税收记录和普查统计提供人均卷烟消费数据。加利福尼亚烟草消费税大幅加速了香烟销量和吸烟量的下降。1988—1994 年间，人均卷烟销售额下降了 41%。在 1988—1993 年之间吸烟率下降了 28%[44]。该计划还与加利福尼亚死于心脏病的人数减少有关[45]。这是 1974—1987 年间预期降幅值的两倍。其他几个州（例如，马萨诸塞州、俄勒冈、佛罗里达州）已经开发了烟草控制的创新方法。例如，在马萨诸塞州烟草控制努力的效果似达到了加利福尼亚州同样大的幅度（图 10-1）。

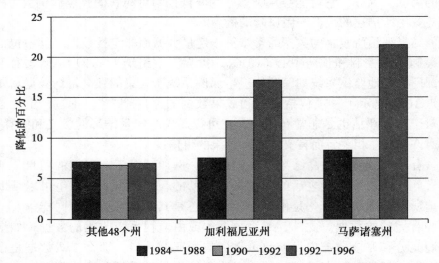

图 10-1　人均卷烟消费量的变化，加利福尼亚州和马萨诸塞州与其他 48 个州：1984—1996 年（数据来源：CDC 吸烟与健康办公室，2004）

影响和结果评估的指标

健康指标是衡量卫生项目达标的程度[47]。因此，为了评估，指标本身并不是数值的目标，不应与项目的目标和目的相混淆，实现项目的目标和目的往往旨在基于一些量度单位或时间的形式可量化。而指标的建立提供了一个基准标志的要求，可以促进公共卫生的行动，并使项目经理和政策制定者重构现有的策略，确定实施方案，以达到远期健康目标。虽然大量的文献讨论了医疗保健的健康指标的使用及其实用性，但是在确定和应用这些指标于社区层面上的影响评估的文献却较少。

传统上，指标已经分为以下几大类，如社会人口学特征、健康状况、健康危险因素、医疗资源消耗、功能状态和生活质量[48]。美国疾病预防控制中心（CDC）建立了一套包括 18 项对结果评估有用的普查健康状况指标[49]。大多数 CDC 的这套普查指标是对健康状况或健康危险因素（如自杀率、肺癌死亡率、贫困儿童率）的测量指标。他们也广泛地应用于美国的州、县、市各级普查监测系统[50]。Zucconi 和 Carson[51]研究了所有州卫生部门以了解这套指标在各州监测系统的使用信息。他们两位发现除了 38 个州（76%）有各个州追踪与工作有关的死亡外，几乎全国所有地方都对死亡率指标进行了监测。在县和州的层级，这些指标都被证明在测量疾病预防和健康改善的进展中是具有价值的[52]。特别是，如果比较本地数据与国家数据或国家目标如 2020 年的国民健康指标[53]，这些指标对结果的评估将会非常有用的，尤其是有益于确定在实施社区哪些指标的改变可能是切实可行的，并可能实现国家目标。

虽然已建立了足够的终期指标如死亡率，还有许多行为危险因素如吸烟或缺乏休闲活动，但是短期（中间期）制定指标还是必要的。中期指标的必要性是由于评估人员需评估项目在几个月或几年的短时间内而不是在较长的一段时期后的变化。环境和政策指标（不引人注目的测量）用作中间期指标测量记录行为变化也是很有用的。这些指标的例子包括建立州法律禁止吸烟的数量、禁止吸烟的私人工作场所数目、一个社区中的运动小径里程的数量或在当地供应低脂食品的餐馆的数量（更多的描述指标见第 4 章）。

决定适当的评估方法

在决定一个特定的评估所使用的适当的方法时有许多问题要考虑，包括收集的数据类型（例如，定性与定量数据）。定性数据可以包括个人和团体访谈，每日或每周活动的日记、记录、报纸和其他形式的大众媒体，以及照片和其他视觉上和创造性的艺术（音乐、诗歌等）。定量数据包括普查或问卷调查、监测数据和其他记录。无论哪种形式的数据，都可以收集作为主要数据（旨在为正进行的评估而用）或二级数据（并非为眼前的评估所设计，但仍然能够在一定程度上回答当前的评估问题）。

　　这些不同类型的数据往往与其采用不同方式获得有关（正如了解哪些是有关已知的知识以及知识是如何产生这两者之间的差异）（表 10-3）。定量的数据一般收集绝对数值结果，或那些通常被称为"优势的"范式。正如本章前面讨论的那样，一个范式提供指南，因为它有助于理解一套关于现实的性质、研究者及什么是可知的事物之间的关系。在实证范式，已知的事实是客观恒定存在的，它与产生知识的方法、拟定调查的人及开展调查的背景是截然分开的。另一方面，定性数据通常以不同的范式来收集，包括评判理论和建设性的观点。而这些范式各有不同，他们一般认为，知识取决于研究的背景，是背景和研究者与参与者之间的相互作用。但重要的是，无论定量和定性数据都可经由研究设计的指导框架而定的任何方式收集和分析。例如，以社区为基础的评估往往使用一个备选方式，亦可使用定性或定量的数据，或两种皆有。

表 10-3　定量与定性评估方法的比较

评估的类型	数据的类型	收集和分析的方法
定量评估	问卷调查	电话，当面交流，邮件
	社会指标数据	全国性（CDC 死亡数据，人口普查，BRFSS，世界卫生组织）
	地理信息系统	档案数据的回顾，
	环境评估	原始数据收集或现有数据的回顾
定性评估	开放式的问题	电话，当面交流，邮件
	个别访谈	电话，当面交流
	日记	个人
	小组访谈/小组专题讨论	电话会议，当面交流
	报纸/新闻/印刷材料	原始数据收集或现有数据回顾（内容分析）
	照片	原始数据收集
	观察/环境评估	一次性或多次观察，结构化和非结构化

数据的三角测量（模式）

同时使用定量和定性数据通常被称为数据收集和分析过程的"三角测量（模式）"。这种混合的方法往往会导致更有效的推论、更全面的调查结果、更有见地的理解[3]。三角测量一般涉及使用多种方法的数据收集或分析，以确定共性或分歧[4, 54]。虽然定量数据提供了一个极好的机会来确定大规模人群中如何变量与其他的变量相关，但却很少提供方式来了解为什么这些关系存在。而另一方面，定性数据却可以提供信息帮助解释定量研究结果，或称为"启发性照明的意义"[4]。定性和定量数据的三角测量可以提供有效的证据，也可以提供洞察组织和人口变化的过程的信息[55]。应用定性和定量数据三角测量法评估健康项目和政策的例子很多，包括艾滋病预防项目[56]、青少年发展[57]、职业健康的项目和政策[58]，以及在社区的慢性病预防项目[59]。

三角测量的其他方法也有描述。这些方法包括"调查者三角"，意即由一个以上的研究人员收集和分析原始数据[60]。当大家达成共识时，其结果可能具有较高的有效性。在"理论三角"，研究结果要由现有的社会和行为科学理论来证实[61]。

探索性评估的作用

探索性评估（又名，可评估性分析）是一种评估前期之活动，旨在最大限度地提高任何后续的评估皆会产生有用信息的机会[62]。它可以是一个前兆，无论是定量或定性的评估，往往是有成本效益的，因为它可以防止其项目和政策评估的逻辑模型的不合理或活动和资源不够或与需实现的目标不相关而导致投入过于昂贵的经费[63]。虽然探索性评估的概念始于 70 年代中期，首次由美国健康教育及福利部门所使用[64]，但这种方法却很少用于公共卫生上[63]。探索性评估在公共卫生主题的使用相对狭窄，包括促进体力活动[65]、健康饮食[66]、艾滋病防治的拓展[67]和暴力事件的预防[68]。

正如 Trevisan[69]和 Leviton 及同事总结[63]，探索性评估旨在补救评估中的几个常见的问题。首先，有政策制定者的抱怨，认为评估并不总是有用的。其次，探索性评估可以揭示利益相关者的分歧（关于项目的目标、逻辑、如何衡量成功），这可能提示一个项目尚不适于评估。第三，评估的成本可能会令人望而却步。最后，相关决策者可能不愿意在评估的基础上做出改变。

一个探索性评估的步骤可以由 Strosberg 和 Wholey 改编的八个问题来总结[64]。

1. 什么样的资源、活动、目标和因果假设构成了这个项目？
2. 项目经理的领导及上级组织，同意项目经理的项目描述吗？
3. 项目的测量和数据来源在何种程度上达到共识？
4. 该项目的描述是否反映了实际发现的状况？
5. 项目活动和资源有可能达到目标吗？
6. 该项目是否提供了明确的可衡量目标的进展情况的信息和用途？
7. 项目的哪一部分可以评估进展以达成一致目标？
8. 组织领导应该考虑什么样的评估和管理选择？

对于公共卫生工作者，探索性评估有许多好处，例如可以产生较好结果和更有效率的评估[63]。有几个资讯来源对于试图了解更多的探索性评估的人来说是有用的[62~64]。

项目的传播和实施的评估

传播和实施（dissemination and implementation，D & I）方面的研究日益受到重视，旨在针对特定人群和环境促进循证干预措施的实施[70]。

D & I 的研究已经教给我们如何传播循证项目的几个重要的信息：①D & I 不会自然地发生；②被动的方法对 D&I 来说基本上是无效的；③单一来源传播的预防性信息效果通常比综合的方法传播的信息差[71]。所以要解决 D & I 的问题，修改后的评估框架是必要的。RE-AIM 框架是 D & I 的评估中一个有用的模型，它以分阶段的方式来衡量：触及范围（reach）、效率 / 有效性（efficacy/effectiveness）、采用（adoption）、实施（implementation）和维护（maintenance）（RE-AIM）[72]。在 RE-AIM 中，"触及范围"指的是在目标人群中的参与率，以及参与者与未参与者的特点。"效率 / 有效性"与干预对特定结果标准的影响有关。"采用"则适用于系统、以及组织在采用一个既定的项目或政策时的普及率和代表性。"实施"是指干预政策的完整性或实施时的质量和一致性，尤其是干预政策在现实世界中是否能得到同样的预期结果。最后，"维护"指的是在个人层面和系统 / 组织层面上的长期变化。RE-AIM 已应用在众多的风险因素、疾病和不同设置状况上[73]。已有记录表明 RE-AIM 在评估公共卫生政策的影响方面是很有效的[74]。

用评估来创造变化

另一个在评估的设计和实施中要考虑的重要因素旨在创新知识与创造变化方面的评估。许多传统的评估是评估其项目计划的达标程度，较新的评估方法则是将参与者纳入评估过程中旨在创造社会结构的变化，并增加参与者自我评估的能力[11]。较新的评估形式通常被称为赋权评估、参与行动研究或以社区为基础的参与研究[11, 12, 14, 21, 75, 76]。这种评估方法是评估项目的目标和目的，因为它们涉及个人，以及个人居住的背景（包括经济条件、教育、社会能力、社会支持和控制）。

创造社会结构的变化也可能以公共卫生政策的形式出现（见后文）。为了改善公共卫生的指标，循证公共卫生政策是在持续使用最好的现存的定量和定性证据的过程中发展的[77]。有说服力的使用政策评估的结果对于成功立法和组织变革的形成是至关重要的[1]。

政策评估与方案评估

虽然在使用评估分析项目和卫生政策的实施和有效性方面有许多相似之处，也应注意到它们有显著的差异。正如项目规划，在一个政策周期中，有几个阶段，其中包括形成、设计、实施和评估等阶段[78-80]。在考虑政策周期范围内的评估，第一个决定是利用评估在设定议程或政策形成阶段和政策设计或制定阶段。这类似于社会评估，但可能在是否有充分理由实施公共或政府干预政策上会有不同的考虑。如果有证据表明，政策干预是必要的，那么问题就变为究竟目前的政策是否足以解决大家的疑虑，或者是否有必要修改现有的立法，或制定新的政策，或加强执行现有的政策。正如其他收集到的数据一样，成本效益和民意都可能会对这些问题的答案有重大影响。

政策周期的下一个阶段是政策的实施[79]。在这个阶段中，过程评估是有用的，因为它能评估正在实施的该政策在何种程度上符合各利益相关者的期望。政策周期的最后阶段是政策的责任[79]。在这个阶段，对专注于分析政策是否达到目标和在何种程度达到了目标和目的方面的分析方法，影响评估和结果评估是很适当的。

政策评估在了解政策对社会和个人层面的行为变化的影响是至关重要的。应该包括"上游"（例如，支持鼓励体力活动的区域政策）、"中游"（例如，多少人加入步行俱乐部）和"下游"（例如，体育活动率）的因素。到目前为止，大多数的定量测量都是用于下游结果的评估[81]。

这些检测包括项目的，以及结构性的、社会和制度的目标和目的。例如，在实施国家要求医疗保险覆盖癌症筛查的法律的 5 年后，可就下列几个问题进行调查评估：

医护人员知道这条法律吗？

有罹患癌症危险的人知道这条法律吗？

癌症筛检率有变化吗？

所有相关人群是否受到这条法律的影响？

评估卫生政策面临几个挑战。第一个是可接受的评估的时间点可能更多的是受立法会议的影响而非项目的需要[82]。由于目标和目的的多样化，从评估一开始就该知道，评估结果为维持或终止健康政策的决策提供了一部分的数据。这部分是因为公共卫生政策的评估必须被视为政治过程的一部分。公共政策评估的结果必然影响权力和资源的分配。因此，虽然进行严格的评估是必要的，但也必须承认，没有任何评估是完全客观的、没有利益价值影响的，或中立性的[78, 80, 83]。

资源的考虑

在确定适当的评估方法时，资源也很重要的。考虑的资源包括时间、金钱、人事资源、获取信息的管道、全体工作人员和参与者。在确定所进行评估的类型时，了解评估利益相关者的需要是很重要的。其中可能包括利益相关者需要了解更多以决定是否维持项目资金或调整项目的内容。另外，参与者可能认为以前的项目没有满足他们的需求，并可能要求了解某些类型的数据以减轻这些疑虑。同样的，在合作项目中的管理者可能需要一些信息，比如合作的利益或者有关如何改善评估来用以解决出现在其他过程的影响或测量结果的管理上的问题。

然而，常用的评估方法不应该受制于评估者的技术和舒适的程度。因为可用的评估技术非常广泛，鲜有评估者能掌握全部技能，因此很有可能是仅仅透过评估者的角度来看评估的需要。如果要定义评估方法，最好是将前面提到的因素和强调的问题交由一批拥有各种必要的评估技能的评估者来进行评估[12]。这样做，重要的是须考虑评估者与其他具有不同技能以及资源的人的协作能力，合作才能使有多类型的专长者共同发挥作用。

传播：报告和使用数据

一旦数据收集和分析后，要提供各种利益相关者收集的信息和建议的项目变化的完整报告是很重要的。一个正式的报告应该包括评估的背景信息，如评估的目的（包括过程、重点影响或问题结果），所涉及的各种利益相关者，描述的项目——包括项目的目的和目标，描述所使用的方法以及其评估结果和建议[6, 19, 20]。表10-4列举了一些在报告评估数据时要考虑的重要的问题[84, 85]。

至于如何利用该报告和具体建议，这将部分取决于当时利益相关者在实施过程中参与的程度以及各利益相关者参与数据分析和解释的程度。一个有用的方法是在提交最终报告之前对调查结果进行某种形式的成员验证[7、15、19]。尤其是提交给一些没有参与任何数据分析和解释的参与者，这一点尤为重要。成员验证是将初步结果和解释提交给参与提供评估调查结果数据者的一个过程。要求这些参与者评论所提交的结果和解释，这种反馈用以修改最初的解释。

表 10-4　报告评估信息时应考虑的问题

问题	报告的观众 / 方法
谁是听众（即应通知的潜在消费者）？	关键利益相关者（人和机构）
	项目的参与者
	公共卫生工作人员
	公共卫生研究人员
你将如何向社区报告你的项目的结果？	城镇会议
	地方组织会议（市民团体）
	报纸上的文章
	期刊文章
	互联网
谁将负责报告结果？	公共卫生工作人员
	公共卫生研究人员
	社区成员
如何将这些信息用于改善项目？	需要新的或不同的人员
	优化干预政策选项
	改变时间表和行动步骤

来源：Adapted from The Planned Approach to Community Health（PATCH）[84-85]

　　评估报告的使用也受到其时效性、利益相关者的需求和报告评估结果的方法是否相匹配的两方面影响[7、19、25]。通常评估结果只汇报给资助者和项目管理人员，以及发表在学术期刊上，而不提供给以社区为基础的组织或社区成员。向这些小组报告结果的理想方法可能会有所不同。对于利益相关者，正式的书面报告是有益的，而对于其他人，口头报告结果或信息放在网站上或社区小报通知可能更合适。因此，评估者考虑所有利益相关者的需求并以适当的方式将评估结果反馈给各种利益集团是非常必要的。

这包括（但并不局限于）确保各利益相关者能为未来的方案或政策举措使用报告的数据。

总结

评估只是以证据为基础来鼓励和创造促进个人和社区中的健康变化的循证过程中的一步。与规划一样，重要的是为评估工作提供与项目或政策范围相适应的各种信息资源。

章节要点

- 因为评估会影响社区权力和资源的分配，所以评估者努力使关键利益相关者在早期参与过程是必不可少的。
- 收集的信息应以易理解和有用的方式与所有利益相关者分享。
- 所使用的数据类型（定性、定量）应该与所要解决的问题相对应。鼓励公共卫生工作者寻求来自多个学科的专家以帮助他们探索新的数据收集方法。
- 重要的是要进行完整的项目过程的评估规划（包括形成、过程、影响和结果评估），以确保正确的实施和监测。
- 新的技术，如探索性评估类的新评估技术可以是定量或定性评估的一个前兆，并且往往是符合成本效益的。
- 鼓励公共卫生工作者发表他们的项目和政策评估的结果，并广泛传播他们的发现。这样的过程不仅创造了新的知识，对于公共卫生专业人员甚至对于他们所服务的社区也是非常有利的。

建议阅读与参考网站

建议阅读

Fink A. Evaluation Fundamentals: Insights Into the Outcomes, Effectiveness, and Quality of Health Programs. 2nd ed. Thousand Oaks, CA: Sage; 2004.

Israel BA, Cummings KM, Dignan MB, et al. Evaluation of health education programs: current assessment and future directions. *Health Educ Q*. 1995;22(3):364–389.

Koepsell TD, Wagner EH, Cheadle AC, et al. Selected methodological issues in evaluating community-based health promotion and disease prevention programs. *Annu Rev Public Health*. 1992;13:31–57.

Leviton L, Kettel Khan L, Rog D, et al. Exploratory evaluation of public health policies, programs and practices. *Annu Rev Public Health*. 2010;31:213–233 .

Patton MQ. Qualitative Evaluation and Research Methods. 3rd ed. Thousand Oaks, CA: Sage; 2002.

Shadish W, Cook T, Campbell D. Experimental and Quasi-Experimental Designs for Generalized Causal Inference. Boston, MA: Houghton Mifflin; 2002.

Timmreck TC. Planning, Program Development, and Evaluation. A Handbook for Health Promotion, Aging and Health Services. 2nd ed. Boston, MA: Jones and Bartlett Publishers; 2003.

Wholey J, Hatry H, Newcomer K, eds. Handbook of Practical Program Evaluation. 2nd ed. San Francisco, CA: Jossey-Bass; 2004.

推荐网站

American Evaluation Association <http://www.eval.org/Publications/Guiding-Principles.asp>. The American Evaluation Association is an international professional association of evaluators devoted to the application and exploration of program evaluation, personnel evaluation, technology, and many other forms of evaluation.

The CDC Working Group on Evaluation <http://www.cdc.gov/eval/resources.htm>. The CDC Working Group on Evaluation has developed a comprehensive list of evaluation documents, tools, and links to other websites. These materials include documents that describe principles and standards, organizations and foundations that support evaluation, a list of journals and online publications, and access to step-by-step manuals.

The Community Health Status Indicators (CHSI) Project <http://community health.hhs.gov/>. The Community Health Status Indicators (CHSI) Project includes 3141 county health status profiles representing each county in the United States excluding territories. Each CHSI report includes data on access and utilization of health care services, birth and death measures, *Healthy People 2010* targets, U.S. birth and death rates, vulnerable populations, risk factors for premature deaths and communicable diseases, and environmental health. The goal of CHSI is to give local public health agencies another tool for improving their community's health by identifying resources and setting priorities.

The Community Tool Box <http://ctb.ku.edu/en/>. The Community Tool Box is a global resource for free information on essential skills for building healthy communities. It offers more than 7000 pages of practical guidance on topics such as leadership, strategic planning, community assessment, advocacy, grant writing, and evaluation. Sections include descriptions of the task, step-by-step guidelines, examples, and training materials.

RE-AIM.org <http://www.re-aim.org/>. With an overall goal of enhancing the quality, speed, and public health impact of efforts to translate research into practice, this site provides an explanation of and resources (e.g., planning tools, measures, self-assessment quizzes, FAQs, comprehensive bibliography) for those wanting to apply the RE-AIM framework.

The Research Methods Knowledge Base <http://www.socialresearchmethods. net/kb/>. The Research Methods Knowledge Base is a comprehensive web-based textbook that covers the entire research process including formulating research questions, sampling, measurement (surveys, scaling, qualitative, unobtrusive), research design (experimental and quasi-experimental), data analysis, and writing the research paper. It uses an informal, conversational style to engage both the newcomer and the more experienced student of research.

United Nations Development Programme's Evaluation Office <http://www. undp.org/evaluation/index.html>. United Nations Development Programme is the United Nations' global development network, an organization advocating for change and connecting countries to knowledge, experience, and resources to help people build a better life. This site on evaluation includes training tools and a link to their *Handbook on Planning, Monitoring and Evaluating for Development Results, available in English, Spanish and French*. The Evaluation Resource Center allows users to search for evaluations by agency, type of evaluation, region, country, year, and focus area.

参考文献

1. Shadish WR. The common threads in program evaluation. *Prev Chronic Dis.* 2006;3(1):A03.
2. Porta M, ed. *A Dictionary of Epidemiology*. 5th ed. New York: Oxford University Press; 2008.
3. Greene J, Benjamin L, Goodyear L. The merits of mixing methods in evaluation. *Evaluation.* 2001;7(1):25–44.
4. Steckler A, McLeroy KR, Goodman RM, et al. Toward integrating qualitative and quantitative methods: An introduction. *Health Educ Q.* 1992;19(1):1–9.
5. Berk R, Rossi P. *Thinking about Program Evaluation 2*. Thousand Oaks, CA:Sage; 1999.
6. Fink A. *Evaluation Fundamentals: Insights into the Outcomes, Effectiveness, and Quality of Health Programs*. 2nd ed. Thousand Oaks, CA: Sage; 2004.
7. Patton MQ. *Qualitative Evaluation and Research Methods*. 3rd ed. Thousand Oaks, CA: Sage; 2002.
8. Timmreck TC. *Planning, Program Development, and Evaluation. A Handbook for Health Promotion, Aging and Health Services*. 2nd ed. Boston, MA: Jones and Bartlett Publishers; 2003.
9. Wholey J, Hatry H, Newcomer K, eds. *Handbook of Practical Program Evaluation*. 2nd ed. San Francisco, CA: Jossey-Bass; 2004.
10. Suchman E. *Evaluative Research: Principles and Practice in Public Service and Social Action Programs*. New York, NY: Russell Sage Foundation; 1967.
11. Fetterman DM, Kaftarian SJ, Wandersman A. *Empowerment Evaluation: Knowledge and Tools for Self-Assessment & Accountability*. Thousand Oaks, CA: Sage Publications; 1996.
12. Israel BA, Cummings KM, Dignan MB, et al. Evaluation of health education programs: current assessment and future directions. *Health Educ Q.* 1995;22(3):364–389.

13. Lincoln Y, Guba E. Paradigmatic controversies, contradictions, and emerging confluences. In: Denzin N, Lincoln Y, eds. *Handbook of Qualitative Research.* 2nd ed. Thousand Oaks, CA: Sage; 2000:163–188.
14. Lincoln YS, Guba EG. *Naturalistic Inquiry.* Beverly Hills, Ca: Sage; 1985.
15. Rossi PH, Lipsey MW, Freeman HE. *Evaluation: A Systematic Approach.* 7th ed. Thousand Oaks, CA: Sage Publications; 2003.
16. Shadish W, Cook T, Campbell D. *Experimental and Quasi-Experimental Designs for Generalized Causal Inference.* Boston, MA: Houghton Mifflin; 2002.
17. Jack L Jr, Mukhtar Q, Martin M, et al. Program evaluation and chronic diseases: methods, approaches, and implications for public health. *Prev Chronic Dis.* 2006; 3(1):A02.
18. Joint Committee on Standards for Educational Evaluation. *Program Evaluation Standards: How to Assess Evaluations of Educational Programs.* 2nd ed. Thousand Oaks, CA: Sage; 1994.
19. Centers for Disease Control and Prevention. Framework for program evaluation in public health. *MMWR.* 1999;48(RR-11):1–40.
20. Herman JL, Morris LL, Fitz-Gibbon C. *Evaluator's Handbook.* Newbury Park, CA: Sage Publications; 1987.
21. Whitmore E. *Understanding and Practicing Participatory Evaluation. New Directions for Evaluation.* San Francisco, CA: Jossey Bass; 1998.
22. Goodman RM. Principles and tools for evaluating community-based prevention and health promotion programs. *J Public Health Manage Pract.* 1998;4(2):37–47.
23. Thompson N, Kegler M, Holtgrave D. Program evaluation. In: Crosby R, DiClemente R, Salazar L, eds. *Research Methods in Health Promotion.* San Francisco, CA: Jossey-Bass; 2006:199–225.
24. Bartholomew LK, Parcel GS, Kok G, et al. *Planning Health Promotion Programs: Intervention Mapping.* 2nd ed. San Francisco, CA: Jossey-Bass; 2006.
25. Patton MQ. *Utilization-Focused Evaluation: The New Century Text.* 3rd ed. Thousand Oaks, CA: Sage Publications; 1997.
26. Baskerville NB, Hogg W, Lemelin J. Process evaluation of a tailored multifaceted approach to changing family physician practice patterns improving preventive care. *J Fam Pract.* 2001;50(3):W242–W249.
27. Berkowitz JM, Huhman M, Heitzler CD, et al. Overview of formative, process, and outcome evaluation methods used in the VERB campaign. *Am J Prev Med.* 2008;34(6 Suppl):S222–S229.
28 . Erwin DO, Ivory J, Stayton C, et al. Replication and dissemination of a cancer education model for African American women. *Cancer Control.* 2003;10(5 Suppl): 13–21.
29. Hunt MK, Barbeau EM, Lederman R, et al. Process evaluation results from the Healthy Directions-Small Business study. *Health Educ Behav.* 2007;34(1):90–107.
30. Williams JH, Belle GA, Houston C, et al. Process evaluation methods of a peer-delivered health promotion program for African American women. *Health Promot Pract.* 2001;2(2):135–142.
31. Saxe L, Tighe. The view from Main Street and the view from 40,000 feet: Can a national evaluation understand local communities? In: Telfair J, Leviton LC, Merchant JS, eds. *Evaluating Health and Human Service Programs in Community Settings.* Vol 83. San Francisco, CA: Jossey-Bass; 1999;67–87.
32. Mokdad AH. The Behavioral Risk Factors Surveillance System: past, present, and future. *Annu Rev Public Health.* 2009;30:43–54.

33. Nelson DE, Holtzman D, Bolen J, et al. Reliability and validity of measures from the Behavioral Risk Factor Surveillance System (BRFSS). *Soz Praventivmed*. 2001; 46(1 Suppl):S3–42.

34. Kempf AM, Remington PL. New challenges for telephone survey research in the twenty-first century. *Annu Rev Public Health*. 2007;28:113–126.

35. Braverman MT. *Evaluating Health Promotion Programs*. Vol 43. San Francisco, CA: Jossey-Bass; 1989.

36. Koepsell TD, Wagner EH, Cheadle AC, et al. Selected methodological issues in evaluating community-based health promotion and disease prevention programs. *Annu Rev Public Health*. 1992;13:31–57.

37. Thompson B, Coronado G, Snipes SA, et al. Methodologic advances and ongoing challenges in designing community-based health promotion programs. *Annu Rev Public Health*. 2003;24:315–340.

38. Murray DM. *Design and Analysis of Group-Randomized Trials*. New York, NY: Oxford University Press; 1998.

39. Yin RK. *Case Study Research: Design and Methods*. Thousand Oaks, CA: Sage Publications; 1994.

40. Guba EG, Lincoln YS. The countenances of fourth-generation evaluation: Description, Judgment and negotiation. In: Palumbo D, ed. *The Politics of Program Evaluation*. Newbury Park, CA: Sage Publications; 1987;202–234.

41. Lincoln YS, Guba EG. But is it rigorous? trustworthiness and authenticity in natural-istic evaluation. In: Williams DD, ed. *Naturalisitic Evaluation*. Vol 30. San Fran-cisco, CA: Jossey-Bass; 1986;73–80.

42. US Dept of Health and Human Services. *Reducing the Health Consequences of Smoking—25 Years of Progress: A Report of the Surgeon General*. Vol DHHS publication (CDC) 89–8411. Rockville, MD: US Dept of Health and Human Services, Public Health Service, Centers for Disease Control, Center for Chronic Disease Prevention and Health Promotion, Office on Smoking and Health; 1989.

43. Bal D, Kizer K, Felten P, et al. Reducing tobacco consumption in California: Development of a statewide anti-tobacco use campaign. *JAMA*. 1990;264: 1570–1574.

44. California Department of Health Services. *Toward Tobacco Free California. Mastering the Challenges 1995–1997*. Sacramento, CA: California Department of Health Services; 1996.

45. Fichtenberg CM, Glantz SA. Association of the California Tobacco Control Program with declines in cigarette consumption and mortality from heart disease. *N Engl J Med*. 2000;343(24):1772–1777.

46. Bauman A, Koepsell TD. Epidemiologic issues in community intervention. In: Brownson RC, Pettiti DB, eds. *Applied Epidemiology: Theory to Practice*. New York, NY: Oxford University Press; 2006:164–206.

47. World Health Organization. *Health Program Evaluation. Guiding Principles for Its Application in the Managerial Process for National Development*. Geneva, Switzerland: World Health Organization; 1981. Health for All Series, No.6.

48. Durch JS, Bailey LA, Stoto MA, eds. *Improving Health in the Community: A Role of Performance Monitoring*. Washington, DC: National Academies Press; 1997.

49. Centers for Disease Control. Consensus set of health status indicators for the general assessment of community health status-United States. *MMWR*. 1991;40:449–451.

50. Metzler M, Kanarek N, Highsmith K, et al. Community health status indicators project: the development of a national approach to community health. *Prev Chronic Dis.* 2008;5(3):A94.

51. Zucconi SL, Carson CA. CDC's Consensus Set of Health Status Indicators: monitoring and prioritization by state health departments. *Am J Public Health.* 1994;84:1644–1646.

52. Sutocky JW, Dumbauld S, Abbott GB. Year 2000 health status indicators: a profile of California. *Public Health Rep.* 1996;111:521–526.

53. Fielding J, Kumanyika S. Recommendations for the concepts and form of Healthy People 2020. *Am J Prev Med.* 2009;37(3):255–257.

54. Denzin NK. *The Research Act in Sociology.* London, UK: Butterworth; 1970.

55. Nutbeam D. Evaluating health promotion—progress, problems and solutions. *Health Promot Int.* 1998;13(1):27–44.

56. Dorfman LE, Derish PA, Cohen JB. Hey Girlfriend: an evaluation of AIDS prevention among women in the sex industry. *Health Educ Q.* 1992;19(1):25–40.

57. Shek DT, Siu AM. Evaluation of a positive youth development program in Hong Kong: issues, principles and design. *Int J Adolesc Med Health.* 2006;18(3):329–339.

58. Hugentobler M, Israel BA, Schurman SJ. An action research approach to workplace health: Integrating methods. *Health Educ Q.* 1992;19(1):55–76.

59. Goodman RM, Wheeler FC, Lee PR. Evaluation of the heart to heart project: Lessons from a community-based chronic disease prevention project. *Am J Health Promot.* 1995;9(6):443–455.

60. Guyatt G, Rennie D, eds. *Users' Guides to the Medical Literature. A Manual for Evidence-Based Clinical Practice.* Chicago, IL: American Medical Association Press; 2002.

61. Denzin NK. *Sociological Methods.* New York, NY: McGraw-Hill; 1978.

62. Wholey J. Assessing the feasibility and likely usefulness of evaluation. In: Wholey J, Hatry H, Newcomer K, eds. *Handbook of Practical Program Evaluation.* 2nd ed. San Francisco, CA: Jossey-Bass; 2004:33–62.

63. Leviton L, Kettel Khan L, et al. Exploratory evaluation of public health policies, programs and practices. *Annu Rev Public Health.* 2010;30:213–233.

64. Strosberg MA, Wholey JS. Evaluability assessment: from theory to practice in the Department of Health and Human Services. *Public Adm Rev.* 1983;43(1):66–71.

65. Dwyer JJ, Hansen B, Barrera M, et al. Maximizing children's physical activity: an evaluability assessment to plan a community-based, multi-strategy approach in an ethno-racially and socio-economically diverse city. *Health Promot Int.* 2003;18(3):199–208.

66. Durham J, Gillieatt S, Ellies P. An evaluability assessment of a nutrition promotion project for newly arrived refugees. *Health Promot J Austr.* 2007;18(1):43–49.

67. Leviton L, Collins C, Laird B, Kratt P. Teaching evaluation using evaluability assessment. *Evaluation.* 1998;4:389–409.

68. Basile KC, Lang KS, Bartenfeld TA, et al. Report from the CDC: Evaluability assessment of the rape prevention and education program: summary of findings and recommendations. *J Womens Health (Larchmt).* 2005;14(3):201–207.

69. Trevisan M. Evaluability assessment from 1986 to 2006. *Am J Evaluation.* 2007;28:209–303.

70. Rabin BA, Brownson RC, Haire-Joshu D, et al. A glossary for dissemination and implementation research in health. *J Public Health Manag Pract.* 2008;14(2):117–123.

71. Brownson RC, Jones E. Bridging the gap: translating research into policy and practice. *Prev Med.* 2009;49(4):313–315.

72. Glasgow RE, Vogt TM, Boles SM. Evaluating the public health impact of health promotion interventions: the RE-AIM framework. *Am J Public Health.* 1999; 89(9):1322–1327.

73. Dzewaltowski DA, Estabrooks PA, Klesges LM, et al. Behavior change intervention research in community settings: how generalizable are the results? *Health Promot Int.* 2004;19(2):235–245.

74. Jilcott S, Ammerman A, Sommers J, et al. Applying the RE-AIM framework to assess the public health impact of policy change. *Ann Behav Med.* 2007;34(2):105–114.

75. Cargo M, Mercer SL. The value and challenges of participatory research: Strengthening its practice. *Annu Rev Public Health.* 2008;29:325–350.

76. Israel BA, Schulz AJ, Parker EA, et al. Community-based research: a partnership approach to improve public health. *Annu Rev Public Health.* 1998;19:173–202.

77. Brownson RC, Chriqui JF, Stamatakis KA. Understanding evidence-based public health policy. *Am J Public Health.* 2009;99(9):1576–1583.

78. Chelimsky E. The politics of program evaluation. In: Cordray DS, Bloom HS, LIght RJ, eds. *Evaluation Practice in Eeview.* Vol 34. San Francisco, CA: Jossey-Bass; 1987;5–21.

79. Palumbo DJ. Politics and evaluation. In: Palumbo D, ed. *The Politics of Program Evaluation.* Newbury Park, California: Sage Publications; 1987;12–46.

80. Weiss CH. Where politics and evaluation research meet. In: Palumbo DJ, ed. *The Politics of Program Evaluation.* Newbury Park, CA: Sage Publications; 1987;437–472.

81. McKinlay JB. Paradigmatic obstacles to improving the health of populations—implications for health policy. *Salud Publica Mex.* 1998;40(4):369–379.

82. Brownson RC, Royer C, Ewing R, et al. Researchers and policymakers: travelers in parallel universes. *Am J Prev Med.* 2006;30(2):164–172.

83. Savitz DA. *Interpreting Epidemiologic Evidence. Strategies for Study Design and Analysis.* New York, NY: Oxford University Press; 2003.

84. US Department of Health and Human Services. *Planned Approach to Community Health: Guide for the Local Coordinator.* Atlanta, GA: Centers for Disease Control and Prevention; 1996.

85. Cockerill R, Myers T, Allman D. Planning for community-based evaluation. *Am J Eval.* 2000;21(3):351–357.

第 11 章
循证公共卫生中新出现的问题

千万别让未来困扰你。如果有一天你不得不面对，今天对于真理的追求，将成为你解决问题的武器。

——Marcus Aurelius

这本书中描述的是我们所面临的公共卫生问题的重要性和复杂性，以及如何通过循证决策来应对这些问题。虽然在过去的数十年中积累的证据表明，有效地进行公共卫生干预方面已有长足进展，但是如何将这些干预措施的经验应用于不同的领域和族群，以及对其评估方面的知识仍然欠缺。我们必须谨记在心的是随着所积累的科学证据的增加及所发现的新的健康问题的挑战，循证公共卫生的过程必须要兼顾物理、经济、政策及社会文化环境的变化。

有两大方面的知识对于如何将新的研究发现应用于公共卫生的领域中有着极大的帮助。第一方面，循证公共卫生有着显著的进步主要是由于绝大多数的干预措施的研究是在找出对改善人群健康有效的方法（例如，在 *Community Guide* 这本书中对于有效的干预政策的建议[1]）。第二方面就是在现实的生活中我们需要有效的传播和实践（D & I）方法来将有效的科研证据付诸实施。虽然传播和实践的研究还在初期阶段，但是已经有不少的关注和越来越多科学论文在讨论这个主题[2, 3]。此类的研究阐述了循证干预措施广泛在特定的族群或领域使用的过程及因素（例如，公司或学校）。传播和实践的研究已经开始确认诸多重要的因素用于促进在实践（例如州政府卫生部门）与立法（例如州议会）方面运用循证干预措施[2, 4~13]。

本章简要描述了一些新兴的公共卫生问题，这些问题影响了现有的主要证据以及如何应用证据在不同设置和境况。虽然这些例子并不详尽，但是它们展示了公共卫生工作者在未来的数年或数十年将面临的无数挑战。

一个正在成长的证据基础

扩大干预措施效能的证据基础

虽然在临床和社区的预防干预领域方面的有效性的文献日益增多，但是对于健康方面的问题并未涵盖太多[1, 14]。举例说，如何提高免疫接种水平的证据基础远超过如何预防天然或人为的灾害所造成不良的健康后果。因此，投入较多资源在扩大证据基础上就变得尤其重要了。即使在某区域已被证明行之有效的干预措施，被测试的族群常常并未包括疾病最重和损伤最深的亚族群。因此扩大证据基础就有赖于完整测试的概念框架，尤其是与传播和实践（D & I）息息相关的概念框架。例如 RE-AIM 就能帮助计划人员和评估人员把注意力明确地放在所能接触的族群（Reach）、功效（即测定在理想状况时干预所能产生的预期结果）/效能（即测定在真实状况和人群时干预所能产生的效益的程度）（Efficacy/Effectiveness）、采用（Adoption）、实践（Implementation），以及保持成效（Maintenance）五个方面[15, 16]。大量地使用自然实验很有可能会对建立这样的证据基础有所帮助，尤其是收集侧重于社会及政策因素对健康影响的证据[17]。

建立外部有效性的证据

如同在第 1 章中叙述过的，证据有各种不同的形式。有些证据告诉我们疾病的病因和预防方面的知识[18]。有些证据显示着重于特定健康状况的干预措施的相对效能。然而第 2 章中提到我们常常缺乏的是一些证据，而这些证据有助于决定将行之有效的干预措施由一个族群或状况推广应用到另一个族群或状况（外部有效性的主要概念）。外部有效性的关键通常跟干预政策的环境有关，例如，当要将一个已经由内部验证过有效的项目或政策去实施在不同的状况或亚族群时我们应该考虑哪些因素？如何在已有的经验状态和将其应用于新环境的挑战中找到平衡，假若新环境的变化使得原来的干预的功效的数据无法再应用，那么这个项目就在此被视为完全不同情况下的新的干预。Green[19] 就曾建议，当我们要将研究应用在不同的族群、地方和时间时，在循证方法的实践上就需要谨慎且小心地选择"最佳的方式"。

考虑证据的类型学

很显然，由于考虑某干预措施可行性和有效性的两大特点的需要，就局限了实施人员对于目标族群及背景环境有效的干预措施的辨别能力。为了解决这样的担忧，很多的团队开始阐述不同类别的干预措施在某种条件下有效的证据（均属于第 2 类证据＊，见词汇表），而不只是简单地标示干预措施是否为"循证"（表 11-1）。这些干预措施的类别是来自加拿大、英国、澳大利亚、荷兰以及美国的辛勤研究的成果。这些研究包括如何去重铸证据的强度，强调"证据的分量"并以较宽广的思考方式来审视效能。我们在决策科学证据类型学中定义了四个类别＊：有效的（第一层）、有效的（第二层）、有希望的和新兴的。此种分型连续性在干预措施的分类上也提供了比较多的变化，我们也注意到在干预措施归类过程中常常包含了一些研究上的设计，尤以随机的设计被认为是最有利的。然而如果严格的遵守研究设计的等级制度的话可能会加强"逆反证据法则"，因此干预措施虽然很可能影响全部的族群（例如，政策的改变），但是在随机的设计中却是价值性最低的[20, 21]。

表 11-1 按证据级别对干预措施进行分类的类型学

类别	如何建立	不同层级的科学证据的参考	数据来源的范例
有效的：第一层	通过系统性综述的同行审评	依靠研究设计与执行 外部有效性 潜在的利与弊 成本与效益	Community Guide 社区指南 Cochran Review
有效的：第二层	同行审评	依靠研究设计与执行 外部有效性 潜在的利与弊 成本与效益	科学文献 干预政策的验证研究 同行审评的技术报告
有希望的	无同行审评干预政策评估	有效证据的归纳 正式的数据评估 理论一致，似合理的，触及广大，低成本，可重复	州或联邦政府的报告（无同行审评） 大型会议的报告 个案研究
新兴的	进行中的研究实施总结，或进展评估	正式的数据评估 理论一致，似合理的，触及广大，低成本，可重复面临验证	评估性评定＾a＾ 试验研究 美国卫生研究院 RePORTER 卫生基金会赞助的研究

a 含有评定成分的"预评估"活动，其实就是对即将实行的项目或政策预先进行是否有"评估性"以及可能预见的评估障碍（又称为探索性评估）。

译者注：表 11.1 中根据科学证据所建立的方式，来源和证据的水平所列的三大类干预证据均属于本书其他章节提及的针对不同设置的特殊干预的相对效能的"第 2 类证据"。其中第 1 类"有效性"包括两层，因此，表中有效性证据中的"第一层"并非本书其他章节提及的"第 1 类证据"。该表将干预证据（第 2 类证据）分为三种四行列，有助于提高公共卫生工作者辨别并引用相似的背景设置及有效的干预政策的能力。因有效性第一层证据来自系统性综述和美国社区指南，译者认为可参考作为最有效的循证干预。

追踪记录进展

设定优先顺序而且测量进展

在资源有限的时代要建立起公共卫生和卫生保健的优先顺序是一项艰巨的任务。使用本书中所讨论的分析工具对于优先顺序的设定有着重要的帮助。如何测量达到特定目标的进展也成为目标设定的一个不可或缺的特色。全球性的卫生保健的优先顺序是由如"世纪发展目标"[22]般的首创措施所特定的，其中国家的基点是由如"健康国民 2020"[23]这样的策略计划书所提供的。只要符合以下两个条件：这两种目标的进展可以由定期的报告来追踪记录：①具备收集数据所需要的资源是可以得到的；②所收集的数据和已在联邦与地方上实施的干预措施是一致的。最近一次对于是否达到"健康国民 2020"目标的进展评估中显示的结果表明，其中大多数重要的健康指标似乎并未达标[24]，因为越来越多的卫生保健的优先顺序着重于社会生态的健康因子或者是人们实际生活的环境上，而这正是公共卫生监测系统中尚没有指标来追踪记录的一环。

改进与政策相关变数的监测

公共卫生监测（例如，持续的系统性的收集、分析和阐释特定结果的卫生数据）是公共卫生的基石[25]。在美国，对于某些流行病我们现在有卓越的流行病学的数据来预测哪些族群和区域受到影响，以及历年来的改变趋势。为了要补充这些数据，我们需要更好的有关决定这些趋势变化的广泛的环境和政策因素的信息。如果实施得当，政策监测系统可以成为政策制定和评估的巨大资源。例如，我们知道，2003—2005 年在 50 个州和华盛顿特区有近 1000 项与肥胖相关的议案提出并被采用[26]。这些数据使我们能够比较每一个州的进展，确定应该提出并通过的法案类型（例如，学校营养标准、安全上学路线方案），并开始长期的追踪记录其进展。

合作伙伴的关系与行动力

解决参与性的决策和循证公共卫生之间的紧张关系

正如第 1 章所指出的，参与式方法的目的是积极让社区组织、政府机构、研究的社区成员共同参与研究和干预的计划[27~29]。这些合作的方法是有前途的，因为他们超越了"降落伞"式的公共卫生实践和研究（社区成员只是简单的研究对象），而是一个促使广泛的各方利益相关者积极参与的过程。然而，在参与式方法和循证决策之间有一个潜在的紧张关系。例如，一个好的社区评估可能会导致一组特定的与健康相关的优先项目和干预的方法（例如，糖尿病、关节炎、自杀、性传播疾病）。有可能是社区支持解决某些方面的问题，而非其他方面的问题。此外，虽然有些问题有共同的决定因素（例如体力活动），有可能是某一个特定的疾病（如糖尿病）有资金来源，而其他的疾病却没有资金来源。因此要构思来讨论这些问题并权衡向前推动方案的最佳方式是相当重要的。一些社区可能决定由一小组来申请基金，并由另一小组继续寻找其他优先领域的资金。其他取代方案的可能是，该小组可能将资金支持其中的一个领域，因为认识到解决常见病的决定因素将有助于预防各种健康问题。最后，评估可能会发现这些问题的基本根源，例如在农村社区中，不发达的运输系统无法利用资源和支持系统。社区可能利用政策开发或环境改变来发展这些基础设施，以此方式使得这些基础设施在缺乏资助资金时仍然保留在社区中。

加强跨部门和跨系统跨学科的工作

如在这本书中多次提及，欲达到有效的防治将需要许多部门的关注，包括政府、私人企业和学术界。这涉及不断增强的学术工作团队，且往往是通过跨学科的研究所完成的。跨学科研究为个人和社区的健康和福祉的实践与研究的协作提供了良好机会[30, 31]。烟草控制的努力已经成功地促进了学科之间，如广告、政策、商业、医学和行为科学的合作。这些多学科就烟草控制方面建立了网络关系和展开合作，试图填补科学发现与将研究转化为广泛的利益相关者参与的行动之间的鸿沟。[32~34]。在加拿大一个跨学科的方法已显示了有效预防肥胖的一些证据[35, 36]。随着促进公共卫生的网络的发展，重要的是要有新的学科和组织的参与。特别重要的是，"非传统性"的合作伙伴的参与（即那些组织业务范围并非直接与健康有关），如商业和工业、地方和国家的交通部门、城市规划者和地方／国家媒体。

职责与领导阶层

加强领导阶层的参与

正如在这本书的其他地方所提到的，领导阶层的参与对于促进采用循证决策作为公共卫生实践的核心是必要的[37]。这包括一个期望，即所有的决策都是建立在最佳科学证据、目标人群的需求，以及地方上实施有效的证据基础上。在某些情况下，可能需要额外的资金，但在大多数情况下，人们无愿望去改变（而不是由于资金短缺）才是主要的障碍。因此，将循证决策作为审查重要的公共卫生专业人员工作表现的指标，并立为公共卫生项目领导人的工作目标和方向是必要的。

扩展训练机会

为使人们了解循证公共卫生，我们需要更多以公共卫生工作者为主的培训并注重以下方面：如何选择干预、如何将这些干预应用于特殊情况，以及如何监督干预的实施。美国疾病管制及预防中心公共卫生人力发展中心专责小组建议以基本公共卫生服务[38]作为宗旨建设一个所需要的基础的、交叉边缘学科的和技术的综合能力的构架来解决公共卫生问题。正如第 1 章的概述，我们将在循证公共卫生相关能力中纳入这一建议[18, 39]。一些培训项目证明是有效的[40, 41]。最常见的由循证公共卫生的专业教师队伍所教导的方式是采用课堂教授式的会议、计算机实验室及特定公共卫生场景的练习。这些培训项目还可借由训练者 – 受培训者的方法来加强达到将循证公共卫生的方法应用于更多的族群[42]。其他已使用的方式包括以网络为主的自主学习[43, 44]、光盘[45]、远程和分布式学习网络以及有针对性的技术援助。培训计划若是由 "变更代理人"（通常是美国疾病预防控制中心指定的机构代理，或是与当地族群有相同文化背景和需求的公认的专家机构）来实施时可能会产生更大的影响，因为他们一般被认为是专家，而且与学员有共同的特点和目标[46]。来自领导和员工的终身学习的承诺也是成功的必要因素[47]，因为许多需要迫切关注的当地社区健康问题，需要其他组织（例如，非营利组织、医院、雇主）的参与，他们的参与培训工作是必不可少的。

加强对公共支出的责任

公共卫生机构应该成为社会资源的管家。因此，经济评估必须在公共卫生中发挥更大的作用。虽然在公共卫生使用经济评估上有许多挑战，人们已日益意识到采用适当的方法和不断增加的证据基础的重要性[48, 49]。公共卫生机构应使用经济评估的证据基础，再结合效能的证据，来指导他们的资源分配。公共卫生机构对外部组织的补助应包含明确规定的语言，若有某种语言需要的话，要使用现有的证据调整资金的支出。虽然许多课题的科学基础仍然处在不断研究发展中，但是不使用现有的证据来设计和实施已验证的公共卫生干预政策是不负责任的。努力使用现有的证据和已有的干预政策经验的评估，有助于更好地了解什么样的干预政策在不同的状况是可行的。同时，整个公共卫生系统，从全局的角度，全面地采用循证公共卫生及其对社区的健康的影响应该追踪观察记录。一个公共卫生部门认可的即将实施的核心标准必须是[50]，使用最佳的证据竭力来改善卫生和健康的质量。

特殊的族群与区域

了解如何更好地使用循证方式来解决悬殊差距

在何种程度上使用循证方法，减少群体间的生活健康状况的悬殊差距，同时提高整体或未来的健康？对于许多干预，这个问题没有明确的答案。尽管旨在消除健康差距方面国家有目标，但最近的数据显示，在高和低收入群体之间，疾病的负担和健康状况的差异仍然悬殊并继续增大[51]。大多数现有的干预研究已经在较高的收入人群中进行。消除健康差距的项目往往是短期的[52]。然而，无论在发达国家还是发展中国家，贫穷均与健康状况不佳密切相关[53]。当有足够的证据存在时，系统的审查应特别侧重于那些显示承诺消除健康差距的干预措施[54~56]。干预政策措施的潜力在于其更广泛地影响健康的决定因素从而能显著减少广泛存在于群体间的健康问题的日益增长的差距[57]。

使政策制定者更容易获得证据

当证据属于地方案例或它的构成直接影响到政策制定者所在的地方社区、家庭或是选民时，此证据与政策制定者更为明显相关[58]。在政策领域，决策者指出，通常目前政策辩论的是与确定使用哪项研究或考虑采取哪项建议相关的一个关键因素。目前正在兴起有关语境问题和叙事传播重要性的研究，因为此类传播多以说故事的形式来呈现数据，有助于将问题以感人的个性化案例呈现，引起社会和决策者的关注[59]。

从全球的努力成果中学习

几乎每一个公共卫生的议题都有一个全球性的足迹，因为疾病没有国界且共享解决方案是必要的。所以如果当人们将世界卫生组织的目标与国家卫生计划相联结时这些都是显而易见的。有很多方面都有可能促进循证公共卫生进展。这些方面可能包括：①调整公共卫生在国与国之间的监控方法[60]；②了解如何将在某个地理区域有效的介入政策进行调整以适用于另一个地理区域环境和背景[61]；③实施在循证公共卫生上对工作人员的创新培训方法[42]；④找出在某个国家提供医疗保健服务的有效方法以便应用到另一个国家[62]。重要的是，在发展中国家中公共卫生面临的挑战因下列因素而加剧：贫困和饥饿、贫乏的公共基础设施，以及由传统流行病（暴发传染病）过渡到以往多见于高收入国家的由不良行为所致的现代流行病（各种慢性病）[63]。

总结

公共卫生史告诉我们，从对于一种疾病控制方法的科学理解到能在群众基础上广泛应用控制方法，这之间往往存在着一个长期的"潜伏期"[64]。例如，巴氏子宫颈癌涂片检查（PAP Test）在 1943 年就已经完善但是直到 70 年代早期才被广泛使用，美国直到 1993 年才免费给低收入的妇女提供巴氏子宫颈癌涂片检查。虽然预防领域是在过去一个世纪中医疗卫生改进的主要贡献者，但预防的经费却是远远不足的[65]。在过去的一个世纪中，在检验公共卫生研究的成果上也再次证明了科学证据结合社区行动所展现的力量[66]。这给未来带来了希望。由此通过扩大公共卫生的证据基础以及应用现有的证据，我们可以缩短这个潜伏期，并开始全面实现我们所期盼的预防效果。

建议阅读与推荐网站

建议阅读

Cuijpers P, de Graaf I, Bohlmeijer E. Adapting and disseminating effective public health interventions in another country: towards a systematic approach. *Eur J Public Health.* 2005;15(2):166–169.

Fielding J, Kumanyika S. Recommendations for the concepts and form of Healthy People 2020. *Am J Prev Med.* 2009;37(3):255–257.

Green LW. From research to "best practices" in other settings and populations. *Am J Health Behav.* 2001;25(3):165–178.

McGinnis JM. Does proof matter? Why strong evidence sometimes yields weak action. *Am J Health Promot.* 2001;15(5):391–396.

Nutbeam D. How does evidence influence public health policy? Tackling health inequalities in England. *Health Promot J Aust.* 2003;14:154–158.

Petticrew M, Roberts H. Systematic reviews—do they "work" in informing decision-making around health inequalities? *Health Econ Policy Law.* 2008;3(Pt 2):197–211.

推荐网站

The Global Health Council <https://www.globalhealth.org/>. The Global Health Council is the world's largest membership alliance dedicated to saving lives by improving health throughout the world. Its diverse membership is comprised of health care professionals and organizations that include nongovernment organizations, foundations, corporations, government agencies, and academic institutions. This web site provides policy briefs, research briefs, fact sheets, and roundtable discussions on many topics.

Kaiser Family Foundation <http://www.kff.org/>. The Kaiser Family Foundation (not associated with Kaiser Permanente or Kaiser Industries) is a nonprofit, private operating foundation that focuses on the major health care issues facing the United States, as well as the U.S. role in global health policy. It compiles and presents public data and also develops its own research. Intended audiences are policymakers, the media, and the general public, and data are easily accessible. Links provide comparable data for U.S. states (www.statehealthfacts.org) and for countries (www.globalhealthfacts.org).

National Conference of State Legislators <http://www.ncsl.org/>. The National Conference of State Legislatures (NCSL) is a bipartisan organization that serves the legislators and staffs of the nation's 50 states and its commonwealths and territories. NCSL provides research, technical assistance, and opportunities for policymakers to exchange ideas on the most pressing state issues. The NCSL site provides information about each state's governing bodies as well as bill summaries, reports, and databases on numerous public health policy topics.

RE-AIM.org <http://www.re-aim.org/>. With an overall goal of enhancing the quality, speed, and public health impact of efforts to translate research into practice, this site provides an explanation of and resources (e.g., planning tools, measures, self-assessment quizzes, FAQs, comprehensive bibliography) for those wanting to apply the RE-AIM framework.

Research-Tested Intervention Programs (RTIPS) <http://rtips.cancer.gov/rtips/index.do>. At this site, the National Cancer Institute translates research-tested intervention programs. Program materials are available to order or download, and the site provides details of an intervention such as the time required, suitable settings, and the required resources.

Using What Works: Adapting Evidence-Based Programs to Fit Your Needs <http://cancercontrol.cancer.gov/use_what_works/start.htm>. The National Cancer Institute provides a train-the-trainer course designed to teach health promoters how to adapt evidence-based programs to their local communities. Materials describe how to conduct a needs assessment and how to find, adapt, and evaluate evidence-based programs.

World Health Organization <http://www.who.int/en/>. The World Health

Organization (WHO) is the directing and coordinating authority for health within the United Nations system. It is responsible for providing leadership on global health matters, shaping the health research agenda, setting norms and standards, articulating evidence-based policy options, providing technical support to countries, and monitoring and assessing health trends. From this site, one can access *The World Health Report*, WHO's leading publication that provides an expert assessment on global health with a focus on a specific subject each year.

参考文献

1. Zaza S, Briss PA, Harris KW, eds. *The Guide to Community Preventive Services: What Works to Promote Health?* New York, NY: Oxford University Press; 2005.
2. Kerner J, Rimer B, Emmons K. Introduction to the special section on dissemination: dissemination research and research dissemination: how can we close the gap? *Health Psychol*. 2005;24(5):443–446.
3. Rabin BA, Brownson RC, Haire-Joshu D, et al. A glossary for dissemination and implementation research in health. *J Public Health Manag Pract*. 2008;14(2):117–123.
4. Brownson RC, Ballew P, Dieffenderfer B, et al. Evidence-based interventions to promote physical activity: what contributes to dissemination by state health departments. *Am J Prev Med*. 2007;33(1 Suppl):S66–73; quiz S74–68.
5. Brownson RC, Chriqui JF, Stamatakis KA. Understanding evidence-based public health policy. *Am J Public Health*. 2009;99(9):1576–1583.
6. Brownson RC, Royer C, Ewing R, McBride TD. Researchers and policymakers: travelers in parallel universes. *Am J Prev Med*. 2006;30(2):164–172.
7. Innvaer S, Vist G, Trommald M, Oxman A. Health policy-makers' perceptions of their use of evidence: a systematic review. *J Health Serv Res Policy*. 2002;7(4):239–244.
8. Kerner JF. Integrating research, practice, and policy: what we see depends on where we stand. *J Public Health Manag Pract*. 2008;14(2):193–198.
9. Rabin BA, Brownson RC, Kerner JF, Glasgow RE. Methodologic challenges in disseminating evidence-based interventions to promote physical activity. *Am J Prev Med*. 2006;31(4 Suppl):S24–34.
10. Rutten A, Luschen G, von Lengerke T, et al. Determinants of health policy impact: comparative results of a European policymaker study. *Soz Praventivmed*. 2003;48(6):379–391.
11. Weiss CH. Research for policy's sake: the enlightenment function of social research. *Policy Analysis*. 1977;3:531–547.
12. Weissert CS, Weissert WG. State legislative staff influence in health policy making. *J Health Polit Policy Law*. 2000;25(6):1121–1148.
13. White M, McDonnell S. Public health surveillance in low-and middle-income countries. In: Teutsch S, Churchill R, eds. *Principles and Practice of Public Health Surveillance*. 2nd ed. New York: Oxford University Press; 2000:287–315.
14. Agency for Healthcare Research and Quality. Guide to Clinical Preventive Services, 3rd ed, Periodic Updates. Accessed October 11, 2005. http://www.ahrq.gov/clinic/gcpspu.htm
15. Glasgow RE, Vogt TM, Boles SM. Evaluating the public health impact of health promotion interventions: the RE-AIM framework. *Am J Public Health*. 1999;89(9):1322–1327.

16. Jilcott S, Ammerman A, Sommers J, et al. Applying the RE-AIM framework to assess the public health impact of policy change. *Ann Behav Med.* 2007;34(2):105–114.

17. Petticrew M, Cummins S, Ferrell C, et al. Natural experiments: an underused tool for public health? *Public Health.* 2005;119(9):751–757.

18. Brownson RC, Baker EA, Leet TL, Gillespie KN. *Evidence-Based Public Health.* New York, NY: Oxford University Press; 2003.

19. Green LW. From research to "best practices" in other settings and populations. *Am J Health Behav.* 2001;25(3):165–178.

20. Nutbeam D. How does evidence influence public health policy? tackling health inequalities in England. *Health Promot J Aust.* 2003;14:154–158.

21. Ogilvie D, Egan M, Hamilton V, et al. Systematic reviews of health effects of social interventions: 2. Best available evidence: how low should you go? *J Epidemiol Commun Health.* 2005;59(10):886–892.

22. World Health Organization. *Health in the Millennium Development Goals.* Geneva, Switzerland: World Health Organization; 2004.

23. Fielding J, Kumanyika S. Recommendations for the concepts and form of Healthy People 2020. *Am J Prev Med.* 2009;37(3):255–257.

24. Sondik EJ, Huang DT, Klein RJ, et al. Progress toward the Healthy People 2010 goals and objectives. *Annu Rev Public Health.* 2010;31:271–281.

25. Thacker SB, Berkelman RL. Public health surveillance in the United States. *Epidemiol Rev.* 1988;10:164–190.

26. Boehmer TK, Brownson RC, Haire-Joshu D, et al. Patterns of childhood obesity prevention legislation in the United States. *Prev Chronic Dis.* 2007;4(3):A56.

27. Green LW, George MA, Daniel M, et al. *Review and Recommendations for the Development of Participatory Research in Health Promotion in Canada.* Vancouver, British Columbia: The Royal Society of Canada; 1995.

28. Israel BA, Schulz AJ, Parker EA, et al. Review of community-based research: assessing partnership approaches to improve public health. *Annu Rev Public Health.* 1998;19:173–202.

29. Cargo M, Mercer SL. The value and challenges of participatory research: Strengthening its practice. *Annu Rev Public Health.* 2008;29:325–350.

30. Harper GW, Neubauer LC, Bangi AK, et al. Transdisciplinary research and evaluation for community health initiatives. *Health Promot Pract.* 2008;9(4):328–337.

31. Stokols D. Toward a science of transdisciplinary action research. *Am J Commun Psychol.* 2006;38(1–2):63–77.

32. Kobus K, Mermelstein R. Bridging basic and clinical science with policy studies: the Partners with Transdisciplinary Tobacco Use Research Centers experience. *Nicotine Tob Res.* 2009;11(5):467–474.

33. Kobus K, Mermelstein R, Ponkshe P. Communications strategies to broaden the reach of tobacco use research: examples from the Transdisciplinary Tobacco Use Research Centers. *Nicotine Tob Res.* 2007;9(Suppl 4):S571–582.

34. Morgan GD, Kobus K, Gerlach KK, et al. Facilitating transdisciplinary research: the experience of the transdisciplinary tobacco use research centers. *Nicotine Tob Res.* 2003;5(Suppl 1):S11–19.

35. Byrne S, Wake M, Blumberg D, et al. Identifying priority areas for longitudinal research in childhood obesity: Delphi technique survey. *Int J Pediatr Obes.* 2008;3(2):120–122.

36. Russell-Mayhew S, Scott C, Stewart M. The Canadian Obesity Network and interprofessional practice: members' views. *J Interprof Care.* 2008;22(2):149–165.

37. Scutchfield FD, Knight EA, Kelly AV, et al. Local public health agency capacity and its relationship to public health system performance. *J Public Health Manag Pract.* 2004;10(3):204–215.

38. Centers for Disease Control and Prevention. *CDC Taskforce on Public Health Workforce Development.* Atlanta, GA: CDC; 1999.

39. Brownson R, Ballew P, Kittur N, et al. Developing competencies for training practitioners in evidence-based cancer control. *J Cancer Educ.* 2009;24(3):186–93.

40. Dreisinger M, Leet TL, Baker EA, et al. Improving the public health workforce: evaluation of a training course to enhance evidence-based decision making. *J Public Health Manag Pract.* 2008;14(2):138–143.

41. Maylahn C, Bohn C, Hammer M, et al. Strengthening epidemiologic competencies among local health professionals in New York: teaching evidence-based public health. *Public Health Rep.* 2008;123(Suppl 1):35–43.

42. Brownson RC, Diem G, Grabauskas V, et al. Training practitioners in evidence-based chronic disease prevention for global health. *Promot Educ.* 2007;14(3):159–163.

43. Linkov F, LaPorte R, Lovalekar M, et al. Web quality control for lectures: Supercourse and Amazon.com. *Croat Med J.* 2005;46(6):875–878.

44. Maxwell ML, Adily A, Ward JE. Promoting evidence-based practice in population health at the local level: a case study in workforce capacity development. *Aust Health Rev.* 2007;31(3):422–429.

45. Brownson RC, Ballew P, Brown KL, et al. The effect of disseminating evidence-based interventions that promote physical activity to health departments. *Am J Public Health.* 2007;97(10):1900–1907.

46. Proctor EK. Leverage points for the implementation of evidence-based practice. *Brief Treat Crisis Interv.* 2004;4(3):227–242.

47. Chambers LW. The new public health: do local public health agencies need a booster (or organizational "fix") to combat the diseases of disarray? *Can J Public Health.* 1992;83(5):326–328.

48. Neumann P. *Using Cost-Effectiveness Analysis to Improve Health Care.* New York, NY: Oxford University Press; 2005.

49. Weatherly H, Drummond M, Claxton K, et al. Methods for assessing the cost-effectiveness of public health interventions: key challenges and recommendations. *Health Policy.* 2009;93(2–3):85–92.

50. Tilson HH. Public health accreditation: progress on national accountability. *Annu Rev Public Health.* 2008;29:xv–xxii.

51. Ezzati M, Friedman AB, Kulkarni SC, et al. The reversal of fortunes: trends in county mortality and cross-county mortality disparities in the United States. *PLoS Med.* 2008;5(4):e66.

52. Shaya FT, Gu A, Saunders E. Addressing cardiovascular disparities through community interventions. *Ethn Dis.* 2006;16(1):138–144.

53. Subramanian SV, Belli P, Kawachi I. The macroeconomic determinants of health. *Annu Rev Public Health.* 2002;23:287–302.

54. Masi CM, Blackman DJ, Peek ME. Interventions to enhance breast cancer screening, diagnosis, and treatment among racial and ethnic minority women. *Med Care Res Rev.* 2007;64(5 Suppl):195S–242S.

55. Peek ME, Cargill A, Huang ES. Diabetes health disparities: a systematic review of

health care interventions. *Med Care Res Rev.* 2007;64(5 Suppl):101S–156S.

56. Petticrew M, Roberts H. Systematic reviews—do they "work" in informing decision-making around health inequalities? *Health Econ Policy Law.* 2008;3(Pt 2):197–211.

57. Brownson RC, Haire-Joshu D, Luke DA. Shaping the context of health: a review of environmental and policy approaches in the prevention of chronic diseases. *Annu Rev Public Health.* 2006;27:341–370.

58. Jones E, Kreuter M, Pritchett S, et al. State health policy makers: what's the message and who's listening? *Health Promot Pract.* 2006;7(3):280–286.

59. Stamatakis K, McBride T, Brownson R. Communicating prevention messages to policy makers: The role of stories in promoting physical activity. *J Phys Act Health.* 2010;7 Suppl 1:S99–107.

60. Schmid T, Zabina H, McQueen D, et al. The first telephone-based health survey in Moscow: building a model for behavioral risk factor surveillance in Russia. *Soz Praventivmed.* 2005;50(1):60–62.

61. Cuijpers P, de Graaf I, Bohlmeijer E. Adapting and disseminating effective public health interventions in another country: towards a systematic approach. *Eur J Public Health.* 2005;15(2):166–169.

62. Clancy CM, Cronin K. Evidence-based decision making: global evidence, local decisions. *Health Aff (Millwood).* 2005;24(1):151–162.

63. Institute for Alternative Futures. *Survey on Key Levers of Change to Prevent and Control Chronic Disease: Preliminary Summary.* Copenhagen, Denmark: WHO NCD Strategy Development and Oxford Vision 2020; November 28, 2003.

64. Brownson RC, Bright FS. Chronic disease control in public health practice: looking back and moving forward. *Public Health Rep.* 2004;119(3):230–238.

65. McGinnis JM. Does proof matter? why strong evidence sometimes yields weak action. *Am J Health Promot.* 2001;15(5):391–396.

66. Centers for Disease Control and Prevention. Ten great public health achievements—United States, 1900–1999. *MMWR Morb Mortal Wkly Rep.* 1999;48(12):241–243.

词 汇 表

行动计划（Action Planning）：计划特定的项目或政策使其有特定的，时间依赖性的效果。

修正率（Adjusted Rate）：以一些外部的参考人群将粗率（未经修正）来标准化后得到的比率（例如，以人口年龄为基础修正后的肺癌率）。修正率常用来比较不同时间或不同地理区域人群之间的比率时往往是有用的（例如，按年龄，性别，种族）。

倡导（Advocacy）：可以用来创造舆论的转变和调动必要的资源和力量来支持某项议题的一套技能。倡导可协调科学和政治，使其向公正社会的价值取向发展，其目的是使这一系统更好地工作，特别是更好服务于只拥有极为少量资源的个人和群体。

分析流行病学（Analytic epidemiology）：用来审查事件关联性，（通常指推测的或假设的因果关系）的研究。分析性的研究通常用于评估或测量危险因素的效应或某特定暴露对健康的影响。

分析性框架（Analytic framework）：（因果框架、逻辑模型）描述人群特征、干预成分、短期干预结果和长期公共卫生结果之间的相互关系的简图。其目的是绘制出关于干预效果的结论所循的逻辑联系。类似的框架也用于项目规划，以协助设计，实施和评估有效的干预措施。

基本优先等级（BPR）：根据问题的大小，严重程度，干预的效果，以及它的合理性，经济影响，可接受程度，可用的资源和合法性（被称为珍珠，PEARL）区分健康问题的优先考虑的方法。

病例对照研究（Case-control study）：将患有所研究疾病的人（或其他状况）与未患疾病的对照组相比的研究方法。一般通过比较某一属性因素在疾病组和对照组出现的频率来确定疾病与某一属性的关系。危险性以比值比来估计。

特定类别发生率（Category-specific rates）：以特定的人群的人，地点，或时间来描述疾病特征的模式。

因果关联（Causality）：因果关系及其产生的影响。当某变量总是必然发生于某效果之前该变量被称为"必要"原因。但这种效果并不一定是这个原因的唯一结果。当一个变量不可避免地启动或产生结果时，它被称为"充分"原因。任何的原因可能是四种类型之一：必要的；充分的；两者（必要与充分）都不是；或两者兼有。

因果性框架（Casual framework）：请见分析性框架、逻辑模型。用于描述人群特性，干预成分，短期干预效果，及长期公共卫生结果之间相互关系的简图。目的是描绘出关于干预效果的结论所循的 逻辑联系。

可变性（Changeability）：一个危险因素或行为可以通过一个公共健康项目或政策而被改变的可能性。

联盟（Coalition）：为了共同目的而共同参与的个人团体和组织。

队列研究（Cohort study）：研究方法中的一个将特定人群按其过去、现在或未来是否暴露某因素，或暴露在不同程度水平的某个因素分成不同的群组或队列，假定某因素会引起某种疾病或其他结果的发生率。队列研究的主要特点是长期（通常是数年）观察大样本人群，比较不同暴露水平的各人群组间的发病率的差别。以相对危险度来估计危险程度。

社区（Community）：在一地区范围内具有不同的特点的人群，他们都是通过社会关系联系，拥有共同的价值观，因居住相近享有共同资源，并联合行动。

混淆偏差（Confounding bias）：由于一个外来因素使暴露对结果影响的估算产生误差，而此外来因素的存在与因与果皆有关联故而导致偏倚。

共识会议（Consensus conference）：一种专家评审流行病学的证据而提出建议的机制。一般专家会议不超过 5 天，专家会就这些证据制定推荐方案。

背景或场所（Context or setting）：一个健康问题的发生时的周围条件，包括社会、文化、经济、政治和自然环境的评估。

成本效益分析（Cost-benefit analysis）：一种经济学上的分析，将结果转换成可计算的货币金额然后做成本和收益的比较，衡量净收益或成本效益比。低的成本效益比和较高的净效益是最理想的选择。

成本－效能分析（Cost-effectiveness analysis）：一种经济学上的分析，将所有干预措施的成本费用转换成货币金额值，然后与干预措施所产生的健康结果（如拯救的生命或早期检测到的病例数量）来做成本效益比的比较。较低的比率是首选。

成本－最小分析（Cost-minimization analysis）：经济学上的分析，比较各种不同项目达到相等的效益的成本进行比较，以选择成本最低的方案。因其要求在相等效益的前提下比较不同的项目，严重限制了它的实用性。

成本效用分析（Cost-utility analysis）：经济效益分析，即将效用转换为以个人取向偏好为基础的措施（如与生活质量相关的健康测定），将进行此干预措施的成本来确定成本效用比。如获得每一额外的质量修正寿命年所需的成本。较低的比率是首选。成本效用分析有时被认为是成本－效益分析（cost-benefit analysis）的一个亚类型。

横切（断）面研究（Cross-sectional studies）：即在特定时间内研究调查人群或某个代表性样本中的每个成员是否患有某一疾病或存在其他变量的情况的研究方法。

未修正率（Crude unadjusted）：表示在某特定的时期及某一人群内疾病发生的真实频率。

决策分析（Decision analysis）：决策无把握时所应用的一个技术。在无法系统性的描述和检查所有决策相关的信息并考虑信息的不确定性，可用的选择是绘制决策树。在每一个分支或决策节点，列出每个可能的结果及其发生的概率。

德尔菲法（Delphi method）：以循环式的函询征求专家小组意见及收集专家的回答，逐步的改善每一轮的问题请专家分析提出进一步论证。最好是参与者彼此不知道对方的身份。其目的是减少可行的选择或解决方案的数量，以期能在任何人皆不占主导地位的过程中找到对一个问题或一系列问题的一个共识。该方法最初是在兰德（RAND）公司开发的。

描述性流行病学（Descriptive epidemiology）：对人群发生疾病或其他健康相关的特点的研究。一般的观察是关于疾病与基本特征的关系。基本特征包括如年龄，性别，种族，社会阶层、地理位置或时间等。描述性流行病学的主要特征可分为族群特征、地区特征和时间特征等三大类。

健康的决定因素（Determinant of health）：与健康结果有关联或有影

响的因素。决定因素包括社会、文化、环境、经济、行为、生物等因素。

直接成本（Direct cost）：直接进行干预或项目所需的所有费用。包括日用品，开销和劳动力成本，通常由全职员工（full-time equivalent employees，FTEs）的数量和他们的工资和福利来测量。

贴现（Discounting）：将不同时期收到的资产转换成（通常是货币）当前时期的一个共同的价值，以确定当前的支付与将来的支出有同等级的价值。

传播（Dissemination）：以及时、公正、定期并系统的方式向相关的听众传达项目的评估或学习的经验之过程。

远期结局（Distal outcomes）：发病率和死亡率的长期变化。

生态学框架（Ecological framework）：一种综合考虑个体、人际之间、组织、社区（包括社会经济因素）、卫生政策各种相关因素对个体行为变化及人体健康的直接影响的模型。

经济评估（Economic evaluation）：对一个项目或干预的成本效益分析，利用现有的或潜在的数据计算每增加一单位效益所需的额外的成本。

环境评估（Environmental assessment）：对政治、经济、社会和技术环境分析以作为战略规划过程的一部分。

流行病学（Epidemiology）：研究人群的健康与疾病并应用研究发现改善社区健康。

评估（Evaluation）：系统性地、客观地评价措施与目标的相关性、有效性和措施对目标的影响的过程。

评估设计（Evaluation designs）：以定性和定量的方法评估一个项目，其中可包括实验和类实验研究。

循证医学（Evidence-based medicine）：谨慎、正确和恰当地利用目前最好的证据来决定个别病人的医疗护理。循证医学实践是指从系统研究中整合个体临床专长经验与最佳临床证据。

循证公共卫生（Evidence-based public health）：根据社区的需要并以整合科学为基础的干预措施来改善人群健康的过程。

实验研究设计（Experimental study design）：调查者对干预措施的分配和（或）时间安排有充分的掌控。调查者能随机分配个人或群体的能力是一个实验研究的基本要求。

专家小组（Expert panel）：对公共卫生的建议、法规和决策所依的科学的质量和科学的解释提供科学同行评议的专业人员群体。

外部效度（External validity）：如果一个研究能够无偏颇的推广至研

究的人群之外的目标人群，则此研究结果就具有外部的有效度，或称通用性。这方面的有效度只针对特定的外部目标人群而言。

形成性评估（Formative evaluation）：在干预的早期阶段进行的一种评价类型，以确定某个干预项目或政策的内容（例如，材料、信息）对于目标人群是否可行的、适当的和有意义的。

"过渡性"文献（"Fugitive" literature）（或称"灰色"文献）：政府报告，书本章节，会议的程序，及发表的论文，因此难以检索或查询。

临床预防服务指南（*Guide to Clinical Preventive Services*）：由美国预防服务工作组发布的一套指南，通过对科学证据的系统回顾和评价，总结了各种临床干预措施在公共卫生中的效果。

社区预防服务指南：以系统综述和证据为基础的建议（社区指南）（*Guide to Community Preventive Services*: *Systematic Reviews and Evidence-Based Recommendations*（*the Community Guide*）：由美国社区预防服务工作组发布并得到美国疾病控制和预防中心（CDC）的支持的一套指南，总结了迄今已知的以人群为基础的干预措施中的效果和成本－效益。这些干预措施旨在促进健康和预防疾病，伤害、残疾和过早死亡，以及减少暴露在环境中的危险因素。

指南（Guidelines）：一套标准化的信息，用以解决公共卫生或临床实践中常见的健康问题的最佳方案，这些信息是以科学证据为基础的。有时在缺乏证据的情况下，指南来自于以卫生专家的共识意见。

健康信念模型（Health Belief Model）：价值期望理论的一种。如果一个人认为自己处于疾病易感状，并认为此状态有潜在的严重后果，如果采取行动，会对降低他们的易感性或病情后果有益。相信采取行动的好处会超过预期的障碍（或成本）。那么这个人会乐意采取措施来避免，并检测或控制此不健康状态。

健康差异（Health disparities）：在监测的人群亚群中观察到的健康指标（如婴儿死亡率和预期寿命年数）的差距。这种健康差距往往与社会经济地位相关。

健康影响评估（Health impact assessment）：一种分析类型。此分析需要筛选，划定范围，评估，报告，监测来测量非健康相关的干预措施对于一个社区的健康的影响。

健康指标（Health indicator）：一种可直接测量的社区居民健康状态的变量。例如婴儿死亡率，需提报之疾病的发生率以及残疾的天数。

影响评估（Impact evaluation）：评估干预措施是否达到中期目标。指标可能包括对健康知识的了解程度，态度，行为，或危险因素患病率的变化。

新病例（Incidence）：疾病的新病例数。

发病率（Incidence rate）：在特定时间段其人群的新病例人次；反映疾病发生的真实率。

间接成本（Indirect costs）：消费成本与干预措施无直接相关，例如由医护人员、参与者或其他各方承担的费用。在成本效用分析中，这些措施包括参与者的时间和旅行费用，节省的治疗费用（未来因干预的效果而节省的治疗费用）和副作用的治疗成本。

信息偏倚（Information bias）：由于测量暴露或结果时的系统性误差而影响研究组之间信息的准确性。

中期的测量（Intermediate measure）（"上游"的测量）：与干预最直接相关的短期效果，通常测量知识、态度取向或行为方面的变化。

内部效度（Internal validity）：从研究方法、研究人群样本的代表性，与研究人群的类型来推断某一研究是否有足够的可信度。实验组与对照组的在选择与比较上应尽可能一致，因此观察两组对因变量的研究的差异时，除了抽样误差，只能由研究假设的因子所影响。

逻辑模型（Logic model）：见分析框架，因果模型。

管理（Management）：对健康问题或一系列相关健康问题的构建、实施和监测应答之过程。

社区卫生的多层面介入方法（MATCH，the Multilevel Approach to Community Health）：一个具有概念与实践性的干预计划模型。它包括五个阶段：健康目标的选择，干预的计划，制定，实施和评估。

媒体宣传（Media advocacy）：战略性的运用大众媒体宣传以实现政策、项目或教育的目标。

成员证实（Member validation）：将初步的评估结果和解释反馈给最初提供评估数据的人员的过程。

多元（综合）分析（Meta-analysis）：以系统性的定量方法从多个研究中结合信息，以便对特定问题得出有意义的答案。

多元线性回归（Multiple linear regression）：一种数学上的线性回归的分析方法。给出因变量 y 和几个自变量数值，根据线性模型，寻求 y 作为 x 的函数的最佳线型相关数学模型。由此，将因变量 y 上给定的数据与一个或几个自变量数值 x_1、x_2 等联系起来。其他流行病学常用的回归模型有逻辑和比例风险模型。

自然实验（Natural experiment）：一般采取观察性形式的研究或评价设计中，研究人员无法控制或阻止在特定区域或社区干预的过程中所出现的自然或预定的分配变化。一种常见的自然实验是研究制定政策对健康状况的影响。

需求评估（Needs assessment）：一个系统性的程序，利用流行病学，社会人口，并确定自然和健康问题的程度的定性的方法，来决定指定的人群和他们所在的环境，社会，经济和行为的决定因素。其目的是识别未满足的医疗需求和预防机会。

名义小组技术（Nominal group techniques）：有组织的小组会议用以达成共识。每个人根据问题做出回应，然后在报告时列出优先顺序考虑。

客观性（Objectivity）：不受个人偏见，不受政治、历史或其他外部因素所影响的能力。

观察性研究设计（Observational study design）：不涉及任何干预、实验或其他因素的研究。这样的研究可能是允许采取观察某事件自然发展的过程变化的某个特点，研究其与疾病的发展或其他健康状况的关系。观察性研究的例子包括队列研究或病例对照研究。

比值比（Odds ratio）：某事件在暴露组发生的概率与对照组（未暴露组）该事件发生率的比值。病例对照研究法常用来估计相对危险性。横断面研究数据常需计算患病率比值。

原创性研究论文（Original research article）：负责研究的人员自己所写的文章。

结局评估（Outcome evaluation）：如发病率，死亡率和（或）生活质量变化等效果的长期观察和测定。

范式（Paradigm）：思维或概念化的模式；一种关于科学家通常工作看待某现象的思路方式。

参与式方法（Participatory approaches）：以社区合作为基础的研究方法，旨在使社区成员积极参与研究和干预项目

规划社区健康策略（the Planned Approach to Community Health，PATCH）：社区卫生规划模型，主要依据当地数据来设置优先次序，设计干预措施，并评估其进展。PATCH 的目标是提高社区规划、实施和评估全面的、以社区为基础的综合干预措施的能力。

同行评议（Peer review）：同一领域的科学家对研究建议、书、有待发表的论文和提交在科学会议报告的摘要进行评审并判断其科学和技术性的价值的过程。

人时间（Person-time）：特定人群中每一个处于危险状态的但未患疾病的个人的时间年数（常测每个人的年数）的总和（通常以人年计算）

计划评估技术（Program Evaluation and Review Technique，PERT）：计划评估技术涉及用图解展示公共卫生项目计划的制定开发和实施时所需完成的任务及时间进度。

政策（Policy）：被普遍接受并采用来指导个人和集体行为的法律、法规及正式和非正式的规则和协议。

汇总分析（Pooled analysis）：以多个个体参与的研究数据进行集合分析，以其获得定量评估效果。

人群归因危险度（Population attributable risk，PAR）：人群的某疾病的发病率，此疾病可能与某危险因素相关或由于某种暴露所致。

基于人群的过程（Population-based process）：一种行政管理策略，旨在最大限度地寻求整个社区或人口的健康和福祉，而不是最大限度地提高特定的项目和组织的规模和结局。

优先-前进（PRECEDE-PROCEED）：系统规划框架，用于提高健康教育干预的质量。PRECEDE 是用于教育诊断和评估中的应用倾向、强化和使能机构（Predisposing，Reinforcing，and Enabling Constructs in Educational Diagnosis and Evaluation）的英文单词的首字母的缩写。该模型是基于这样的前提，正如医疗诊断须在治疗计划之前，所以教育诊断也应在干预计划之前。PROCEED 代表教育和环境发展中需建立的政策、法规和组织结构（Policy，Regulatory，and Organizational Constructs in Educational and Environmental Development）的英文首字母缩写词。这部分的模型是基于认识到健康促进干预措施的需要，这干预对有效地改变不健康的行为超越了传统的教育方法。

精确（Precision）：严格定义或清晰的陈述的性质。在统计学中，精确被定义为某测量值或估计值的方差的倒数。

患病率（流行率）（Prevalence rate）：存活人群中现有的病例数。

可预防的负担，可预防性，预防系数（Preventable burden，preventability，prevent fraction）：通过预防策略可限制减少某不良健康因素所致的后果占总不良健康效果的比例。

第一手数据（Primary data）：通过社区调查、访谈和焦点小组等方法收集特定研究或项目的新证据。第一手数据收集的过程通常需相对较长的时间。

过程评估（Process evaluation）：以跟踪项目或政策的结果的变化来分

析投入一个项目和实施的经验。通常在公共卫生干预的早期阶段进行，往往有助于确定其中期的修正。

项目（Program）：有组织的公共卫生行动，如直接服务干预，社区动员工作，政策制定和实施，暴发疾病调查，健康宣传活动，健康促进计划，以及应用研究的倡议。

项目目的（Program objectives）：短期的、可测量的、特定活动的陈述，对此特定活动有特定的时间限制或完成时间要求。项目目的必须是可测量的，是为达到某目标而制定。

公共卫生监测（Public health surveillance）：持续系统地收集和及时分析、解释并传播健康信息，以预防和控制疾病的一种公共卫生的系统监测。

出版偏倚（Publication bias）：发表文献中的偏倚，即研究的出版依赖于研究结果的性质和方向。尤其一些干预无效的研究，有时未发表或作者未投稿。因此，文献系统综述因没有包括未发表的研究可能高估了干预或危险因素的真实效果的影响。

质量调整生命年（Quality-adjusted life-years，QALY）：成本效用分析中常用的结果测量标准。结合考虑健康状况的需求或质量或生存是否在健康状态与生存时间的长度。生命的每一年被加权从 0（死亡）到 1（完美的健康），结果来自病人或人口调查。

证据质量（Quality of the evidence）：质量是指获得的信息的正确性和完整性。高质量的数据是可靠的，有效的，并包括他们的预期用途的信息。

定性数据（Qualitative data）：非数值观察，使用认可的方法，如参与者观察，小组访谈，或焦点小组法。定性数据可以加强理解复杂的问题，并帮助解释问题的原因。

定量资料（Quantitative data）：用数值表示的资料，如连续测量或计数。

类实验设计（Quasi-experimental designs）：指当研究者缺乏对研究对象的分组和（或）干预时机的完全控制，但仍将研究视为实验，把研究对象分组。不能将研究对象随机分组是一种常见的情况，此时可能最好是进行准实验研究。

随机对照试验（Randomized controlled trials）：实验中，受试者被随机分配到两组，通常被称为研究和对照组，而被定为接受或不接受实验预防或治疗或干预措施。科学设计严谨的随机对照试验因限制了外部真实性来增加了内部真实性。同时，随机对照试验的使用往往取决于可用的资源，以及既定的研究问题。

率（Rate）：在规定的时间内对某一特定群体发生的现象（例如，某疾病或危险因素）发生频率的测量指标。

（RE-AIM）：系统性报告目标人群的研究结果的标准；有效性或实质效果采纳的标准；实施干预的一致性；和随着时间的推移，在个人和实施环境的干预作用的维持。

登记或健康信息登记（Registries）：定期获取和更新包含所有已识别疾病或健康问题案例的信息并列表。主动登记并随访以获得更可靠和完整的信息。被动登记是指接受和合并报告，但不更新或确认信息。

相对危险度（比率，风险比率）（Relative risk）：暴露组的率与未暴露组的率之间的比值，比如，他们两组的发病率或死亡率之比；与率比或危险度比意义相同。

相对标准误（Relative standard error）：标准误差（即估计值的标准偏差）占测量值本身的百分比。相对标准误差为50%意味着标准误差是率值大小的一半。

可靠性（Reliability）：在相同条件下重复测量时，其结果表现出的稳定性程度。可靠性是指测量过程所获得的结果可以被复制的程度。由于不同的观察者或仪器之间的差异或被测量的属性的不稳定性，可能会导致结果缺乏可靠性。

须报告的疾病（Reportable diseases）：根据国家，州和地方各级法律规定和（或）监管，要求某些选定的疾病的资料必须上报。

基于资源的决策（Resource-based decision making）：在资源为基础的规划周期中，资源的增长和对资源的需求增加使医疗保健服务的成本费用不断上升，即使一些人口的健康状况正在下降。这是为什么医疗保健费用增加的几个理论之一。

综述文章（Review articles）：通过对原始研究文章的回顾，总结出对一个特定主题的认识。

风险度评估（Risk assessment）：对暴露于特定健康风险因子或缺乏某种健康有益因子所产生的不良后果的可能性进行定性和定量评估。这包括四个步骤：风险因子的识别，风险因子的特征化，暴露风险因子的分析和风险度的评估。

情景规划（Scenario planning）：一种小团体的研究方法，为了预测某事件或系统在未来的时间点的发展状况，而预设未来可能面向的情景。在某些情况下，其他的更定量的预测方法无法预测不断变化的环境时，情景规划常用来预计未来的发展。

科学文献（Scientific literature）：发表在科学期刊上的参考书，教科书，政府报告，政策声明上的理论和研究论文，和其他关于科学探究理论、实践和结果的材料。

二手数据（Secondary data）：通常是地方、州或国家水平的证据。来自于政府，大学和非营利机构。二手数据可节省时间和金钱。

选择偏倚（Selection bias）：特指由于参加研究的和未被抽取参加研究的人群之间的某些特征上存在系统差异而产生的。

敏感性（Sensitivity）：能够正确识别疾病存在的筛选试验的能力。也称为真阳性率。

敏感性分析（Sensitivity analysis）：评估研究或系统综述的结果的变化及如何发生变化的方法。假设的数据的差异是由于系统和方法的变化，故重复分析，以确定结果的稳定性。

小范围分析（Small area analysis）：调查少于二十例的疾病，往往需要特殊的考虑和统计方法以分析发生率低的事件。

特异性（Specificity）：是指能正确识别排除某种疾病存在的筛选试验或方法的能力。也称为真阴性率。

利益相关者（Stakeholder）：对干预、健康政策或健康结果有兴趣并有相关利益的个人或组织。

战略规划（Strategic planning）：是一个寻找确定目标以有效控制某健康问题的必要（预防和治疗）的行动的规划过程。

调查（Survey）：系统的（但不是实验性的）数据收集方法，通常包括问卷调查或访谈。调查数据不同于监测数据，他们不是持续的，而是零星的。

系统回顾（Systematic review）：以系统的、明确的方法来识别、选择、和批判性评价与某个问题相关的研究，并收集和分析，包括在综述中研究的数据，它的目标是明确一个特定主题。分析总结研究结果可能会使用统计方法（Meta 分析）从而得到客观公正的评估。

时间序列分析（Time-series analyses）：一类实验研究在几个不同的时间进行测量的设计方法，从而检测到研究对象的发展趋势。

TOWS 分析（TOWS Analysis）：TOWS 分析考虑概括一个组织面对外部机会和威胁时的弱点和长处。

转移能力（Transferability）：一个研究或系统综述的结果可以外推到

其他情况的程度，特别是用于日常卫生保健的程度。

跨理论模型（Transtheoretical model）：健康行为变化的理论。即人们通过一个五阶段（意图、沉思、准备、行动、持续）导致健康行为的改变。这是一个不同阶段不断发展的过程，若干预切中这过程的某阶段特点，可以更有效地实现健康行为的改变。

三角测量（Triangulation）：三角测量一般涉及使用多种数据收集和（或）分析方法来确定共同点或分歧点。它往往涉及定性和定量数据的组合分析。

第 1 类证据（Type I evidence）：分析数据显示一个特定的健康状况和一些可预防的危险因素的重要联系环节。例如，大量的流行病学证据表明，吸烟会导致肺癌。

第 2 类证据（Type II evidence）：特定干预措施针对特定健康状况的相对有效性的数据。例如，越来越多的证据表明，一些干预措施可有效的预防人们在青年期主动吸烟的习惯。

第 3 类证据（Type III evidence）：这种数据总结环境状况记录背景，以便论证进行某个干预是适当的。

分析单位（Unit of analysis）：干预研究中特指的分析单位。最常见的分析单位是指单独的个人，但在一些研究中，参与人们将被分配去实验小组接受不同组的干预措施。这样做是为了避免影响或实验方便，分析单位可能是学校，医院或社区。

生命统计（Vital statistics）：州立及国家卫生机构收集编集的关于出生、死亡、婚姻、离婚和流产的数据信息。